护士安全用药操作指南丛书

总主编　王少华　李　杨　王玉玲

妇　产　科

护士安全用药操作指南

主　编　王玉玲

副主编　张媛媛　韩玉芳　王玉杰

编　者（按姓氏笔画排序）

马春红　王少华　王玉杰　王玉玲

王玉晨　刘　铭　孙秀杰　纪文君

张　韬　张媛媛　邹晓蕾　赵慧栋

高　钿　韩玉芳

人民卫生出版社

图书在版编目(CIP)数据

妇产科护士安全用药操作指南/王玉玲主编.
—北京:人民卫生出版社,2010.12
ISBN 978-7-117-13706-5

Ⅰ.①妇… Ⅱ.①王… Ⅲ.①妇产科病-用药法-指南 Ⅳ.①R710.5-62

中国版本图书馆 CIP 数据核字(2010)第211061号

门户网: www.pmph.com	出版物查询、网上书店
卫人网: www.ipmph.com	护士、医师、药师、中医师、卫生资格考试培训

妇产科护士安全用药操作指南

主　　编: 王玉玲
出版发行: 人民卫生出版社(中继线 010-59780011)
地　　址: 北京市朝阳区潘家园南里19号
邮　　编: 100021
E - mail: pmph @ pmph.com
购书热线: 010-67605754　010-65264830
010-59787586　010-59787592
印　　刷: 三河市富华印刷包装有限公司
经　　销: 新华书店
开　　本: 787×1092　1/32　**印张:** 14.5
字　　数: 415千字
版　　次: 2010年12月第1版　2010年12月第1版第1次印刷
标准书号: ISBN 978-7-117-13706-5/R·13707
定　　价: 32.00元
打击盗版举报电话: 010-59787491　E-mail: WQ @ pmph.com
(凡属印装质量问题请与本社销售中心联系退换)

编者序

近年来，新药、新剂型大量涌现，特别是多种药物的配伍使用，使得药物治疗情况越来越复杂。如何保障患者用药安全，有效控制用药风险，已为社会各界广泛关注，医疗安全、用药安全更成为医药卫生工作的重心，合理用药、科学操作则可以使患者在药物治疗中获得最大利益。

用药风险涉及药品研发、生产、流通和临床使用多个环节。在临床用药过程中，也会出现用药错误等不良事件。据报道，美国住院患者受到医疗伤害的占 3.5%，其中因用药疏忽或错误所致的约占 7%。

护士是患者生命和健康的守护天使，是药物治疗的直接执行者和观察者，是安全用药链条中重要的一环。而在护士实施给药的具体操作中，因药学专业知识所限往往存在用药风险，诸如配伍禁忌、药品不良反应的识别与处置、应用中药注射剂的操作与监护、给药频次、静脉滴注速度的控制等问题；因操作不当而致严重不良事件也时有发生，如：法国 33 岁女护士误将氯化钾当作氯化钠注射给了一名 60 多岁的肺癌患者，致患者死亡；供口服或局部止血用的凝血酶冻干粉误做静脉给药等事件触目惊心。可见护理人员的药学知识亟待补充，临床护士迫切需要一本能够指导安全用药、简洁实用、针对性强、查阅方便的参考书。

“不治已病治未病，不治已乱治未乱”。因此，护士更好的了解药物相关知识、掌握给药方法，科学、规范的操作对于临床用药安全而言是不可或缺的，严格控制护士给药操作风险，可有效的防患于未然。鉴于多年来指导护理安全用药操作的书籍较少，受人民卫生出版社委托，青岛市市立医院和中国医科大学第一附属医院组织临床一线的医、药、护专家撰写《护士安全用药操作指南丛书》。

《护士安全用药操作指南丛书》以护理人员的实际工作为核心，简要介绍相关药学知识，全面阐述护理人员给药过程可能存在的各个风险点，包括细胞毒类、β-内酰胺类药物在配制过程中的安全防护问题，以及护士在给药操作中存在的风险以实际案例予以分析和警示。

本丛书根据临床各科用药特点分为五个分册：《内科护士安全用药操作指南》、《外科护士安全用药操作指南》、《妇产科护士安全用药操作指南》、《儿科护士安全用药操作指南》和《肿瘤内科护士安全用药操作指南》。各分册均由总论、各论和附录三部分组成。

总论 简述合理用药基本知识，如药效学、药物代谢动力学、药品不良反应(adverse drug reaction，ADR)、药物相互作用等；特殊生理病理情况下用药；药品储存知识；简述护理工作质量标准、操作规范和用药制度；药物配制过程操作程序及规范等内容；不同给药途径的操作注意事项；各分册护士安全用药操作特点等。

各论 以疾病系统分类，每章由概述和常用药物两部分组成。其中概述包括各系统的常见疾病、临床特点和治疗原则三个方面；常用药物按照药理作用分类，简明介绍其药理作用，用法用量，药物相互作用(包括饮食对药物的吸收、药效的影响)等，重点着墨于静脉给药溶媒的选择，配制后药物的稳定性，给药速度控制，配伍禁忌、注意事项、药品不良反应及其防治，特别是案例分析将授人以渔。分设【临床应用】【用法用量】【注意事项】【不良反应】【观察要点】【应急处置】【案例分析】等栏目。

附录 包括常见药物相互作用表、常用注射剂的配伍禁忌表、老年人及小儿用药剂量计算方法、药物妊娠分级和中、英文索引，方便读者查阅。

编写《护士安全用药操作指南丛书》旨在为护理人员提供一本安全合理用药和科学规范操作的参考书，使护士更好的了解药品相关知识、掌握给药方法，准确、及时的识别和评价药品不良反应，评估用药风险，从而有效地避免或减少用药不当或 ADR 所致的危害，保障患者用药安全。实现人与社会、人与自然统一的天人相应境界。

本丛书可读性强，深入浅出地将相关药学知识融会贯通，从全新的角度阐述护理人员安全用药问题，填补了国内护士用药风险管理的空白，为医疗机构护理人员、管理者和护理专业在校学生提供一本实用性强、内容新颖、简洁实用、方便查阅的安全用药操作指南，也可作为护理管理部门用于管理和培训的参考书。总之，本丛书具有口袋书的特点，以服务临床护士、重点突出、查阅方便、轻便易携带为宗旨，在编写过程中，力求做到全而精、小而简，为护理人员解决实际问题提供参考。

路漫漫其修远兮，吾将上下而求索。本丛书集编者多年临床经验和大量国内外参考文献而著，只是一个新的开端与尝试，尚有不足之处，谨请指正。书中观点仅供参考，实际工作中还应以药品说明书为依据，以发展的视角看问题，视具体的情况而处置。

本丛书在编撰过程中得到了人民卫生出版社的大力支持和帮助，青岛市市立医院杨旭同志承担了大量的辅助工作，在此一并表示感谢。

王少华　李杨　王玉玲

2010 年 9 月于青岛

前 言

安全用药是医院临床工作的重心之一，护士是药物治疗的直接执行者和观察者，是安全用药链条中一个重要的环节。客观上来讲，由于学科的界限，护士们也需要不断补充药学专业知识。工作实践当中发现，在实施给药的具体操作过程中，往往在以下方面存在着问题，如：静脉用药的加药时间、滴速控制，相互作用、配伍禁忌的识别，中药注射剂的操作与监测等。因此，为帮助妇产科护士更好地了解相关药物知识、掌握给药方法，通过准确给药及对药品危害的及时识别和评估，有效地避免或减少用药不当或药品不良反应引起的风险和危害，从而保障患者用药安全，我们编写了《妇产科护士安全用药操作指南》。

在编写过程中，我们既注意知识和选材方面一定的针对性，又适当降低了临床医学和药学的深度，深入浅出，使本书具有相当的可读性。

本书共分十一章。总论部分主要简述合理用药基本理论（如药效学、药动学、药品不良反应、药物相互作用等相关知识）；特殊生理病理情况下用药（如妊娠、哺乳期、肝肾功能不全、老年人、儿童用药等）；简述护理工作质量标准、操作规范和用药制度；药物配制过程操作程序及规范等内容。各论部分以疾病系统分类，每章由概述和常用药物两部分组成。其中概述内容包括疾病的定义、临床特点和治疗原则三个方面；常用药物部分，收录药品名称以通用名为主，介绍药物作用与用途、用法用量、不良反应、注意事项、观察要点、应急处置及案例分析等。

本分册为《护士安全用药操作指南丛书》之一，以护理人员的实际工作为核心，简要介绍相关药学知识，全面阐述护理人员给药过程可能存在的各个风险点，以及收录护士在临床给药操作中的实际案例并予以分析和警示。希望该书能成为妇产科护士案头工作的参考书。

我们以严谨的态度，力求本书内容的准确和表述的完美，如果您能从本书得到些许便利和帮助，我们将深感欣慰。由于编者专业、经验和学识的限制，书中不免有疏漏之处，希望得到读者的谅解和指正。

编者

2010 年 9 月

目录

第一章

总　论

药品是指临床用于治疗、预防、诊断疾病，或有目的地调节人体生理机能的物质，这些物质不仅具备适合临床应用的特定形式，而且有明确的适应证、用法和用量。随着科学技术的进步，新药不断推出，药物的品种与剂型层出不穷，尽管用药合理与否受到许多因素的影响，但护士的给药和用药监护在临床上是至关重要的，如果护士对使用的药物不甚了解或操作不当，就会给患者用药带来安全隐患，甚至造成严重不良事件。可见护士作为各种药物治疗的实施者和监护者，在安全合理用药中的重要地位，是药品风险管理不可或缺的一个重要环节。护士药学知识的储备和积累是患者安全用药的基本保障。

药品具有两重性，即药物可以发挥对疾病的治疗作用，或称为药效（effects）或药理作用（pharmacological effects），同时也会产生与治疗目的无关甚至是相反的作用，称为副作用（side effects）或不良反应（reverse action）。由于药物的选择是相对的，多数情况下治疗作用与副作用会同时发生，这是药品两重性的表现。

由于药品的两重性，就要求我们在临床使用上要做到安全用药。然而安全用药的要求是相对的，所谓安全用药，就是在临床治疗疾病使用药物时实现药物发挥最大治疗作用，同时产生最小的不良反应，安全用药的目标就是在使用药物治疗时达到最佳的利弊比。实现这一目标的用药方法或方案又称为合理用药（rational application of drugs）。

药品是防病治病保护人民健康的特殊商品，它以人为使用对象，需要在医生的指导下使用。同时，药品的使用方法、数量、时间等多种因素在很大程度上决定其使用效果,误用不仅不能“治病”,还可能“致病”,甚至危及生命安全。因为给药过程操作不当所导致的不良事件更不容忽视,安全合理用药关乎患者生命安危与健康,而护士往往是患者最直接的给药者。护士身居临床第一线,既是药物治疗的执行者,又是患者用药的监护者。因此,护理人员了解掌握相关的药学知识具有重要的意义。

第一节 合理用药临床药理学知识

一、基本概念

1. 药物的吸收(absorption) 药物的吸收是指药物从机体用药部位进入体内循环的过程。给药途径分为口服药物通过消化道吸收,肌内或皮下注射通过注射部位的肌肉毛细血管吸收,静脉注射可使药物直接进入体内循环,而通过黏膜如口腔、鼻腔、直肠等部位给药则通过黏膜吸收。药物吸收的速度和程度则决定药理效应起始的快慢和作用强度。药物理化性质、给药途径、药物剂型与机体状态等诸因素均可影响药物的吸收。一般情况下给药途径不同,吸收速度亦不同,其吸收速度的一般顺序是:静脉 > 吸入 > 肌内 > 皮下 > 黏膜 > 口服 > 皮肤。常用给药途径的吸收特点见表1-1。

2. 分布(distribution) 药物被机体吸收并进入体循环后即开始向机体的组织、器官或体液转运,药物在体内不同组织、器官转运的过程称为药物的分布。药物进入组织的速率取决于进入该组织的血流速度、组织大小以及药物在血液与组织间的分配特性。药物的理化性质也决定了药物的分布,脂溶性强的药物在脂肪组织中分布量较多,而水溶性药物则主要分布于血液中。

影响药物分布的生理因素还有体内的屏障结构,如血脑屏障(blood brain barrier,BBB)、胎盘屏障等。

3. 代谢(metabolism) 药物代谢是人体处理外源性物质的过程,是指药物进入机体后,在体内酶系统、体液理化环境(如 pH)或肠道菌群的作用下,发生结构变化的过程,又称“生物转化”。

表 1-1 常用给药途径的某些特点

途径	吸收方式	特殊用途	局限性与注意点
静脉注射	不需经过吸收过程,直接进入体内产生即刻效应	适用于急救,可随时调整剂量,适于给予大量液体和刺激性药物(经稀释)	产生不良反应的可能性大,一般须缓慢注射,不适用于油溶液或不溶性物质
皮下注射	水型溶液吸收迅速,贮存缓释制剂吸收缓慢持久	适用于某些不溶性物质的混悬剂与植入特制固体药物制剂	不适于给予大容量药液,有刺激性物质可引起疼痛或坏死
肌内注射	水溶液吸收迅速,贮存型制剂吸收缓慢持久	适用于中等量药液、油溶液和某些刺激性药物	抗凝治疗过程中不宜采用,可能干扰某些诊断试验的结果判断(如肌酸磷酸激酶)
口服	常用给药途径,药物吸收受多种因素影响	使用方便、经济,一般比较安全	需要患者合作,难溶性、吸收缓慢或不稳定药物的吸收可能不恒定、不完全

通过“生物转化”这一环节可产生四个方面的结果，即：①转化成无活性物；②使原来无药理活性的药物转变为有活性的代谢产物；③将活性药物转化为其他活性物质；④产生有毒的物质。

药物代谢主要在肝脏进行，有赖于药物代谢酶的催化。除肝脏外，人体内不同部位也有各种特殊的酶存在，如血浆中的乙酰胆碱酯酶、神经末梢中的单胺氧化酶等。药物代谢酶中最重要的是存在于肝脏微粒体的混合功能氧化酶系（mixed function oxidase system，MFOS）人类细胞色素 P450（CYP450s），它是一组由许多同工酶组成的超级大家族，许多内源性、外源性化合物包括药物都是在此酶系的催化下进行代谢的。

4. 排泄（elimination） 排泄是指吸收进入体内的药物或经代谢后的产物排除到体外的过程。对人体而言，药物是异物，最终必将被机体清除。排泄是机体对药物作用的最终消除方式。

药物排泄途径主要有肾脏、肠道、呼吸道、皮肤和分泌系统。由肾脏排泄的药物通过尿液（肾-尿途径）使药物排出体外，这是药物排泄的主要途径；肠道排泄的药物多数是进入胆汁后经肠道随粪便排出（胆汁-肠-粪便排泄途径）；也有少数药物直接进入消化道排泄；呼吸道排泄的药物主要是一些易于挥发的气态药物及其代谢物，随肺呼吸过程通过呼气排泄；皮肤排泄的药物可以通过汗腺分泌或表皮细胞的死亡脱落而排泄，只有少数药物通过皮肤途径排泄；通过分泌排泄药物的途径主要有唾液、乳汁、精液、泪液等，在药物排泄中居次要地位，仅对特殊的药物和在特殊情况下，考虑这些排泄途径可能产生的影响，如哺乳期妇女。

二、药物代谢动力学与临床应用

在临床药动学的研究中，药物的体内过程特征是以药动学参数来表示的，如生物半衰期、表观分布容积、稳态血药浓度、峰浓度、生物利用度等，通过对临床药动学特征的研究，求得个体药动学参数，可以更好的了解药物作用，为确定给药方案、预测药物的疗效和毒性、合理用药奠定基础，为给药方案个体化提供可靠的实验室数据。

1. 血药浓度-时间曲线（plasma concentration-time curve） 药

物进入体内后,血液是药物在体内转运的重要载体,以血药浓度为纵坐标,时间为横坐标的血药浓度-时间曲线(简称药-时曲线),是描述药物经过吸收、分布、生物转化和排泄等过程反映血药浓度的动态变化过程。

服用单剂量药物后,开始吸收率大于清除率,血药浓度逐渐升高,当吸收与消除大致相等时,血药浓度达最高值,称为峰浓度(peak concentration)。之后,清除率逐渐大于吸收率,血药浓度逐渐下降,至下次给药前达最低值,称为谷浓度(trough concentration)。血药浓度上升阶段称为吸收相(absorption phase),下降阶段称为消除相(elimination phase),见图 1-1。

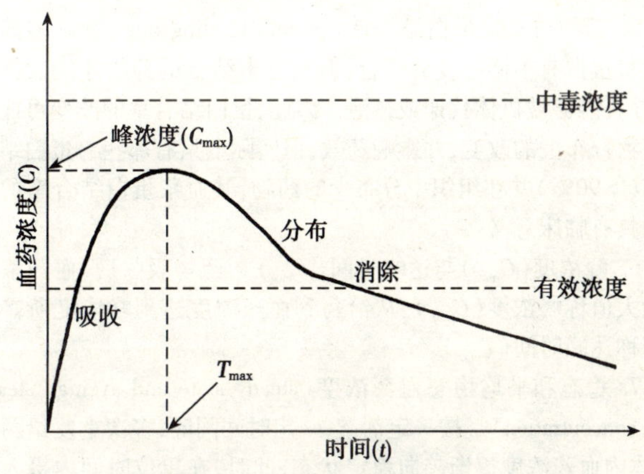

图 1-1 血药浓度-时间曲线

2. 血药浓度-时间曲线下面积(area under curve,*AUC*) 是指血药浓度数据对时间作图,所得曲线下的面积,单位是浓度×时间,如 mg·h/L。通常以 *AUC* 表示药物吸收的总量。

3. 生物利用度(bioavailability) 是指制剂中的药物被吸收进入血液的速度和程度,一般用 *F* 表示,是反映制剂中药物被吸收进入体循环的相对量和速度的药动学参数。生物利用度反映了药物可被机体利用的程度。生物利用度受药物剂型、患者吸收能力和肝脏第一关卡效应的影响。生物利用度低的药物如庆大霉素，一般只能采取口服以外的其他途径给药。

4. 表观分布容积(apparent volume of distribution, V_d) 是指体内药物分布平衡后，按测得的血浆药物浓度计算的该药应占有的体液总容积。单位通常以 L/kg 或 L 表示。表观分布容积是根据血药浓度计算的容积，它并不代表体内真实的生理性容积。但从表观分布容积可以反映药物分布的广泛程度或与某些大分子的结合程度。V_d 数值的大小能够表示出该药的特性。一般水溶性或极性大的药物，不易进入细胞内或脂肪组织中，血药浓度较高，V_d 较小；而亲脂性药物，通常在血液中浓度较低，V_d 通常较大，往往超过体液总量。

5. 药物与血浆蛋白结合率(protein binding rate) 许多药物与血浆蛋白有不同程度的结合，但只有未结合的药物才能发挥作用，并且能够被机体代谢或排泄。因此，蛋白结合率的改变可能导致药物分布上的改变，并影响药效，但实际上只有那些与蛋白结合率高(>90%)并在组织中分布少的药物，其血浆蛋白结合率的改变才具有临床意义。

6. 峰浓度(C_{max})与达峰时间(T_{max}) 药物吸收后，血药浓度的最大值称峰浓度(C_{max})，从给药到血药浓度达到峰浓度所需的时间称达峰时间(T_{max})。

7. 稳态和平均稳态血药浓度(steady state and average steady state concentration) 按一定剂量，一定时间间隔，多次重复给药以后，体内血药浓度逐渐趋向稳定状态，此时，在单位时间内摄入的药量与被清除的药量大致相等。达稳态后的血清(浆)药浓度称为稳态血药浓度，又称坪浓度，用 C_{ss} 表示。这时的平均血药浓度称之为平均稳态血药浓度，用$\overline{C_{ss}}$表示。恒速静脉滴注的稳态血药浓度应没有波动，口服或肌注药物后的稳态血药浓度随着每次给药后的 ADME 过程会有一定的波动，波动的大小取决于药物的半衰期和给药间隔，半衰期短或给药间隔长，血药浓度的波动大，反之波动小。

8. 清除率(clearance, CL) 又称血浆清除率，是机体消除药物速率的另一种表示方法。指体内器官在单位时间内清除药物的血浆容积，是肝、肾以及其他消除途径清除率的总和。低浓度时，清除率与血药浓度无关，当血药浓度较高时，清除率随血药浓度增高而减慢。

9. 肝清除率（CL_H） 药物的肝清除率是指单位时间内肝脏清除药物的血浆容积，即单位时间内肝脏清除药物的总量与当时血浆药物浓度的比值。CL_H 是估计肝脏对药物体内过程影响程度的重要指标之一。

10. 肾清除率（CL_R） 是指单位时间内肾脏清除药物的血浆容积。肾清除率是机体总清除率中很重要的组成部分。CL_R 等于尿药排泄速率除以血药浓度。

11. 生物半衰期（biological half-life，$t_{1/2}$） 指体内的药量或血药浓度通过各种途径消除一半所需的时间，也就是药物在体内分布平衡后，血药浓度下降一半所需的时间，又称消除半衰期。生物半衰期可以帮助医生确定给药间隔、给药次数和给药剂量。如 $t_{1/2}$ 大于24小时的药物一般每天给药一次即可。若按半衰期给药，大约相当于5～6个半衰期的时间，体内即可达平均稳态血药浓度，此时不会发生蓄积。但给药时间短于半衰期时，就很容易产生蓄积作用；同理，在一次给药后，大约经过5～6个半衰期，亦可基本完成药物在体内的消除。

12. 负荷剂量（loading dose） 为缩短药物达到治疗浓度的时间，在最初给药时即给予一略高剂量，使血中浓度立即达到有效药物浓度范围，此剂量称负荷剂量。

13. 首过效应 经胃肠道吸收的药物在到达体循环前，要经过门静脉进入肝脏，在首次通过肝脏的过程中，有相当大的一部分在肝组织代谢或与肝组织结合，药效降低，这种现象称为首过效应（first-pass effect），或称为首次通过效应，也称第一关卡效应或首关代谢（first pass metabolism）或首关消除（first pass elimination）、首关效应。如硝酸甘油，口服虽然能完全吸收，但通过肝脏时，90%被谷胱甘肽和有机硝酸酯还原酶系统灭活。因此硝酸甘油都是舌下含服，它可直接由口腔黏膜吸收后进入上腔静脉，再到体循环，而不经肝脏就可发挥疗效。

三、药品不良反应

药品不良反应(adverse drug reactions,ADR):WHO将其定义为质量检验合格的药品在正常用法用量情况下出现的与用药目的无关的或意外的有害反应。包括副作用、毒性反应、过敏反应和继发反应,药物的致畸、致癌、致突变等。

ADR广义的概念:所有与药品相关的与治疗目的无关的意外或有害反应,包括因药品质量和(或)用药不当、滥用导致的有害反应,如药物依赖性、菌群失调等均属此范畴。

1. 药品不良反应的相关概念

不良事件(adverse event,AE):是在治疗过程中可能发生的任何意外的有害反应,但不一定与用药有因果关系。

严重不良反应/事件(SADR/SAE):指与死亡、需住院诊治、延长住院时间、持久或显著性残疾或失能、威胁生命等相关联的事件。

副作用(side effect):指药物在治疗剂量下发生的与治疗无关而对机体无明显危害的作用,这种作用根据治疗的需要在一定情况下可以转化为治疗作用。如抗胆碱药阿托品,当应用于解除消化道痉挛时,常可因其抑制腺体分泌,出现口干、视力模糊、心悸、尿潴留等副作用。当用于手术前为了抑制腺体分泌和排尿,眼科检查散瞳,阿托品的上述副作用又转化为治疗作用。

毒性反应(toxic reaction):指药物引起机体的生理、生化功能或组织结构发生病理改变。其原因多属用药剂量过大、疗程过长或个体对某药物敏感性过高。

过敏反应(allergic reaction):又称变态反应(anaphylactic reaction),指抗原(药物或其他致敏原)与抗体结合形成的一种对机体有损害的免疫反应。其特点是与用药剂量关系不大,而与药物种类及患者体质(过敏体质)有关。

致癌(carcinogenesis):指化学物质诱发恶性肿瘤的作用。

致畸(teratogenesis):是指药物影响胚胎发育形成畸胎的作用。

致突变(mutagenesis):指引起遗传物质的损伤性变化,可能是致畸致癌作用的原因。

耐受性和成瘾性(tolerance and addiction):耐受性指某些药物的敏感性特别低,在常用量下不出现生理反应,有的甚至到中毒量才出现作用,产生耐受性的原因有先天和后天两种,先天受遗传控制,后天则由于反复用药而获得。成瘾性指有些药物患者长期应用可产生依赖性,停药后不但原有的病症加重,还出现一些与之无关的新体征,称戒断症状。

反跳现象(rebound phenomenon):患者长期使用某些药物,并已对其产生适用性改变,一旦骤然停药,可造成反跳反应。如麻醉性镇痛药的骤停可出现一系列综合症状,称之为戒断症状;巴比妥类药物骤停可产生烦躁不安、精神恍惚;苯二氮䓬类药物也有此现象;某些抗高血压药物骤停,可引起反跳性血压升高;β-肾上腺受体阻断药也可引起心肌缺血的反跳效应;皮质激素长期使用,干扰了下丘脑、垂体、肾上腺的正常反馈系统,突然停药则发生急性肾上腺皮质功能不足综合征。为防止反跳现象发生,长期用药停药时应逐渐减次减量,而不应突然停药。

特异质反应(idiosyncrasy):与变态反应不同,是先天就存在的一种遗传性生理、生化缺陷,而对药物产生特异性反应。如缺乏葡萄糖-6-磷酸脱氢酶(G-6-PD)的人,对伯氨喹、磺胺类、呋喃类、苯胺类药物敏感,甚至对某些食物(如蚕豆)敏感可导致急性溶血反应。

首剂效应(first dose effect):指一种机体对药物的不适应反应,常发生于首次给药时。如哌唑嗪等按常规剂量开始治疗常可致血压骤降。

后遗反应(remain effect):指药物停止进入人体后,遗留下来的功能性或器质性变化,如服用巴比妥类药物次晨的宿醉现象,氨基糖苷类抗生素引起的耳毒性等。

2. 药品不良反应分类 药品不良反应基本上可分为三大类:

A 型反应:是由药物的药理作用增强所引起的,其特点是可预测,与用药剂量有关,发生率高,但死亡率低,时间关系较明确。

B 型反应:是与药物正常药理作用完全无关的异常反应,常为免疫学或遗传学的反应。其特点是难预测,与剂量无关,常规药理毒理学筛选不能发现,发生率低,但死亡率高,时间关系明确。如药源性过敏性休克等。

C 型反应:患者长期用药后发生的反应,通常没有清晰的时间联系。其特点是背景发生率高,用药史复杂或不全,因而难以用试验重复,机制不清。

3. 药品不良反应的影响因素 引起药品不良反应的因素很多,基本上可分为以下三类:

(1) 药品因素:包括药物的纯度、理化性质、剂量、杂质、给药途径、用药方法、化学结构及贮存方法等;

(2) 机体因素:包括种族、民族、性别、年龄、遗传、血型、饮食、营养状况、病理生理状态及个体差异等;

(3) 环境因素:长期生活、工作在有害环境下或特殊环境下的人,常因机体摄入有害物质或机体处于不良状态而产生某种病症,药物与有害物质之间可产生相互作用而引发不良反应,或特殊机体状态下对药物不适应而产生的某种反应等。

4. 因果关系分析评价

(1) 主要考虑因素:用药与不良反应的出现有无合理的时间关系;反应是否符合该药已知的不良反应类型;停药或减量后反应是否消失或减轻;再次使用可疑药品是否再次出现同样反应;反应是否可用并用药物的作用、患者病情的进展其他治疗措施来解释。

(2) 分级标准:各国采用标准不同,我国在 ADRs 监察报告试点期间把因果关系分为肯定有关、很可能有关、可能有关、可能无关、待评价、无法评价共 6 级。该分级标准也是相对的。根据上述 5 个因素(原则)进行判断,见表 1-2。

表 1-2 因果关系分级标准

评价分类	1	2	3	4	5
肯定有关	+	+	+	+	−
很可能有关	+	+	+	?	−
可能有关	+	−	±?	?	±?
可能无关	−	−	±?	?	±?
待评价	缺乏必需信息,需要补充材料才能评价				
无法评价	缺乏必需信息并无法获得补充资料				

四、药物相互作用

药物相互作用(drug interaction)指同时或间隔一定时间使用两种或两种以上的药物时发生的药物之间、药物与机体之间的相互作用,可以因此而改变药物的理化性质、体内过程、药理作用等,从而改变药物的药理效应和不良反应。

药物之间的相互作用可以发生在药物体内过程的各个阶段。在药动学方面,药物之间可以因改变胃肠道吸收环境或相互结合使溶解度降低而影响吸收;可以因药物之间竞争与血浆蛋白的结合而使高蛋白结合率的药物在血液中游离型浓度增高;可以因诱导或抑制体内酶系干扰药物的正常代谢而干扰药物的排泄。在药效学方面,药物之间可发生协同作用、拮抗作用等。

五、特殊人群的安全用药

1. 老年人用药　老年人机体各系统退行性变,许多组织器官开始退化,器官的贮备能力和对内环境的调节能力减弱,生理、生化功能也会逐年减退,这就使老年人用药与成年人相比不仅存在量的差异,也有质的变化。

由于老年人胃排空时间延长,肠蠕动减慢,使药物的吸收延长;血浆蛋白减少,可使游离型药物浓度增加,药效增加;肝体积和血流量减少,首过效应减弱,生物利用度增加;老年人肾体积亦缩小,延缓药物的排泄,延长半衰期,血药浓度升高,易造成蓄积中毒;靶器官有时表现出对药物的敏感性增加,使药物作用增强或延长。因此,老年人用药应个体化,从有效的小剂量开始给药,用药过程中应密切观察病情和不良反应的发生情况,及时调整剂量,必要时应停药。

2. 小儿用药　小儿在体格和器官功能等方面都处于不断发育的时期,其新陈代谢旺盛、循环时间短,一般对药物排泄较快。但肝、肾功能、中枢神经系统及某些酶系统尚未发育成熟,用药不当常可致不良反应或中毒。因此,小儿的用药量一般可根据年龄、体重或体表面积进行计算。另外,小儿时期体液占体重的比例较成人大,水盐转换率较成人快,但对水和电解质代谢的调节功能较差，故易致平衡障碍，对影响水盐代谢或酸碱代谢的药物特别敏感，较成人易于中毒。在应用利尿药后极易发生低钠或低钾血症。

新生儿和婴儿的胃排空较慢，出生后6～8个月开始接近成人，新生儿的胃酸分泌极少，胃液pH值很高，大约2～3岁始达成人水平，这些都可影响药物的吸收和生物利用度。

新生儿和婴幼儿膜通透性较高，药物易于通过，特别是其血脑屏障不完善，药物与血浆蛋白结合较少，游离药物浓度较大，易发生药物中毒，中枢神经系统特别敏感。

3. 妊娠期用药 妊娠是一特殊时期，母体与胎儿系同一环境中的两个紧密联系的独立个体，其生理反应和对药物的敏感性有很大差异。因胎儿许多器官还没有功能，主要靠胎盘而不是依靠自己的器官去获得必需的营养物质和排泄代谢产物。当药物在母体血液中出现时，由于胎儿对母体的这种依赖关系，势必对胎儿的生长、发育带来影响。

妊娠前3个月是胚胎组织的发育期，肢体和器官正在形成，对一些致畸药物特别敏感。美国食品和药品管理局(FDA)根据药物对胎儿的危害性，将药物分为A、B、C、D、X五级。其中各级的含义如下：

A级：在设对照组的药物研究中，在妊娠前3个月的妇女未见到药物对胎儿产生危害的迹象(并且也没有在其后6个月具有危害性的证据)，该类药物对胎儿的影响甚微。

B级：在动物繁殖性研究中(并未进行孕妇的对照研究)，未见到对胎儿的不良影响，或在动物繁殖性研究中发现有副作用，但未在设对照组的、妊娠前3个月的妇女中得到证实(也没有对其后6个月的危害性的证据)。

C级：动物研究中证明药物对胎儿有危害性(致畸或胚胎死亡等)，或尚无对设对照的妊娠妇女及动物进行研究。本类药物只有在权衡了对孕妇的益处大于对胎儿的危害之后，方可使用。

D级：有明确证据显示，药物对人类胎儿有危害性，但尽管如此，孕妇用药后绝对有益(例如用该类药物来挽救孕妇的生命，或治疗用其他较安全的药物无效的严重疾病)。

X级：对动物和人类的药物研究或人类用药的经验表明，药物对胎儿有危害,而且孕妇应用这类药物无益,因此,禁用于妊娠或可能怀孕的患者。

药物妊娠危险性等级分类见附录3。

4. 哺乳期用药 哺乳期妇女用药后,许多药物可出现于乳汁中,乳儿无意中成为间接用药者或受害者,因此哺乳期妇女用药时必须考虑可能进入乳汁中的药物对乳儿的影响。

哺乳期用药可分为三类:一是避免使用的药物,这类药物多具有内在的高毒性或较严重的副作用,如含碘制剂、抗肿瘤药物、氯霉素、四环素、锂盐、雌激素等。二是慎用药,此类药在应用时需认真监护,如解热镇痛药、抗组胺药、抗结核药、抗精神病药、抗甲亢药。三是允许使用的药物,这类药物经证实比较安全。

5. 肝肾功能不良者用药 肝功能不良可影响药物的体内过程,进而影响临床用药的安全性和有效性。肝功能不良者合理用药应考虑:①肝脏疾病的种类,通常对药物体内过程的影响与肝脏疾病的严重程度成正比,急性肝炎时,影响较轻和短暂,失代偿期的肝硬化患者则较为显著;②肝功能评价指标,还应考虑细胞色素P450多态性的影响;③肝功能不良时机体对药物效应的改变;④药物对肝脏的毒性。

肝功能不良者需根据患者的临床表现、药物体内过程特点,结合用药经验和血药浓度检测用药。只有在非常必要时用药,尤其是对肝脏有毒的药物要慎用。应尽量选用不在肝脏清除及对肝脏无毒的药物,对肝脏有毒的药物应在严密的肝功能测定监护下应用。

6. 肾功能不良者用药 肾脏是药物及其代谢产物的重要排泄器官,肾功能不良会影响许多药物的排除,肾功能低下时,主要由肾脏排泄的药物消除变慢,$t_{1/2}$延长,可致药物体内蓄积,使药物作用增强,甚至产生毒性反应。当肾功能不良者应用某种全部或部分经肾脏消除,且治疗指数较低的药物(如氨基糖苷类抗生素)时,易产生不良反应。肌酐清除率的公式:

$$CL_{cr}(\text{ml/min})=\frac{(140-\text{年龄})\times\text{体重(kg)}}{72\times\text{血肌酐浓度(mg/dl)}}(\text{男性})$$

$$CL_{cr}(\text{ml/min})=\frac{(140-\text{年龄})\times\text{体重(kg)}\times 0.85}{72\times\text{血肌酐浓度(mg/dl)}}(\text{女性})$$

六、药品的储藏与保养

在药品储藏的过程中，有很多因素影响药品的质量，如日光、温度、湿度、时间、空气及微生物等。日光中的紫外线对药品的变化起催化作用，能加速药品的氧化分解。温度过高或过低容易引起药品变质，特别是温度过高与药品的挥发、形态、氧化水解等理化性质及微生物的寄生有很大关系，因此，药品储存要根据其不同的性质选择适当的温度。湿度由空气中的水蒸气含量高低决定，随着地区及温度高低而变化，湿度过大容易使药品潮解、液化或发霉，湿度过小也会使药品风化。空气中的氧气对药品质量影响较大，易使某些药品氧化而变质。

国家根据药品的性质的不稳定程度，均规定了各自的有效期。有效期指药品在规定的储存条件下，能够保持质量合格的期限，以要求使用单位在规定的期限内使用。对于"规定的储存条件"《中国药典》的规定如下：

室温　系指10～30℃；

遮光　系指用不透光的容器包装，例如棕色容器或黑纸包裹的无色透明、半透明容器；

密闭　系指将容器密闭，以防止尘土及异物进入；

密封　系指将容器密封，以防止风化、吸潮、挥发或异物进入；

阴凉处　系指不超过20℃；

凉暗处　系指避光并不超过20℃；

冷处　系指2～10℃。

（王少华）

第二节　护士安全用药操作规范

药物治疗是临床护理工作的重要内容，护士作为药物治疗的直接执行者和观察者，在整个过程中始终处于第一线。随着临床用药的不断增加，在实际护理工作中经常会出现用药上的失误，轻则影响患者治疗，重则可危及患者生命，引发医疗纠纷。因此，加强护士临床用药过程中的监护作用和安全管理，做到安全、合理、有效地用药具有非常重要的意义。

严格执行查对制度是医嘱全面落实的根本保证。及时、准确、无误执行医嘱,保证患者用药安全是每个护士应尽的义务和责任。同时,强化操作规程,保证用药安全,在临床用药过程中,护士必须严格执行各项操作规程,包括领药、配药、发药等,环环把关。用药前、后护士应对患者进行详细的评估,了解患者的病情、用药目的、疗效及不良反应的观察,并向患者讲解有关用药注意事项,随时解答患者的疑问。严格无菌操作,强调静脉用药现配现用,防止药品效价降低、减少感染的发生,按照医嘱的要求,准确调节输液速度。注意各药之间的配伍禁忌。口服用药应准确执行给药的时间。特殊用药应向患者解释,看服到口。

一、一般用药管理规定

1. 遵医嘱给药,抢救患者时执行口头医嘱,护士在加药前和给药前分别要向医生重复 2 遍医嘱,两人核对给药。非抢救患者不执行口头医嘱。

2. 严格执行“三查八对”制度。

3. 给药时严格无菌操作。

4. 给药后及时在输液巡视单上记录时间并签字,临时医嘱需在临时医嘱单上签字。

5. 观察用药后的反应和疗效,及时记录。

6. 用抗菌药物前先看皮试记录后方可给药。

7. 用毛花苷丙(西地兰)稀释后静脉推注,要注意监测心率,缓慢静推。

8. 微量泵注入药物要标明药名、剂量、浓度、速度。

二、病房药品存放管理规定

1. 药品柜随时保持清洁整齐,严格按药品储藏条件保管药品。

2. 内服药、外用药、注射用药等应分类分区放置,按有效期时限先后有计划地使用,定期检查,防止过期和浪费。

3. 毒麻药品专锁专柜,专人管理,专用处方,专设使用记录。

4. 各类药品瓶签与药名相符，标签明显、清晰。内服药标签为蓝色边；外用药为红色边；剧毒药为黑色边。标签上标有药物名称、浓度、剂量、有效期。凡标签不清、药物过期、破损、变色、混浊等均不得使用。

5. 口服药保留药袋，药袋上注明领取日期及时间，可疑过期或变色不得使用。

6. 易被光线破坏的药物应避光保存，如维生素C、氨茶碱、硝普钠、肾上腺素等。

7. 抢救药放在抢救车内，每班清点并记录、签名，用后补齐，便于急救时使用。

8. 易燃易爆的药品放置在阴凉处，远离明火，如过氧乙酸、乙醇、甲醛等。

9. 患者个人用药应单独按要求存放，并注明床号、姓名。

三、急救药品管理规定

1. 急救车内备有一定数量的急救药品和物品，做到急救药品、器械和设备齐全，随时检查和补充，保证应急使用。

2. 急救车外醒目位置有物品及药品放置示意图，标记清楚。

3. 做到五固定、两及时。五固定：定物、定量、定位置、定专人保管、定时检查，完好率100%；两及时：及时检查养护，及时请领。

4. 建立账目，账物相符，班班清点。交接人员双方签全名。

5. 所有人员必须了解急救药品的性能及保养方法，熟悉急救药品作用机制，熟练使用急救药品。

6. 急救药品按作用机制分类放置，所有药物应标注有效期，定期核对，及时更换，并有记录。

7. 护士长对药品和物品每周检查一次，有记录并签名。

四、病房毒麻药品管理规定

1. 病房毒麻药品只能供住院患者按医嘱使用，其他人员不得私自取用、借用。

2. 专柜专锁存放，专人管理。

3. 病房毒麻药品按需保持一定基数，每班交接清点，双方签全名。

4. 使用毒麻药品时,需医生开医嘱及专用处方,使用后保留空安瓿。

5. 建立毒麻药品使用登记本,注明使用日期、时间、患者床号、姓名、使用药物名称、剂量,使用护士签全名。

6. 如遇长期医嘱且当患者需要使用时,仍需有医生所开的医嘱、专用处方,保留空安瓿。

五、微量泵用药管理规定

1. 护士应熟练掌握微量泵的使用方法。

2. 使用微量泵前,应检查微量泵的性能是否良好,再按操作流程正确连接输液导管及设置药液推注速度。

3. 加药前,根据医嘱准确计算药物的剂量,经 2 人核对无误后方可使用。

4. 微量泵注射器外应注明药物名称、浓度、剂量、输注速度的标签,粘贴时注意勿将针筒的刻度完全包裹,以便观察针筒内药液的色、质、量。注意无菌操作,用无菌布将针栓覆盖,防止污染。

5. 使用期间注意观察注射部位有无隆起、外渗及红肿。

6. 认真记录输液泵内药物液体容量、速度和启动终止时间。

7. 蓄电池应处于备用状态,保证微量泵的正常使用,蓄电池耗尽报警时,应立即接通外部电源,使其继续工作。

8. 巡视病房,密切观察用药效果及不良反应。

六、化疗药物使用管理规定

1. 化疗药物必须由经过专门训练的护理人员进行配制。

2. 接触化疗药物的护士操作前必须穿防护衣,戴防护口罩、帽子、乳胶手套,防止化疗药物由呼吸道吸入或接触皮肤。

3. 在打开粉剂安瓿时,应用无菌纱布包裹;当溶解药物时,溶媒应沿安瓿壁缓缓注入瓶底,待粉剂浸透后再搅动。

4. 使用针腔较大的针头抽取药液,所抽药液不宜超过注射器容量的 3/4,防止药液外溢。

5. 如果药液不慎溅入眼内或皮肤上,应立即用生理盐水反复冲洗。洒在桌面或地面的药液，应及时用纱布吸附并用清水冲洗。

6. 操作时应确保注射器与输液管接头处衔接紧密，以免药液外漏。

7. 药液输完后拔针时应戴乳胶手套。

8. 接触化疗药物的用具、污物应放入专用袋集中封闭处理，化疗废弃物应放在带盖的容器内，标记明显。

9. 护士处理化疗患者的尿液、粪便、呕吐物或分泌物时必须戴手套。

10. 工作人员尽量减少对化疗药物的不必要接触，规范操作。医院每年定期为接触化疗药物的护士进行体检，合理安排休假，护士怀孕和哺乳期可考虑暂时脱离接触化疗药物的环境。

七、青霉素使用管理规定

1. 见到青霉素类药物及青霉素皮试医嘱时，护士必须先查阅患者病史并询问患者有无过敏史。如有青霉素过敏史或主诉青霉素皮试阳性者，禁止行青霉素过敏试验。如无青霉素过敏史者，需作过敏试验，皮试阴性者方可使用青霉素制剂。如果停用青霉素制剂超过24小时或更换批号，则必须重新做过敏试验。

2. 已停用青霉素3天以上（不含第3天）者，需再次注射青霉素时，应重新做皮肤试验；长效青霉素在每次注射前都应做皮肤试验。

3. 行青霉素皮试后，嘱患者不得随意外出，避免剧烈运动，观察20分钟后判断结果。

4. 青霉素皮试阴性者，须在当天的临时医嘱单上注明青霉素皮试阴性，在青霉素输液单上显示出青霉素皮试（-）符号，在每日的输液卡注明青霉素皮试（-），输注青霉素液体时应双人核对。

5. 有青霉素过敏史和青霉素皮试阳性结果者，护士应做到以下几点：

（1）立即通知医生，停用青霉素类药物医嘱，撤去青霉素类药和输液卡；

（2）病历夹醒目位置放入青霉素阳性标识；

(3) 患者一览卡注明青霉素(+)标识;

(4) 患者床头牌放置青霉素(+)标识;

(5) 在当天临时医嘱单上注明青霉素(+);

(6) 护理记录上注明青霉素(+);

(7) 在患者门诊病历封面注明青霉素(+);

(8) 护理各班连续交班3天。

6. 每次注射青霉素制剂前,应认真进行三查八对,询问青霉素过敏史并核对皮试结果,静脉输注青霉素制剂时,做到现配现用,输注前需两名护士共同核对后方可给患者输注。需要外出检查时,应停输或调换其他液体,门诊患者注射后嘱观察20分钟后方可离院。

7. 青霉素制剂滴注过程中,护士应认真巡视,观察用药后反应,一旦患者出现不适症状及主诉应立即停药,通知医生对症处理并加强观察,若患者出现心慌、呼吸急促、血压下降等一系列过敏性休克征象时,应立即给予平卧、保暖、吸氧,同时通知医生实施抢救。

八、输液反应预防管理措施

1. 加强液体管理 减少液体贮存,按有效期摆放液体;在使用上先用近效期液体,后用远效期液体;护士长要定期检查科室液体贮存情况,确保无过期液体。

2. 加强治疗室规范化管理 按治疗室管理规定执行。具体要求做到药品分类分区放置,标签醒目;每日的清洁、消毒工作落实;无关人员不得随意进入;各类医疗垃圾处理规范。

3. 加强护士规范化操作管理 护士在执行输液医嘱时认真把好液体查对关。发现包装破损、漏液、微粒、絮状物等不合格液体时注明情况,送回病房药房,及时更换;严格执行无菌操作规范;选择合适的加药针头,不用大于9号的针头稀释瓶装药物,以防胶塞进入液体;实习护士须有护士带教方可加药、输液。

4. 加强临床输液管理 加强医护沟通,发现医生所开医嘱与药物说明书要求的溶媒不符,或一袋液体加入多种药物、有药物配伍禁忌时或科室输液量过多时要及时与医生沟通。

5. 加强报告制度 发现患者在输液过程中、输液后出现发冷、寒战，体温在38℃以上，应考虑输液反应，按静脉输液反应予以积极处理，并按程序上报有关部门。

九、防止发生配伍禁忌的注射药物配伍操作原则

1. 护士应了解常用药物性质、注射药物配伍资料以及影响药物稳定性的因素。

2. 根据药物性质选择适宜的载体溶媒。

3. 在药物配伍过程中，混合时一次只加一种药物到输液中，充分混匀后，检查有无可见的配伍禁忌，若无可见变化，再加入另一种注射药物，重复相同的检查和操作。

4. 两种药物在同一输液中配伍时，应先加浓度较高者，后加浓度较低者，以降低发生反应的速度。

5. 有色的注射用药物应最后加入，以防有细小沉淀时不易被发现。

6. 注射用药物配制结束后应尽快使用，以缩短药物间的反应时间。

十、静脉输液差错预防管理措施

1. 应加强责任心，严格执行查对制度和无菌操作。

2. 使用大液体时，严格把好“四关”，做到“五查”。四关即搬液体进治疗室的检查关、摆药前的检查关、配液体前的检查关、上挂输液架前的检查关。五查是查瓶口有无松动，查标签是否清楚，查药液有无混浊、变质、絮状物，查瓶子、软包装有无裂痕或漏液，查生产日期和有效期。执行静脉输注液体的检查规范时应做到开袋(瓶)前进行检查、配药后再进行检查、输液或换补液前再进行检查。

3. 静脉配药时应严格核对、仔细检查药品名称、剂量、浓度、有效期，如发现药物变色、沉淀、混浊，药物已过有效期，安瓿有裂痕或密封瓶盖松动等情况，均不能应用。一人加药后，保留安瓿须经另一人核对、签名方可用于患者；如遇一人值班时，应加药前仔细核对，加药后保留安瓿再次核对，更换药物前再次核对，以确保

用药准确。

4. 更换液体时,应核对输液巡视卡与加入药物是否相符,无误后签名,并核对床号、床头卡、呼唤患者的名字,得到准确的应答后方可应用于患者,如遇昏迷患者,除以上查对外,应询问家属患者的名字或核对患者标识腕带,准确无误后方可更换。避免一次同时更换两人或两人以上液体。

5. 注射和静脉输液卡应分别转抄至注射单和输液单上,不得混放在一起。

6. 集体输液时,应用治疗车,按床号顺序摆放排列,标签明显。

7. 严禁在药液配制时一副针筒反复使用,造成患者的药物过敏反应,配药时要注意配伍禁忌。

8. 根据药物性质及患者情况控制输液滴速,特殊治疗及药物应遵医嘱随时调整滴速。

9. 输液过程中,应按时巡视病房,患者主诉不适或发现患者病情突然变化,应立即减慢或停止输液,通知值班医生,配合医生对病情进行判断及做出处理,妥善保留相关实物,并记录在案。

10. 静脉推注药物,应携带静脉推注单,静脉推注药物必须放置在治疗盘内。严格查对后,根据药物作用和性质,控制推注速度。

11. 每月确定一天由两名护士对科室的所有液体进行清查,并签名。

12. 实习同学必须在带教老师的严格带教下工作,因带教不严而发生差错事故者,由带教老师负主要责任,因带教排班不明确而发生问题时,由护士长负责。

13. 每名护士下班前,应按工作程序检查一遍自己的工作,防止疏忽遗漏。

14. 护工、卫生员不得从事换液体、拔针、发药等治疗性工作。

十一、服药差错预防管理措施

1. 严格执行查对制度。

2. 药品按给药途径分类放置,分类标志明显。

3. 护士在配药或发药时应精力高度集中,排除干扰因素,不可同时做其他事情或与别人说话。注意核对患者床号、姓名、药品名称、剂量、剂型、时间，遇到可疑之处要及时查清。

4. 药物配备完毕后，根据服药本（单）重新核对一次；发药前与另一名护士再次核对。

5. 给药前，详细询问患者药物过敏史，对有过敏史者，应严密观察。

6. 发药时应携带服药本（单），并和小药牌核对，查对床号、床头卡，询问患者姓名，得到准确回答后方可发药，并看服到口。特殊药物向患者交代注意事项。

7. 每一患者的所有药物应一次取离药盘，以减少遗漏。

8. 发药时，如患者提出质疑，应重新认真核查医嘱，如无错误应给予耐心解释，患者满意后再给服药。如遇患者不在，应将药品带回保管，并做好交接班，避免将药物放于患者床旁。

9. 发药后，随时观察服药情况，如有不良反应，及时处理。

十二、处理医嘱差错预防管理措施

1. 主班护士必须提前15分钟与夜班护士查对夜间医嘱处理情况。

2. 处理医嘱时，注意力须高度集中，一个班次医嘱由一人负责到底，经两人核对无误后方可执行。

3. 用药医嘱转抄后应标明具体执行时间。

4. 主班护士录入医嘱后须经第二人核对后方可打印执行单。临时医嘱执行后应及时在临时医嘱本和临时医嘱单上签名，主班护士应及时提醒，以防遗漏。

5. 整理治疗卡、输液卡、服药卡、护理单后，须经第二人核对无误后方可使用，并保留原来的底稿，以备查阅。

6. 医嘱做到班班查对，每日总核对一次医嘱，护士长每周至少参加一次医嘱总核对。

十三、药物不良反应应急处理措施

1. 患者发生急性变态反应，如过敏性休克时

（1）立即停药，更换液体及输液器。

（2）立即皮下注射0.1%盐酸肾上腺素0.5～1ml（婴幼儿酌

减),症状如不缓解可每隔半小时皮下或静脉注射该药 0.5ml,直到脱离危险期。

(3) 遵医嘱执行各项治疗,观察病情变化并及时处理。

(4) 必要时给予吸氧、吸痰、人工呼吸、气管插管或气管切开。

(5) 遵医嘱及时正确给药,备好晶体液、升压药等以便补充血容量。

(6) 注意保暖,维持体温,观察、监测患者生命体征并记录。

(7) 留置导尿患者,记录尿量,了解肾功能。

(8) 安慰患者,做好心理护理。

(9) 按流程逐级上报,封存液体。

2. 患者出现寒战、高热时

(1) 立即停药,同时通知医生,遵医嘱更换药液。

(2) 遵医嘱对患者进行各项治疗,准备急救车,同时备好抢救药物。

(3) 监测患者生命体征,注意保暖。

(4) 当患者出现抽搐、惊厥时,迅速解开患者衣扣、裤带,应用开口器及压舌板,防止咬伤,必要时加床档保护。

(5) 减少对患者的各种刺激,护理动作轻柔,保持病室安静,避免强光。

(6) 注意患者的末梢循环,高热、四肢厥冷、发绀提示病情加重。

(7) 安慰患者,给予心理支持。

(8) 按流程逐级上报,封存液体。

3. 患者使用药物后即刻出现荨麻疹时

(1) 立即停药,同时通知医生,遵医嘱更换液体。

(2) 遵医嘱给予抗过敏药物。

(3) 皮肤瘙痒者可以给予氧化锌洗剂涂抹。

(4) 给予患者心理支持,缓解患者紧张情绪。

十四、化疗药物外渗应急处理措施

1. 立即停止化疗药物的注入,用注射器抽出头皮针内化疗药物,接生理盐水静脉滴注 15 ~ 20 分钟,如外渗明显可保留针头接无菌注射器回抽漏于皮下的药液,然后拔出针头。

2. 发生化疗药物外渗后要及时通知主管医生和护士长。

3. 根据不同药物选择相应的解毒剂局部封闭。

4. 外渗24小时以内者可用冰袋局部冷敷,减少药液向周围组织扩散。冷敷期间要加强观察,防止冻伤。

5. 避免患处局部受压,外渗部位根据药物不同选择相应的药物外敷。如外涂喜疗妥软膏,用50%硫酸镁或中药外敷。

6. 在护理记录单上作详细记录,记录外渗药物和范围以及采取的措施。

7. 加强交接班,密切注意观察局部变化。必要时请皮肤科医生会诊。

(孙秀杰 王玉玲)

第三节 妇产科安全用药概述

一、妇产科用药原则及注意事项

药物在预防、治疗或诊断疾病中起着重要作用。妇产科用药尤其是妊娠期、哺乳期用药是妇产科临床医生面临的重要课题。用药不当,轻者可致胎儿发育障碍,重则引起流产、早产、死胎或胎儿畸形等,因此,妇产科医生用药时应充分考虑对母婴可能产生的不良影响,用药时遵循以下原则:

1. 根据不同生理时期的特点用药 妇产科医生应根据女性青春期、妊娠期、哺乳期、围绝经期等不同生理时期的特点用药,避免产生一些不良反应。

2. 根据疾病的治疗原则,规范用药 根据卫生部《临床路径管理试点工作方案》,临床路径是由管理者、临床医师、护士和医技等多学科专家共同参与,针对某一特定单病种的检查、检验、诊断、治疗、康复和护理所制定的一个诊疗标准化模式,是一个有着严格工作顺序、有准确时间要求的规范化的医疗护理照顾计划,是流程管理方法在单病种诊疗中的体现,妇产科医生要严格执行妇产科疾病的临床路径。

3. 遵循妇产科用药基本原则 当可用有疗效肯定的老药时不选用新药，当病情需要用可能对胎儿、新生儿有损害的药物时，应权衡利弊，选择最小有效量、最短有效疗程的药物；局部用药有效时，尽量避免全身用药；非病情必需尽量避免孕早期用药，以降低药物可能带来的损害。

二、妊娠期用药原则及注意事项

妊娠是一特殊时期，母体与胎儿系同一环境中的两个紧密联系的独立个体，其生理反应和对药物的敏感性有很大差异。因为胎儿许多器官还没有功能，主要靠胎盘而不是依靠自己的器官去获得必需的营养物质和排泄代谢产物。当药物在母体血液中出现时，由于胎儿对母体的这种依赖关系，势必对胎儿的生长、发育带来影响。

1. 妊娠早期用药 受精后1周内，受精卵尚未种植于子宫内膜，一般不受孕妇用药的影响；受精后8～14天内，受精卵刚种植于子宫内膜，胚层尚未分化，这个时期对药物高度敏感，如果受到药物严重损害时，可造成极早期的流产，如果只是受到部分损害，可能有补偿功能，胚胎可以继续发育而不发生后遗问题。妊娠3～12周是胚胎发育的重要阶段，各器官的萌芽都在这阶段内分化发育，最易受药物和外界环境的影响而致畸，如神经系统在受精后1～25天、心脏在30～40天、四肢在24～46天最敏感。这个时期用药可产生致死的解剖缺损（真畸形）或永久性的、代谢性的或功能性的缺损，如孕妇服用己烯雌酚可导致生殖道畸形或阴道腺癌。

2. 妊娠中期和晚期用药 妊娠12周后，各器官已分化完成，孕妇用药引起畸胎的可能性就比较少了，但是像牙齿、神经系统和女性的生殖系统还在继续分化发育，某些药物的作用可能会导致上述这些组织的发育迟缓或者功能异常。如四环素可透过胎盘与钙结合并聚集沉积在胎儿骨骼和牙齿，孕中、后期是主要危险性阶段，胎儿在子宫内接触四环素，可致牙齿永久黄染和易患龋齿及牙釉质发育不良，而且骨生长迟缓。孕期应尽量避免使用四环素。另外，胎儿的代谢和排泄功能是比较有限的，药物容易在胎儿体内蓄积，可能也会产生某些不良反应。因此这个时期虽然用药致畸的可能性比较小，但也应该慎重选择。

3. 妊娠期用药注意事项　妊娠期常因一些合并症而必须用药物治疗，只要做到合理用药，就能够防止胎儿受母体疾病的影响。如有人观察患重症结核的孕妇，用异烟肼、链霉素和对氨基水杨酸钠治疗后，可使新生儿营养不良的发生率比对照组下降一半，死产也有减少；患缺铁性贫血或糖尿病的孕妇，分别应用铁制剂和胰岛素治疗，能减少胎儿和新生儿的死亡率；奎宁虽可引起流产、早产，但是当孕妇患疟疾须用此药时，用药后有时还可减少因疟疾引起的流产或死胎。

鉴于许多药物可以自由地通过胎盘，所以妊娠期用药应注意以下几点：

（1）单药有效的避免联合用药。

（2）有疗效肯定的老药时避免用尚难确定对胎儿有无不良影响的新药。

（3）小剂量有效的避免用大剂量。

（4）早孕期间避免使用C类、D类药物，若病情急需，要应用肯定对胎儿有危害的药物，则应先终止妊娠，再用药。

三、围生期抗肿瘤药物应用及注意事项

抗肿瘤药物对迅速增殖组织可能带来很大的有害作用。妊娠期特点为细胞分裂速度特别快，胎儿对抗肿瘤药物非常敏感，若这时接受抗肿瘤治疗，对于妊娠早期胎儿器官形成的不良作用就特别明显，常导致自然流产或先天畸形。因此，在妊娠早期发现恶性肿瘤又必须化疗时，一般应终止妊娠后进行，如果迫切希望得到孩子的可选用致畸作用较小的药物，如长春新碱等植物成分抗肿瘤药，可在早期进行化疗，如果必须使用致畸率较高的化疗药物如环磷酰胺，在病情允许的情况下，要等妊娠4个月以后化疗。对于正在接受抗肿瘤治疗的哺乳期妇女，因如甲氨蝶呤、紫杉醇等均可由乳汁排泄，因此建议停止哺乳，以免对幼儿产生危害。

（张媛媛）

第二章

妇产科内分泌疾病安全用药

第一节 概 述

一、功能失调性子宫出血疾病概况、临床特点及治疗原则

（一）疾病概况

功能失调性子宫出血是指由于卵巢功能失调而引起的子宫出血，简称“功血”。常表现为月经周期失去正常规律，经量过多、经期延长，甚至不规则阴道流血等。临床分两种类型：无排卵型功血和有排卵型功血。

（二）临床特点

1. 无排卵型功血　临床上最常见的症状是不规则子宫出血，特点是月经周期紊乱，经期长短不一，出血量时多时少，甚至大量出血。有时先有短时间的停经，然后发生子宫出血。有时一开始表现为不规则出血。也有时周期尚准，仅表现为经血量增多、经期延长。出血期无下腹痛或其他不适，出血多者可出现贫血。

2. 排卵型功血

（1）黄体发育不健全：临床常表现为月经周期缩短，少于28天，也有些患者经期正常，往往伴有不孕或早期流产。

（2）黄体萎缩不全：常发生在生育年龄的妇女，月经周期正

常而经期延长,出血量不等,有时可在经前、经后有淋漓不断的出血,主要表现为经期延长。

(三)治疗原则

一般治疗包括止血、调整月经周期、促进排卵。

1. 器械刮宫法 发育期和围绝经期妇女都可采用刮宫止血,刮宫是立即有效的止血措施,而且刮出物送检可明确诊断,以排除器质性病变,尤其是肿瘤。刮宫后一般出血立即减少,约 1 周内完全停止。各种药物治疗最好在刮宫后进行。

2. 药物刮宫法 是针对无排卵型功血患者体内缺乏孕激素影响的病理生理改变,孕激素可使子宫内膜由增生期转至分泌期,促使内膜尽快剥离,新的内膜尽快增生,缩短流血时间。这种出血与一次月经出血相仿,持续 7 天左右,止血效果要在撤退性出血停止后才出现。

3. 雌激素止血法 青春期功血可用大剂量雌激素反馈止血。而围绝经期为癌肿好发时期,一般不用雌激素治疗,对反复出血者在诊刮术后常用雄激素治疗。大量雄激素可抵消雌激素对子宫的作用,并通过反馈作用,抑制促性腺激素的分泌,达到止血作用。用雄激素过渡到绝经亦称"人工绝经"。

二、闭经概况、临床特点及治疗原则

(一)疾病概况

闭经是许多妇科疾病所共有的一个症状,是由下丘脑-垂体-卵巢轴中的某一环节发生功能或器质性病变引起。按引起闭经的病变部位,可分为子宫性、卵巢性、垂体性和下丘脑性闭经。妇女年满 18 周岁月经尚未来潮称为原发性闭经,约占闭经总数的 5%,多为先天发育异常;月经已经来潮,而出现连续 6 个月月经不行者,称为继发性闭经,约占 95%,月经稀少也是月经失调的一种表现,与闭经关系密切。引起闭经的原因比较多,闭经患者绝大多数无排卵,因而不能受孕。

（二）临床特点

已年满18周岁月经尚未来潮，或月经已来潮又连续6个月未行经。通常出现以下特征：

1. 伴有性欲减退、乳房萎缩、腋毛及阴毛脱落、不孕等症的多为促性腺激素分泌不足。

2. 伴有乏力、畏食、消瘦、晕厥等症的多为促肾上腺皮质激素分泌不足。

3. 伴有畏寒、皮肤苍白、干燥、心动过缓、血压低、反应迟钝、嗜睡、痴呆、淡漠等症的多为促甲状腺激素分泌不足。

4. 伴有肥胖、多毛或巨大畸形、肢端肥大、高血压、皮肤粗糙、红细胞过多等症的多为垂体肿瘤引起。

5. 伴有不育、多毛、肥胖等症的多为卵巢功能失调。

（三）治疗原则

1. 身心调理　因常与神经内分泌的调控有关，因此进行耐心的心理治疗及全身性治疗非常必要。如治疗慢性疾病、合理安排生活、避免精神紧张、增加营养、积极锻炼身体等，经身心调整后一般都可自然恢复月经。

2. 针对病因，有的放矢　如果引起闭经的原因是先天性畸形、肿瘤、炎症等器质性病变则针对病因处理。

3. 激素补充，建立正常周期　正常的月经周期是依靠下丘脑-垂体-卵巢轴的神经内分泌调节，以及子宫内膜对性激素的周期性反应，而精神因素或某些全身性疾病均可影响下丘脑-垂体-卵巢轴的正常功能，可给予相应的激素以补充机体激素的不足，建立人工周期及促排卵治疗后，可直接改善患者的症状并恢复生育能力。

三、痛经疾病概况、临床特点及治疗原则

（一）疾病概况

痛经是指经期前后或者行经期间出现的下腹疼痛、腰酸，常伴

有恶心、呕吐、腹泻、尿频、头疼、紧张焦虑、烦躁不安等症状。疼痛剧烈时，会出现面色苍白、四肢厥冷、手足冰凉、出冷汗、全身无力，甚至昏厥现象。

痛经分为原发性痛经和继发性痛经。原发性痛经是因为子宫本身因素所造成，也就是由于子宫基层或是子宫内膜的前列腺素分泌过度所引起的。继发性痛经，多因子宫内膜异位症、子宫肌腺瘤、子宫肌瘤等疾病所造成。只要是可以找到确切原因的痛经，我们都称之为继发性痛经。

原发性痛经与继发性痛经的治疗方式并不一样。另外，少女一般比较少有子宫的继发性问题，大部分是以原发性痛经为主。

（二）临床特点

1. 原发性痛经的临床特点

（1）大多开始于月经来潮或在阴道出血前数小时，常为痉挛性绞痛，历时1/2～2小时。在剧烈腹痛发作后，转为中等度阵发性疼痛，约持续12～24小时。经血外流畅通后逐渐消失，亦偶有需卧床2～3天者。

（2）疼痛部位多在下腹部，重者可放射至腰骶部或股内前侧。约有50%以上患者伴有胃肠道及心血管症状。如恶心、呕吐、腹泻、头晕、头痛及疲乏感。偶有晕厥及虚脱。

（3）痛经常发生于有排卵月经，因此一般在初潮后头1～2年尚无症状或仅有轻度不适。严重的痉挛性疼痛多发生于初潮1～2年后。

（4）多见于青春期少女、未婚及已婚未育者，常在分娩后自行消失，或在婚后随年龄增长逐渐消失。

2. 继发性痛经的临床特点　常可分为三度，即轻度、中度及重度。

（1）轻度继发性痛经症状表现为经期或其前后小腹疼痛明显，伴腰部酸痛，但能坚持工作，无全身症状，有时需要服止痛药。

（2）中度表现为经期或其前后小腹疼痛难忍，伴腰部酸痛、恶心呕吐、四肢不温，用止痛措施疼痛暂缓。

（3）重度继发性痛经症状则表现为经期或其前后小腹疼痛

难忍、坐卧不宁，严重影响工作学习和日常生活，必须卧床休息，伴腰部酸痛、面色苍白、冷汗淋漓、四肢厥冷、呕吐腹泻，或肛门坠胀，采用止痛措施无明显缓解。

（三）治疗原则

1. 原发性痛经的治疗原则是精神治疗与药物治疗并重。经期注意劳逸结合及经期卫生，避免剧烈活动、情绪波动，注意保暖等。适当应用止痛药物如复方颠茄片、阿司匹林等。激素治疗主要应用于已发育成熟的青年妇女，对青春期少女不宜使用。祖国医学经过上千年的医学实践，对于治疗痛经积累了大量的经验。中医认为痛经主要是由于血瘀停滞、瘀阻胞宫、胞脉，使经行滞涩，不通则痛。治疗上以理气活血、行瘀止痛为原则。常用药物如血府逐瘀汤、八珍汤等。

2. 继发性痛经治疗原则是针对引起痛经的病变进行特异性治疗。

因宫腔节育器所致之痛经，可应用前列腺素合成抑制剂治疗，在缓解痛经的同时又可减少月经量。近年有带黄体酮的节育器，可使月经血中前列腺素含量下降，以缓解痛经严重程度；对疗效仍不显著的患者宜取出节育器，改用其他避孕措施。

四、多囊卵巢综合征疾病概况、临床特点及治疗原则

（一）疾病概况

多囊卵巢综合征，又称 S-L 综合征，是一种以月经稀发、月经过少、继发闭经、无排卵、不孕、多毛、肥胖、卵巢多囊性增大为主要特征的综合征。多囊卵巢综合征是育龄女性最常见的内分泌紊乱性疾病。典型表现为卵巢多囊性改变、高雄激素血症和黄体生成素（LH）/尿促性素（FSH）比值增高，并常伴有随年龄增长而日益明显的胰岛素抵抗或高胰岛素血症和高脂血症。常见于 17 ~ 30 岁。属于中医的“月经不调”、“闭经”、“不孕”等范畴。多囊卵巢综合征的发病原因目前尚不清楚，目前认为与内分泌功能紊

乱、下丘脑、垂体平衡失调有关。情绪、环境的因素可能成为本病诱因。

（二）临床特点

1. 月经失调　月经稀发或过少，甚至闭经，偶有月经频发或过多者。

2. 不孕　由于月经失调和无排卵，常致不孕，是患者就诊的主要原因。

3. 多毛与肥胖　由于体内雄激素过多，可伴有多毛和肥胖，毛发分布有男性化倾向，多毛现象常不为患者注意，仅在体格检查时发现。

4. 双侧卵巢增大　少数患者可通过妇科检查发现双侧卵巢比正常大 1 ~3 倍，有坚韧感。但有的患者增大的卵巢需经辅助检查如 B 超等发现，不易为临床检查所触及。

（三）治疗原则

多囊卵巢综合征的诊治需要个体化，早期干预并针对不同的内分泌和代谢异常特征及疾病发展阶段，以及患者的需要进行适当治疗，可以阻止或延缓病情发展，治疗近期目标为调节月经周期、控制多毛、痤疮和体重，纠正内分泌和代谢异常。远期目标为预防糖尿病、子宫内膜增生过长、肥胖、心脏疾病和不孕等。

1. 降低体重　降低体重可以逆转多囊卵巢综合征的紊乱，调整生活方式可以明显改善患者生殖能力和激素谱。需要注意的是，由于患者正处于青春期发育阶段，减轻体重不宜过快，应循序渐进，以不影响正常生长发育为原则。

2. 长期治疗　多囊卵巢综合征是个终身疾病，需要对患者进行定期监测，根据治疗的状况以及不同年龄的要求调整用药。

3. 口服避孕药　抑制卵巢雄激素产生的药物主要是口服避孕药。口服避孕药对减少高雄激素血症和改善多毛与痤疮效果明显。但应用口服避孕药期间应定期监测血糖、血脂变化，对于青春期女孩使用应做充分的知情同意。

4. 胰岛素增敏剂 近年来，由于胰岛素增敏剂可以对多囊卵巢综合征患者产生内分泌和代谢方面的治疗作用，如二甲双胍和罗格列酮等，可以改善月经周期，恢复排卵，在低热量饮食的少女中可以降低体重且耐受性较好。

五、经前期紧张综合征疾病概况、临床特点及治疗原则

（一）疾病概况

育龄妇女在应届月经前7～14天（即在月经周期的黄体期），反复出现一系列精神、行为及体质等方面的症状，月经来潮后症状迅即消失。由于本病的精神、情绪障碍更为突出，以往曾命名为“经前紧张症”、“经前期紧张综合征”。近年认为本病症状波及范围广泛，除精神神经症状外还涉及几个互不相联的器官、系统，包括多种多样的器质性和功能性症状，故总称为“经前期综合征（premenstrual syndrome，PMS）”。

（二）临床特点

PMS症状及严重程度亦因人因时而异，并非固定不变，但症状的出现与消退同月经的关系则基本固定，为本病特点。典型症状常在经前1周开始，逐渐加重，至月经前最后2～3天最为严重，经后突然消失。常见特征有：

1. 精神症状 包括情绪、认识及行为方面的改变，如：全身乏力、易疲劳、困倦、嗜睡，或精神紧张、身心不安、烦躁、易怒，不能自制；严重者产生偏执妄想、自杀意念。

2. 液体潴留症状

（1）手足、眼睑水肿：经期可出现腹泻、尿频。由于盆腔组织水肿、充血，可有盆腔附胀、腰骶部疼痛等症状。

（2）经前头痛：多为双侧性，但亦可为单侧头痛，疼痛部位不固定，头痛呈持续性或无诱因性，时发时愈，与间歇性颅内水肿有关。

（3）乳房胀痛：经前常有乳房饱满、肿胀及疼痛感，以乳房外

侧边缘及乳头部位为重。严重者疼痛可放射至腋窝及肩部，经期后完全消失。

(4) 其他症状：①食欲改变：食欲增加或厌恶某些特定食物或畏食；②自律神经系统功能症状：潮热、出汗、头昏、眩晕及心悸；③油性皮肤、痤疮、性欲改变。

(三) 治疗原则

由于本病病因及发病机制还不清楚，目前还缺乏特异的、规范的治疗方法，主要是对症治疗。因此，首先明确症状的主要方面，因人而异，对症施治，包括两个方面：

1. 心理病理因素 通过卫生宣教，使患者了解出现症状的生理知识，以协助患者改善对症状的反应，再通过调整日常生活节奏、加强体育锻炼、改善营养、减少对环境的应激反应等方法以减轻症状。

2. 药物治疗 应用调整中枢神经系统神经介质活性药物，以消退心理、情绪障碍，或应用激素抑制排卵以消除乳房胀痛等严重PMS症状。

六、高催乳激素血症疾病概况、临床特点及治疗原则

(一) 疾病概况

高催乳激素血症系指由内外环境因素引起的，以催乳素(PRL)升高(>25ng/ml)、闭经、溢乳、无排卵和不孕为特征的综合征。从病理改变看，可分为肿瘤性高催乳素血症、产后型高催乳素血症、特发性高催乳素血症、医源性高催乳素血症。临床特点以闭经、不孕、溢乳为主要特点。高催乳素血症是下丘脑-垂体失调所致内分泌疾病，其中最常见的原因是垂体催乳素瘤分泌过多催乳素(PRL)。由于血清PRL升高引起妇女卵巢功能紊乱而造成闭经、溢乳和不孕等。目前，高催乳激素血症属妇产科的疑难病症。

（二）临床特点

1. 月经失调 原发性闭经 4%，继发性闭经 89%，月经稀少、过少 7%。功血、黄体功能不全 23% ~77%。

2. 溢乳 典型高催乳激素血症表现为闭经-溢乳综合征，在非肿瘤型中为 20.84%，肿瘤型中 70.58%，单纯溢乳 63% ~ 83.55%。溢乳为显性或挤压乳房时出现，为非血性乳白色或透明液体。乳房多正常，或伴小叶增生或巨乳（macromastia）。

3. 不孕 0.71% 原发性或继发性，系无排卵、黄体不全或黄素化不破裂卵泡综合征（LUFS）所引起。

4. 头痛、眼花及视觉障碍 垂体腺瘤增大明显时，由于脑脊液回流障碍及视神经受压，可出现头痛、眼花、呕吐、视野缺损及动眼神经麻痹等症状。

5. 性功能减退 由于垂体 LH、FSH 分泌受抑制，出现低雌激素状态，表现为阴道壁变薄或萎缩、分泌物减少、性欲减退。

（三）治疗原则

针对不同病因拟定不同治疗措施。

1. 甲状腺功能减退者需用 L-甲状腺素替代治疗。

2. 异源性 PRL 分泌症应针对原发癌肿。

3. 药源性者停用相关药物。

4. 高 PRL 血症且性腺功能减退达 1 ~2 年，而影像学检查未能作出肯定垂体病变诊断者可应用溴隐亭治疗，以抑制 PRL 分泌与恢复性腺功能。

5. 女性患者怀疑 PRL 瘤者，禁用雌激素，以免 PRL 瘤长大。

6. 口服避孕药后的高 PRL 血症，如停药后仍然有临床症状，可使用促性腺激素或氯米芬治疗，促使下丘脑-垂体-卵巢轴生理功能的完全恢复。

7. 产后引起的泌乳闭经可应用口服避孕药（用法同避孕用药，但不宜久服，以免口服避孕药本身的 PRL 释放作用）与维生素 B_6。维生素 B_6 为多巴胺脱羧酶的辅酶，使下丘脑肽能神经元多巴转化为多巴胺增加。

七、子宫内膜异位症疾病概况、临床特点及治疗原则

（一）疾病概况

在正常情况下，子宫内膜覆盖于子宫体腔面，如因某种因素使子宫内膜在身体其他部位生长，如子宫的肌肉层、卵巢、输卵管、子宫韧带、直肠阴道隔膜、骨盆的腹膜、阴道、宫颈、淋巴、阑尾及膀胱等部位，可称为子宫内膜异位症。一般来说，这种长错地方的子宫内膜组织，多半生长在盆腔的组织器官中。这种异位的内膜在组织学上不但有内膜的腺体，且有内膜间质围绕。在功能上随雌激素水平而有明显变化，即随月经周期而变化，但仅有部分受孕激素影响，能产生少量“月经”而引起种种临床现象。子宫内膜异位症分为内外两类，现在，凡称“子宫内膜异位症”者，指的就是发生在子宫以外的情况，而生长在子宫肌肉层的则特别称作“子宫腺肌症”。

（二）临床特点

1. 痛经　为一常见而突出的症状，多为继发性，即自发生内膜异位开始，以往月经来潮时并无疼痛，而从某一个时期开始出现痛经。可发生在月经前、月经时及月经后。有的痛经较重难忍，需要卧床休息或用药物止痛。疼痛常随着月经周期而加重。

2. 月经过多　内在性子宫内膜异位症，月经量往往增多，经期延长。可能由于内膜增多所致，但多伴有卵巢功能失调。

3. 不孕　子宫内膜异位患者常伴有不孕。不孕与内膜异位症的因果关系尚有争论。盆腔内膜异位症常可引起输卵管周围粘连影响卵母细胞捡拾或导致管腔堵塞，或因卵巢病变影响排卵的正常进行而造成不孕。

4. 性交疼痛　发生于子宫直肠窝、阴道直肠隔的子宫内膜异位症，使周围组织肿胀而影响性生活，月经前期性感不快加重。

5. 大便坠胀　一般发生在月经前期或月经后，患者感到粪便通过直肠时疼痛难忍，而其他时间并无此感觉，为子宫直肠窝及直

肠附近子宫内膜异位症的典型症状。偶见异位内膜深达直肠黏膜，则有月经期直肠出血。子宫内膜异位病变围绕直肠形成狭窄者有里急后重及梗阻症状，故与癌瘤相似。

6. 膀胱症状 多见于子宫内膜异位至膀胱者，有周期性尿频、尿痛症状；侵犯膀胱黏膜时，则可发生周期性血尿。

（三）治疗原则

子宫内膜异位症的治疗应根据患者年龄、症状、病变部位以及对生育要求等不同情况加以全面考虑。原则上子宫内膜异位症症状轻微者采用非手术疗法；有生育要求的轻度患者先行激素治疗，病变较重者行保守治疗；年轻无生育要求的重度患者可采用保留卵巢功能手术辅以激素治疗；症状和病变均严重的无生育要求患者可考虑根治性手术。

八、子宫腺肌病疾病概况、临床特点及治疗原则

（一）疾病概况

子宫腺肌病（adenomyosis），又称内在性子宫内膜异位症，为子宫内膜侵入子宫肌壁层，属于子宫内膜异位症的一种特殊型，可以和“外在”或主要是盆腔子宫内膜异位症同时存在。子宫内膜可以两种形式侵入子宫肌壁层，即弥漫型和局限型。前者为异位内膜侵入整个子宫的肌壁内，在不同部位其侵入范围和深浅可不同；后者异位内膜仅侵及某部分肌壁，形同子宫肌瘤，但其与周围正常组织并无分界（假包膜）。

（二）临床特点

1. 继发痛经 痛经多为继发性痛经伴进行性加重，其程度较重，常需用止痛药物。随着病情发展，疼痛可从经前1周左右即开始，或可延长至经后1～2周。少数患者疼痛时间在月经前后，仍呈周期性。

2. 月经量增多，经期延长 易误诊为功能性子宫出血，少数

可有月经前后点滴出血。是由于子宫体积增大、子宫腔内膜面积增加，及子宫肌壁间异位子宫内膜影响子宫肌纤维收缩之故。

3. 子宫有触痛 双合诊往往发现子宫一致性长大，一般不超过12周大小，有触痛，但子宫正常大小甚至小于正常者也可有腺肌病存在。

（三）治疗原则

子宫腺肌病的治疗根据患者年龄、生育要求和症状而定。

1. 药物治疗 目前尚无根治本病的有效药物。孕激素治疗无效。对年轻、有生育要求、近绝经期及症状较轻患者可试用促性腺激素释放激素激动剂（GnRH-a）治疗。也可试用达那唑或米非司酮治疗。

2. 手术治疗 症状严重、年龄较大、无生育要求或药物治疗无效者可行全子宫切除术。对子宫腺肌瘤，若患者年轻或有生育要求可行病灶切除术，但术后易复发。弥漫性子宫腺肌病年轻患者可行病灶大部切除术，但术后妊娠率低。术前可应用促性腺激素释放激素激动剂（GnRH-a）治疗3个月，使病灶缩小以利手术。经腹腔镜骶前神经切除术或子宫骶骨神经切除术可用于缓解痛经。

第二节 常用药物

一、雌激素及抗雌激素

雌激素主要由卵巢和胎盘产生，男女两性的肾上腺皮质激素以及男性睾丸也能产生少量雌激素。天然的雌激素包括雌二醇、雌酮及雌三醇。其中雌二醇的雌激素效能最强，雌酮的雌激素效能较弱。雌三醇是雌激素的终末产物，活性很弱，由尿中排出，于妊娠期增高。目前临床常用的雌激素类药物是人工合成品及其衍生物。半合成雌激素有炔雌醇、炔雌醇三甲醚、炔雌醇甲酯等，合成雌激素有己烯雌酚、己二烯雌酚、7-甲基异炔诺酮、尼尔雌醇等。雌激素的生理作用主要在生殖系统，但也用于其他方面，如促使第二性征的发育、骨骼的发育、刺激肝脏合成某些蛋白。

雌 二 醇
(Estradiol)

【作用与用途】

1. 用于补充雌激素不足,如治疗萎缩性阴道炎、萎缩性尿道炎、女性性腺功能不良、围绝经期综合征,缓解卵巢切除或原发卵巢衰竭、非癌性疾病放射性去势后雌激素不足的症状。

2. 用于垂体与卵巢内分泌失调引起的闭经、月经异常、功能性子宫出血、子宫发育不良。

3. 治疗晚期转移性乳腺癌(绝经期后妇女)。

4. 用作避孕药,与孕激素类药合用抑制排卵。

5. 用于退乳。

6. 还可以治疗痤疮、前列腺增生、晚期前列腺癌;预防骨质疏松症等。

【用法用量】

肌内注射:

1. 雌二醇 ①雌激素替代治疗,一次 0.5~1.5mg,一周 2~3 次,替代治疗剂量平均为一日 0.2~0.5mg;②功能性子宫出血,一日 4~6mg,待血止后逐渐减量至每 1~2 日 1mg,连用 21 日后停药;第 14 日开始加黄体酮注射,一日 10mg;③退乳,在乳房未胀前,一次 4mg,一日 1 次,连用 3~5 日;④人工月经周期,于出血第 5 日起一日 1mg。注射第 16 日起,每日加用黄体酮 10mg 肌注,两药同时用完,下次出血第 5 日再重复疗程,一般需用 2~3 个周期。

2. 戊酸雌二醇 ①补充雌激素不足,一次 5~10mg,每 1~4 周 1 次;②替代治疗,一次 5~10mg,每 1~2 周 1 次。平均每 2 周 5~20mg;③退乳:一次 10mg。

3. 苯甲酸雌二醇 ①围绝经期综合征,一次 1~2mg,一周 2~3 次;②子宫发育不良,一次 1~2mg,每 2~3 日 1 次;③功能失调性子宫出血,开始为一日 4~6mg,待止血后逐渐减量至一日 1mg,再减为隔日 1mg,至止血后第 21 日停药;在止血后第 14 日开始加用黄体酮注射,一日 10mg;一般一日最大量不超过 12mg;

④退乳，一日 2mg，不超过 3 日，其后减量至生效停药。

口服给药：

1. 戊酸雌二醇　用于围绝经期综合征或卵巢切除及非癌性疾病放射性去势后的雌激素不足的症状，一日 1mg，饭后服，可酌情增减，连用 21 日，停药至少 1 周后开始下一疗程。

2. 雌二醇　缓解雌激素缺乏症状，起始剂量为 1 ~ 2mg，如一日 1 ~ 2mg 未能缓解血管舒缩症状，则应改用一日 4mg；抑制骨矿物质丢失，一日 1 ~ 2mg 可充分抑制骨矿物质的丢失。

【注意事项】

1. 以下情况禁用：对本药过敏；疑有或患有乳腺肿瘤或有此病史（除外晚期转移性乳腺癌）；疑有或患有雌激素依赖性肿瘤；原因不明的阴道出血；中、重度子宫内膜异位症；活动性血栓性静脉炎或血栓栓塞；有因服用雌激素而致血栓性静脉炎或血栓形成等病史（但用于治疗晚期乳腺癌及前列腺癌时例外）；有胆汁淤积性黄疸史、Rotor 综合征、Dubin-Johnson 综合征或急、慢性（严重）肝脏疾病、肝脏疾病后肝功能未恢复到正常水平；严重肾脏疾病；镰状细胞贫血；伴有血管病变的严重糖尿病；先天性脂肪代谢异常；确诊或怀疑妊娠；哺乳期妇女；儿童。

2. 以下情况慎用：有乳腺癌家族史；有乳腺结节、乳腺囊性纤维症及乳房 X 线检查异常；轻度子宫内膜异位症及子宫良性肿瘤（子宫肌瘤）；癫痫；抑郁症；偏头痛；手足抽搐；小舞蹈病；垂体肿瘤（下丘脑肿瘤）；严重高血压及心功能不全；脑血管或冠状动脉疾患；哮喘；皮肤过敏；糖尿病；代谢性骨病伴高血钙；血卟啉病；凝血危险性增大时（如凝血异常、长期卧床、静脉曲张、某些恶性疾病、某些心脏疾病）；内耳迷路骨性硬化伴有进行性听力丧失（耳硬化症）；轻、中度肝、肾疾病。

3. 子宫切除的女性患者，通常采用周期治疗，即用药 3 周停药 1 周，相当于自然月经周期中雌激素的变化情况。有子宫的女性，为避免过度刺激，可在月经周期的最后 10 ~ 14 日加用孕激素，模拟自然周期中的激素水平。

4. 使用本药贴片时，应经常更换贴片部位，同一部位皮肤不宜连续贴 2 次。最适合的部位是臀部、腰部和下腹部皮肤无皱褶处，不可贴于乳房或其附近。

5. 本药凝胶剂不可口服。外用最佳部位为躯干部、上肢及腿内侧。忌用于乳房、外阴和阴道黏膜处。使用时间最好在每日早晨或晚间沐浴后。涂药后稍等片刻，待药物干后再穿内衣。

6. 本药软膏禁涂于乳房及黏膜区域。

7. 促进性征发育应在骨龄大于13岁以后开始用药，以免引起骨骺早闭。

8. 如出现乳房胀痛、水潴留、恶心和阴道突破出血，可能是剂量过高的表现，此时必须相应减少剂量。如发生子宫出血，应查明出血病因。

9. 可降低抗凝药、抗高血压药及降糖药的疗效，如必须合用，应调整后者用量。

【不良反应】

1. 较常见恶心、食欲减退、腹部绞痛或腹胀、踝部及足背水肿、乳房胀痛或肿胀及体重增加或减少，但常在持续用药后减轻。

2. 少见或罕见乳腺出现小肿块、不规则阴道流血、点滴出血、突破出血、长期出血不止或闭经、黏稠的白色凝乳状阴道分泌物（继发性念珠菌感染）；困倦、精神抑郁、严重的或突发的头痛、共济失调，不自主运动（舞蹈症），以及胸、上腹（胃）、腹股沟或腿痛（尤腓肠肌痛）、臂或腿无力或麻木、突然言语或发音模糊；尿频或尿痛；突发的呼吸急促、血压升高；视力突然下降（眼底出血）、眼结膜或皮肤黄染、皮疹。

3. 注射部位可出现红肿、疼痛。使用本药贴片处的皮肤可有轻度发红或瘙痒，偶见皮疹。

4 长期服药可刺激子宫内膜增生。

【观察要点】

1. 用药期间应定期进行妇科检查，注意患者有无出现雌激素过度刺激表现，如子宫突破性出血、乳房胀痛和肿胀。

2. 糖尿病患者用药期间应定期监测血糖，以免因药物相互作用降低降糖药物治疗疗效，引起并发症发生。

3. 注意患者有无恶心、呕吐、食欲减退、腹部绞痛或腹胀、头痛、水钠潴留及体重异常等现象。

4. 观察注射部位是否出现局部红肿、疼痛。

【应急处理】

1. 患者用药期间一旦出现子宫出血增多等雌激素过度刺激症状，应立即停药，查明原因，给予止血药物及孕激素药物拮抗治疗。

2. 糖尿病患者用药如出现临时性血糖增高现象，应及时调整胰岛素及其他口服降糖药物的剂量。

3. 注射部位如出现局部皮肤红肿、疼痛应立即给予局部热敷。

【案例分析】　中年女性患者，既往糖尿病史，平时口服降糖药物。因围绝经期综合征入院，给予苯甲酸雌二醇治疗，肌内注射一次 2mg，一周 2 次。治疗过程中患者出现皮肤干燥、脱水、极度口渴、恶心、呕吐，并伴有腹部不适、畏食、体重减轻、虚弱无力、心跳快速等症状，急查空腹血糖值为 8.5mmol/L，立即调整降糖药物剂量，症状缓解。

分析点评：雌二醇类药物与降糖药物合并使用时，可减弱降糖药物的降糖作用，导致患者血糖过高，加重原有糖尿病症状。

提示：在对有糖尿病病史患者的日常护理中，每日进行血糖监测是护士的重点工作内容，尤其是合并使用其他可能对血糖或降糖药物疗效有影响的药物时。护士应加强对伴有糖尿病患者病情变化的预见性，注重巡视和血糖监测，以便尽早发现异常，及时处理。

己烯雌酚

(Diethylstilbestrol)

【作用与用途】　为人工合成的非甾体雌激素，补充体内雌激素不足，如萎缩性阴道炎、女性性腺发育不良、绝经期综合征、老年性外阴干枯症及阴道炎、卵巢切除后、原发性卵巢缺如；乳腺癌；退乳。

【用法用量】

1. 用于补充体内不足，口服一日 0.25～0.5mg，21 天后停药 1 周，周期性服用，一般可用 3 个周期（自月经第 5 天开始服药）。

2. 用于乳腺癌，口服一日 15mg，6 周内无改善则停药。

3. 退乳，口服一次 5mg，一日 3 次，连服 3 天。

【注意事项】

1. 以下情况禁用：孕妇（可能引起第二代女性阴道腺病及腺癌发生率升高、男性生殖道异常及精子异常发生率增加）；有血栓性静脉炎和肺栓塞性病史；与雌激素有关的肿瘤；未确诊的阴道不规则流血；高血压。

2. 心功能不全、癫痫、糖尿病、肝肾功能障碍、精神抑郁等患者慎用。

3. 长期使用应定期检查血压、肝功能、阴道脱落细胞，每年一次宫颈防癌刮片。

4. 本药可降低抗凝药及抗高血压药的疗效，若必须同用，应调整后者用量。

【不良反应】

1. 可有不规则的阴道流血、子宫肥大、尿频或小便疼痛。

2. 有时可引发血栓症以及心功能不正常。

3. 有时引起肝功能异常、高脂血症、钠潴留。

4. 引起消化道恶心、呕吐、畏食症状和头痛、头晕等精神症状。

【观察要点】

1. 用药期间应观察有无子宫肥大及不规则的阴道流血，定期行宫颈涂片检查。

2. 注意有无尿频、尿急、尿疼等膀胱刺激症状。

3. 高血压患者用药期间应按时监测血压变化，以免因药物相互作用影响降压药物疗效，引起血压波动。

4. 有无恶心、呕吐、畏食等胃肠道反应。

【应急处理】

1. 患者用药期间一旦出现不规则的阴道流血现象，应立即停药，查明原因，遵医嘱给予止血药物及孕激素药物拮抗治疗。

2. 高血压患者治疗用药期间，一旦出现剧烈头痛、头晕伴恶心、呕吐及血压增高现象，应考虑激素药物相互作用引起血压升高，应立即遵医嘱给予降压及脱水药物治疗。

结合雌激素
（Conjugated Estrogens，倍美力）

【作用与用途】

1. 治疗中-重度与绝经相关的血管舒缩症状。

2. 治疗外阴和阴道萎缩。

3. 治疗因性腺功能减退、去势或原发性卵巢功能衰退所致的雌激素低下症。

4. 治疗某些女性和男性的转移性乳腺癌（只能减轻症状）。

5. 预防骨质疏松。

【用法用量】

1. 治疗中-重度血管舒缩症，一日0.625mg；与绝经相关的外阴及阴道萎缩一日0.3～1.25mg，或更多，根据患者个体反应而定。

2. 治疗因性腺功能减退、去势或原发性卵巢功能衰竭所致的女性雌激素过少、女性性腺功能减退，一日0.3～0.625mg，周期性服用（如用药3周，停药1周）。

3. 治疗乳腺癌，推荐剂量为10mg，一日3次，至少3个月为一疗程。

4. 预防骨质疏松，一日0.625mg。治疗可以不中断地进行或用周期方案（如用药25天，停药5天的方案），根据患者的个体情况适当用药。

【注意事项】

1. 下列情况禁用　已知或怀疑妊娠；未确诊的异常生殖器出血；已知或怀疑患有乳腺癌，除了治疗某些转移性癌；已知或怀疑患有雌激素依赖性肿瘤；活动性血栓性静脉炎或血栓栓塞性疾病；以前患有与使用雌激素相关的血栓性疾病；对本药过敏。

2. 家族性高脂蛋白血症　有家族性脂蛋白代谢缺陷的患者，雌激素治疗会大量增加三酰甘油而导致胰腺炎和其他并发症。

3. 体液潴留　雌激素可导致某种程度的体液潴留，加重下列病情，如哮喘、癫痫、偏头痛、心肾功能不全，必须密切观察。

4. 子宫出血和乳房痛　有些患者可出现意外的雌激素刺激

症状，如异常子宫出血和乳房痛。

5. 肝功能损害　肝功能损害的患者可能影响雌激素的代谢，应慎用。

6. 子宫纤维瘤　在雌激素应用期间，使用前已经存在的子宫平滑肌瘤的体积可增大。

7. 低钙血症　在患有与骨代谢疾病相关的严重低钙血症的患者，应慎用雌激素。

【不良反应】

1. 泌尿生殖系统　阴道出血形式改变、异常撤退性出血、出血改变；突破性出血、点状出血；子宫平滑肌瘤体积增大；阴道念珠菌病；宫颈分泌物量的改变。

2. 乳房　触痛，增大。

3. 消化系统　恶心、呕吐、腹绞痛、腹胀，胆汁淤积性黄疸；胆囊疾病发生率增加；胰腺炎。

4. 皮肤　停药后黄褐斑或黑斑病持续存在；多形红斑；红斑结节；红斑疹；头发脱落；妇女多毛症。

5. 心血管　静脉血栓栓塞；肺栓塞。

6. 眼　角膜弯曲度变陡；对角膜接触镜耐受性下降。

7. 中枢神经系统　头痛、偏头痛、头晕；精神抑郁；舞蹈病。

8. 其他　体重增加或减轻；糖耐量下降；卟啉症加重；水肿；性欲改变。

【观察要点】

1. 家族性高脂血症患者用药期间，应按时检测三酰甘油及胆固醇数值，观察有无急性胰腺炎的发生，表现为突发性上腹或左上腹持续性剧痛，呈刀割样，伴有恶心呕吐及腹胀，发作频繁，呕吐为反射性，内容为食物、胆汁。

2. 子宫平滑肌瘤患者用药期间应按期做妇科体检及B超检查，观察肌瘤的大小、性质的变化。

3. 心、脑血管疾病患者长期用药应避免发生下肢酸胀、疼痛等静脉血栓栓塞等早期症状。

4. 长期用药患者应注意有无异常的子宫出血和乳房胀痛等雌激素刺激症状。

5. 静脉炎患者用药应随时观察静脉有无出现局部肿胀、疼痛、皮肤颜色改变等血液回流障碍症状。

【应急处理】

1. 家族性高脂血症患者一旦出现突发的上腹部疼痛伴恶心、呕吐等急性胰腺炎症状,应立即给予停药,给予药物止痛及抗生素治疗。

2. 心、脑血管患者如出现下肢酸疼等静脉栓塞症状时,应嘱患者卧床休息、抬高患肢、热敷、穿弹力袜等,给予抗凝药物治疗。

3. 患者如出现异常的子宫出血及乳房胀痛等雌激素刺激症状,应立即停药给予孕激素药物拮抗治疗。

4. 静脉炎患者用药期间一旦出现急性血栓栓塞性疾病症状,应立即停药,嘱患者卧床休息,肢体静脉血栓形成者应抬高患肢。给予肝素静脉滴注抗凝治疗,严重者给予介入溶栓疗法。

炔 雌 醇

(Ethinylestradiol)

【作用与用途】 雌激素类药。用于:

1. 补充雌激素不足,治疗女性性腺功能不良、闭经、围绝经期综合征等。

2. 用于晚期乳腺癌(绝经期后妇女)。

3. 与孕激素类药合用,能抑制排卵,可作避孕药。

【用法用量】

1. 性腺发育不全,口服一次0.02~0.05mg,每晚1次,连服3周,第3周配用孕激素进行人工周期治疗,可用1~3个周期。

2. 围绝经期综合征,口服一日0.02~0.05mg,连服21日,间隔7日再用,有子宫的妇女,于周期后期服用孕激素10~14天。

3. 乳腺癌,口服一次1mg,一日3次。

【注意事项】

1. 禁用于与雌激素有关的肿瘤,如乳腺癌、子宫颈癌(绝经期后乳腺癌除外);血栓性静脉炎、肺栓塞患者。

2. 肝、肾、心脏病及子宫肌瘤、癫痫、糖尿病患者慎用。

3. 不明原因的阴道出血者不宜使用。

【不良反应】

1. 可有恶心、呕吐、头痛、乳房胀痛、腹胀等。

2. 偶有阴道不规则流血、闭经、尿频、尿痛、头痛、血压升高、皮疹、乳腺小肿块等。

【观察要点】

1. 长期用药患者应注意有无出现不规则阴道流血、点滴或突破性出血等子宫内膜异常增生现象，用药期间应定期进行妇科检查及阴道脱落细胞活检。

2. 因药物相互作用，本药可减弱抗凝药和高血压药的降压作用，患者合并用药时应按时监测血压及出凝血数值，及时调整抗凝药及降压药的剂量，以免出现药效降低。

3. 观察患者有无腹部绞痛或胀气、胃纳不佳、恶心、呕吐等消化道症状。

4. 长期用药注意有无乳房肿胀、疼痛、包块等雌激素刺激症状。

【应急处理】

1. 长期大量用药患者如出现中途停药，引起突发性大量阴道流血，应遵医嘱及时给予巴曲酶 1mg 肌内注射、止血三联静脉滴注等止血治疗，必要时输血。

2. 使用抗凝药患者，合并用药期间一旦出现皮肤紫癜及出血症状及检测出凝血时间结果异常现象，应立即停药，遵医嘱给予肝素等抗凝药物治疗。

枸橼酸氯米芬

(Clomiphene Citrate)

【作用与用途】　抗性激素药。用于：

1. 治疗无排卵的女性不育症，适用于体内有一定雌激素水平者。

2. 治疗黄体功能不足。

3. 测试卵巢功能。

【用法用量】　口服一日 50mg，共 5 日。自月经周期的第 5 天开始服药。若患者系闭经，则应先用黄体酮撤退性出血的第5天开始服用。患者在治疗后有排卵但未受孕可重复原治疗的疗程，直到受孕，或重复3～4个疗程。若患者在治疗后无排卵，在下一次的疗程中剂量可增加到一日100mg，共5日。个别患者药量可达每天150mg时，才能排卵。

【注意事项】

1. 原因不明的不规则阴道出血、子宫肌瘤、卵巢囊肿、肝功能损害、精神抑郁、血栓性静脉炎的患者及孕妇等禁用。

2. 动物实验证明本药可致畸胎。在用药期间应每日测量基础体温，以监测患者的排卵与受孕，一旦受孕立即停药。

3. 多囊卵巢综合征慎用。

4. 用药期间须注意：每一疗程开始前须正确估计卵巢大小；每日测量基础体温，必要时测定雌激素及血清孕酮水平；测尿内孕二醇含量，判断有无排卵；治疗前须测定肝功能，治疗1年以上者，须进行眼底及裂隙灯检查；用药中若出现视力障碍应立即停药并进行相应检查。

5. 与醋酸戈那瑞林合用，可能导致卵巢过度刺激。

【不良反应】

1. 较常见的不良反应　肿胀、胃痛、盆腔或下腹部痛（囊肿形成或卵巢纤维瘤增大、较明显的卵巢增大，一般发生在停药后数天）。

2. 较少见的不良反应　视力模糊、复视、眼前感到闪光、眼睛对光敏感、视力减退、皮肤和巩膜黄染。

3. 下列反应持续存在时应予以注意　潮热、乳房不适、便秘或腹泻、头昏或眩晕、头痛、月经量增多或不规则出血、食欲和体重增加、毛发脱落、精神抑郁、精神紧张、好动、失眠、疲倦、恶心呕吐、皮肤红疹、过敏性皮炎、风疹块、尿频等，也可有体重减轻。

【观察要点】

1. 注意患者有无恶心呕吐、胃痛、腹胀或下腹部痛、便秘、腹泻等消化道症状。

2. 有无月经量增多或不规则出血症状，停药数日后应做妇科

B 超检查是否有卵巢增大及卵巢囊肿形成。

3. 是否伴有头痛、头昏眩晕、失眠、疲倦及精神症状的改变。

4. 长期用药患者应按时进行眼底及裂隙灯检查；用药中若出现眼睛对光的敏感度及视力减退等视力障碍现象应立即停药并进行相应检查。

【应急处理】 长期用药患者如出现视力模糊、复视、眼前感到闪光、眼睛对光敏感、视力减退等视力障碍现象，应立即停药并请眼科医生进行眼底检查，如为眼压增高应遵医嘱给予降眼压药物治疗。

盐酸雷洛昔芬

(Raloxifene Hydrochloride)

【作用与用途】 主要用于预防和治疗绝经后妇女的骨质疏松症。

【用法用量】 推荐的用法是一日口服 1 片(以盐酸雷洛昔芬计 60mg)，可以在一天中的任何时候服用且不受进餐的限制。

【注意事项】

1. 下列情况禁用：可能妊娠的妇女；正在或既往患有静脉血栓栓塞性疾病，包括深静脉血栓、肺栓塞和视网膜静脉血栓；对雷洛昔芬或片中所含的任何赋形剂成分过敏；肝功能减退，包括胆汁淤积；严重肾功能减退；难以解释的子宫出血。

2. 雷洛昔芬可增加静脉血栓栓塞事件的危险性。

3. 高三酰甘油血症的患者使用雷洛昔芬时应监测血清三酰甘油水平。

4. 本药可降低华法林和左甲状腺素钠的疗效。

【不良反应】

1. 可能引起静脉血栓栓塞事件，包括深静脉血栓、肺栓塞和视网膜静脉血栓。

2. 可能引起小腿痛性痉挛和外周水肿。

3. 可能引起血小板数目轻度减少。

4. 可能引起胃肠症状如恶心、呕吐、腹痛和消化不良；皮疹；血压升高及包括偏头痛在内的头痛。

【观察要点】

1. 患者肢体突然出现肿胀、局部感疼痛，行走时加剧；轻者局部仅感沉重，站立时症状加重等下肢深静脉血栓形成表现。

2. 突发的呼吸困难伴发绀、吸氧不能缓解等肺栓塞早期表现。

3. 皮肤有无出现皮疹，按时检测血常规，注意血小板数量的变化。

4. 心脏病患者用药，应注意观察有无胸闷、心慌、憋气等症状。

【应急处理】

1. 患者如出现下肢酸疼、肿胀、局部疼痛等静脉栓塞症状，应嘱患者立即卧床休息、抬高患肢、热敷、穿弹力袜等，并给予抗凝药物治疗。

2. 出现突发的胸闷、胸痛、呼吸困难伴发绀现象时，应立即给予氧气吸入，嘱患者绝对卧床，避免血栓脱落再栓塞。胸痛严重者对症给予镇痛药物；并遵医嘱给予溶栓及促进血液循环药物治疗。

3. 出现胸闷、憋气、心慌等症状时，应立即给予低流量氧气吸入，做心电图检查，遵医嘱给予改善心脏功能药物治疗。

炔雌醇环丙孕酮片

(Ethinylestradiol and Cyproterone Acetate Tablets)

【作用与用途】

1. 用作口服避孕药。

2. 用于治疗妇女雄激素依赖性疾病。例如：痤疮，特别是明显的类型和伴有皮脂溢或炎症或形成结节（丘疹脓疱性痤疮、结节囊肿性痤疮）的痤疮，妇女雄激素性脱发、轻型多毛症，以及多囊卵巢综合征患者的高雄性激素症状。

【用法用量】　在妇女自然月经周期的第1天开始服药（即月经出血的第1天）。也可以在第2～5天开始，但推荐在第1个治疗周期服药的最初7天内，加用屏障避法。必须按照包装所指方向每天约在同一时间用少量液体送服。一日1片，连服21天。停药7天后开始下一盒药，其间通常发生撤退性出血。通常在该周期最后一片药服完后2~3天开始出血，而在开始下一盒药时出血尚未结束。

【注意事项】　含有雌、孕激素的复方制剂不能用于下列任何情况：出现血栓形成（静脉或动脉）或有血栓形成的病史（如深静脉血栓形成，肺栓塞、心肌梗死、脑血管意外）；存在血栓形成的前驱症状或曾有相关病史（如短暂脑缺血发作、心绞痛）；累及血管的糖尿病；存在或曾有严重的肝脏疾病；存在或曾有肝脏肿瘤（良性或恶性）史；已知或怀疑生殖器官或乳腺存在受性甾体激素影响的恶性肿瘤；未确诊的阴道出血；已知或怀疑妊娠；哺乳；对复方醋酸环丙孕酮片的任何成分过敏。

【不良反应】　可能引起乳房触痛、疼痛、分泌；头痛；偏头痛；性欲改变；情绪抑郁；不耐受角膜接触镜；恶心；呕吐；阴道分泌物改变；各种皮肤疾病；体液潴留；体重变化；过敏反应；肝功能异常；血清三酰甘油升高等。

【观察要点】

1. 有无头痛、眩晕、肢体麻木等短暂脑缺血症状伴有心绞痛发作等。

2. 是否有肢体突然出现肿胀、局部感疼痛，行走时加剧；轻者局部仅感沉重，站立时症状加重等下肢深静脉血栓形成的早期症状。

3. 是否有乳房触痛、肿胀；偏头痛；性欲改变；情绪抑郁精神改变等症状。

4. 有无恶心、呕吐、食欲减退等胃肠道反应，按时检测肝功能及血生化检查。

【应急处理】

1. 患者如出现下肢酸疼、肿胀、局部疼痛等静脉栓塞症状，应嘱患者立即卧床休息、抬高患肢、热敷、穿弹力袜等，并遵医嘱给予抗凝药物治疗。

2. 恶心、呕吐、食欲减退等胃肠道反应较重时，应立即行肝功能测定，如有异常立即停药，并遵医嘱给予保肝药物治疗。

二、孕激素

孕激素主要由黄体所分泌,妊娠3~4个月后,黄体逐渐萎缩而由胎盘分泌,直至分娩。在近排卵期的卵巢及肾上腺皮质中也分泌少量孕激素。自黄体分泌的天然孕激素为黄体酮,含量很低。其生理主要是作用在生殖器官,此外也参与免疫抑制过程,从而使胚胎能在子宫内存活,所以孕酮对维持早孕有重要作用。临床应用的是人工合成品及其衍生物。一类为17-羟孕酮衍生物,包括己酸孕酮、醋酸甲羟孕酮、甲地孕酮、脱氧孕酮等。一类为19-去甲睾酮衍生物,包括炔诺酮、异炔诺酮、去甲炔诺酮、18-炔诺孕酮等,此类具有轻微雄激素作用,能拮抗雌激素对血脂的影响。孕激素在临床上常用来治疗闭经、痛经、无排卵型或黄体功能不足引起的出血、月经过多、绝经期妇女的复发或转移性乳腺癌,还可作避孕药用。

黄　体　酮
(Progesterone)

【作用与用途】 类固醇激素。用于先兆流产和习惯性流产、经前期紧张综合征、无排卵型功血和无排卵型闭经,与雌激素联合使用治疗围绝经期综合征。

【用法用量】

口服:

1. 与雌激素(如结合雌激素)联合使用　结合雌激素片口服,1.25mg,一日1次,共22天;服用结合雌激素第13天起服用本药,口服,200mg,一日2次,共10天。

2. 用于先兆流产和习惯性流产、经前期紧张综合征、无排卵型功血和无排卵型闭经　常规剂量为一日200~300mg,1次或2次服用。一次剂量不得超过200mg,服药时间最好远隔进餐时间。

肌内注射:

1. 先兆流产　一般10~20mg,用至疼痛及出血停止。

2. 习惯性流产史　自妊娠开始,一次10~20mg,一周2~3次。

3. 功能性子宫出血　用于撤退性出血,血红蛋白低于7mg时,一日10mg,连用5天,或一日20mg连续3~4天。

4. 闭经　在预计月经前 8～10 天，一日肌注 10mg，共 5 天；或一日肌注 20mg，3～4 天。

5. 经前期紧张综合征　在预计月经前 12 天注射 10～20mg，连续 10 天。

【注意事项】

1. 以下情况禁用　对黄体酮或本药中其他成分过敏；阴道不明原因出血；血栓性静脉炎、血管栓塞、脑卒中或有既往病史；乳腺肿瘤或生殖器肿瘤；严重肝损伤。

2. 肾病、心脏病水肿、高血压的患者慎用。

3. 一旦出现血栓性疾病（如血栓性静脉炎、脑血管病、肺栓塞、视网膜血栓形成）的临床表现，应立即停药。

4. 出现突发性部分视力丧失或突发性失明、复视或偏头痛，应立即停药。

【不良反应】

1. 口服本药可见突破性出血，阴道点状出血，体重增加或减少，宫颈鳞柱交界改变，宫颈分泌物性状改变，乳房肿胀，恶心，头晕，头痛，倦怠感，发热，失眠，过敏伴或不伴瘙痒，黑斑病，黄褐斑，阻塞性黄疸，肝功能异常。

2. 注射本药偶见恶心、头晕及头痛、倦怠感、荨麻疹、乳房肿胀，长期连续应用可出现月经减少或闭经、肝功能异常、水肿、体重增加等。

【观察要点】

1. 有无恶心、呕吐等胃肠道反应及因体液潴留引起的水肿。

2. 出现阴道不规则流血时应注意流血量的变化，阴道分泌物的性质是否改变。

3. 长期用药患者应注意有无恶心、食欲减退、疲倦等肝功能损害的反应，并定期检测肝功能情况，如有肝功异常应立即停药。

4. 有无突发性部分视力丧失或突发性失明、复视或偏头痛现象。

5. 长期应用可引起子宫内膜萎缩、月经量减少，并容易发生阴道真菌感染。应注意月经量的变化，如月经量减少提示有子宫内膜萎缩现象。

6. 抑郁症患者用药期间应注意观察患者的精神状况，如有抑郁症状加重应警惕药物不良反应发生。

【应急处理】

1. 患者出现突破性阴道流血量较多时，应立即遵医嘱给予止血药物及苯甲酸雌二醇等雌激素药物拮抗治疗。

2. 长期用药患者出现恶心、呕吐、畏食等消化道症状及肝功能异常时，应立即停药，并遵医嘱给予保肝药物治疗。

3. 患者用药中突然出现突发性失明及视力障碍等现象时，应立即停药，请眼科医生进行眼底及裂隙灯检查。

【案例分析】　某青年女性患者因患有习惯性流产史，遵医嘱自妊娠开始给予黄体酮一次20mg，肌内注射，一周2～3次。用药时护士选择患者上臂肌肉进行注射，当第3次注射时发现注射部位产生硬结，伴有压痛。遵医嘱给予热敷，更换注射部位为臀部继续注射，未再发现硬结出现。

分析点评：由于黄体酮肌内注射治疗时间长，多次注射后对局部肌肉刺激，容易引起吸收不良，药物蓄积易引起硬结、红肿、痒、局部疼痛等不良反应。本案例中护士选择上臂肌肉反复进行注射，加重了局部的吸收不良，导致出现局部硬结。

提示：在肌内注射黄体酮时应注意不与其他药物混用，采用留置气泡注射技术，一般选择臀部外上1/4处做深部肌内注射，交替选择部位，尽量延长间隔时间，使局部有较充分的吸收时间。热敷注射部位亦应在肌注2～3小时后进行，同时鼓励患者起床活动及局部按摩。

炔　诺　酮

(Norethisterone)

【作用与用途】　用于月经不调、子宫功能性出血、子宫内膜异位症等；单方或与雌激素合用能抑制排卵，可作避孕药。

【用法用量】

1. 治疗子宫功能性出血　口服，一次5mg，每8小时1次，连用3日，血止后，改为每12小时1次，7日后改为一次2.5～3.75mg维持，连续用2周左右。

2. 治疗痛经或子宫内膜增长过速　口服，一日2.5mg，连续

20天,下次月经周期第5日开始用药,3～6个周期为一疗程。

3. 治疗子宫内膜异位症　口服,一日10～30mg,开始时一日10mg,每2周增加5mg,最高为一日30mg,分次服,连续服用6～9个月。

4. 探亲避孕药　于探视前一天或者当日中午起服用1片,此后每晚服1片,至少连服10～14天,如果需要,可以接着改服短效口服避孕药。

【注意事项】

1. 重症肝肾病患者、乳房肿块者和孕妇禁用。

2. 妊娠4个月内慎用,不宜用于早孕试验。

3. 心血管疾病、高血压、肾功能损害、糖尿病、哮喘病、癫痫、偏头痛、未明确诊断的阴道出血、有血栓病史(晚期癌瘤治疗除外)、胆囊疾病和有精神抑郁史者慎用。

4. 长期用药需注意检查肝功能,特别注意乳房检查。

【不良反应】　主要为恶心、头晕、倦怠、突破性出血。

【观察要点】

1. 用药期间患者有无不明原因的阴道流血,应定期做妇科检查排除器质性病变。

2. 本药可对体内血脂浓度和血糖产生不良影响,高血脂及糖尿病患者用药期间应定期监测血脂、血糖变化,以免药物相互作用影响治疗。

3. 药物可改变人体的凝血机制,有增加血栓发生的危险,应定期检查凝血因子。

4. 观察患者有无出现肢体怕冷、发凉、麻木疼痛等肢体动脉缺血性疾病的早期症状。

5. 有无恶心、呕吐、头昏、乏力、嗜睡等类早孕反应及不规则出血、闭经、乳房胀痛、皮疹等。

6. 吸烟妇女用药并发心血管疾病(如心肌梗死等)较不吸烟者多,因此服药患者用药期间应注意有无心慌、胸闷、发绀等心脏缺血症状。

【应急处理】

1. 用药期间如出现子宫内膜突破出血,应一日加服炔雌醇

0.005～0.015mg；一般会有经量减少、经期短现象，不必处理。

2. 患者出现肢体怕冷、发凉、麻木疼痛等肢体动脉缺血性疾病的早期症状时，应立即停药，遵医嘱给予口服抗凝剂、小剂量肝素及抗血小板药物的治疗。

3. 糖尿病患者用药如出现临时性血糖增高现象，应遵医嘱及时调整胰岛素及其他口服降糖药物的剂量治疗。

4. 高血脂患者用药期间一旦出现血脂升高、血液黏稠度增厚等现象，应遵医嘱给予口服降血脂药物或促进血液循环、预防血栓的药物进行治疗。

复方甲地孕酮片

（Compound Megestrol Acetate Tablets）

【作用与用途】 本药为口服避孕药类非处方药。用于女性口服避孕。

【用法用量】 口服，于每次月经第5天开始，一日1片，连服22天。停药后3～7天内行经，于行经的第5天再服下一周期的药。产后或流产后月经来潮再服。服药1个月可以避孕1个月，因此需要每个月服药。一般在睡前服，可减少不良反应。

【注意事项】

1. 下列情况禁用，乳腺癌、生殖器官癌、肝功能异常或近期有肝病或黄疸史、深部静脉血栓病、脑血管意外、高血压、心血管病、糖尿病、高脂血病、精神抑郁症及40岁以上妇女。

2. 必须按规定方法服药，若漏服药不仅可发生突破性出血，还可导致避孕失败。一旦发生漏服，除按规定服药外，应在24小时内加服1片。

3. 出现下列症状时应停药，怀疑妊娠、血栓栓塞病、听力或视觉障碍、高血压、肝功能异常、精神抑郁、缺血性心脏病、胸部锐痛或突然气短、偏头痛、乳腺肿块、癫痫发作次数增加、严重腹痛或腹胀、皮肤黄染或全身瘙痒等。

4. 吸烟可使服用本药的妇女发生心脏病和脑卒中的危险性增加，尤其是35岁以上的（含35岁）妇女，故服药期间应戒烟。

5. 哺乳期妇女应产后半年开始服用。

6. 对本药过敏者禁用,过敏体质者慎用。

【不良反应】

1. 类早孕反应,表现为恶心、呕吐、困倦、头晕、食欲减退。

2. 突破性出血、闭经。

3. 精神压抑、头痛、疲乏、体重增加、面部色素沉着。

4. 肝功能损害或使肝良性腺瘤相对危险性增高。

5. 35 岁以上的吸烟妇女服用本药患缺血性心脏病危险性增加。

6. 可能引起高血压。

【观察要点】

1. 有无恶心、呕吐、食欲减退等胃肠道反应及头痛、头晕、倦怠症状。

2. 有无出现阴道不规则流血或出现闭经现象。

3. 监测血压变化,有无血压升高及头痛、头晕等高血压症状。

4. 吸烟患者用药应观察有无胸痛、胸闷、心慌等心脏缺血的症状。

【应急处理】

1. 患者出现突破性阴道流血量较多时,应立即遵医嘱给予止血药物治疗。

2. 出现剧烈头痛、头晕等症状时,应立即测量血压,如血压升高应嘱患者平卧,遵医嘱给予降压及镇静药物治疗。

3. 出现胸闷、憋气、心慌不适时,应立即使患者平卧,并给予低流量吸氧,遵医嘱给予改善心功能药物治疗。

【案例分析】 某中年女性患者,长期口服复方甲地孕酮片避孕,平时有吸烟史,某日夜间突感胸痛、胸闷、憋气、心慌不适。心电图检查示 ST 段下降,提示心肌缺血,立即使患者平卧,并给予低流量吸氧,患者既往无心脏病史,考虑为长期服用复方甲地孕酮片所诱发的缺血性心脏病,立即停药,并遵医嘱给予改善心功能药物治疗。1 周后,患者心肌缺血症状缓解,复查心电图恢复正常。

分析点评:中年吸烟妇女服用复方甲地孕酮片后患缺血性心脏病的危险性增加,该患者由于平时吸烟较多,服药期间亦未戒烟,加之长期服用复方甲地孕酮片的副作用,诱发了缺血性心脏病的发生。

提示:有吸烟史的患者长期服用复方甲地孕酮片时,护士应叮嘱在服药期间戒烟,必要时按时行心电图检查。发现心电图 ST 段下降等异常时,应及时汇报医生,采取有效措施防止加重心肌缺血。

环丙孕酮

(Cyproterone Acetate)

【作用与用途】 孕激素。用于治疗女性雄激素化的严重体征,如严重多毛症、雄激素依赖性脱发,常伴有严重痤疮和(或)脂溢性皮炎。

【用法用量】 女性雄激素化的严重体征,如严重多毛症、雄激素依赖性脱发,常伴有严重痤疮和(或)脂溢性皮炎,育龄妇女在周期的第 1 天开始治疗,闭经妇女可即刻开始治疗。周期第 1~10 天,100mg/d,同时服用孕激素制剂。21 天后停药 7 天,然后开始下个周期。如停药期未发生出血,则必须终止治疗,并在恢复用药前排除妊娠可能。临床改善后,本药前 10 天的剂量可减至 25~50mg/d。绝经妇女或子宫切除患者:平均剂量为一次 25~50mg,一日 1 次,连续服用 21 天后停药 7 天。

【注意事项】

1. 以下情况禁用:妊娠;哺乳;肝脏疾病;黄疸史或上次妊娠期间出现持续瘙痒、疱疹史;Dubin-Johnson 综合征;Rotor 综合征;曾患或正患肝脏肿瘤;消耗性疾病;严重的慢性抑郁症;曾患或正患血栓栓塞疾病;伴有血管变化的重度糖尿病;镰状细胞贫血。

2. 本药影响驾驶和机器操作的能力。用药期间应戒酒。本药不得在青春期结束前使用。治疗期间应定期检查肝功能、肾上腺皮质功能与红细胞计数。对糖尿病患者必须进行严格的医疗监护。大剂量治疗时,个别患者可能会感到气短。

【不良反应】 可见乳房胀感、疲劳、精力下降,偶见短暂的内心不宁或情绪抑郁。可能发生体重变化,罕见过敏反应和皮疹。

【观察要点】

1. 长期用药患者应观察有无恶心、呕吐等胃肠道反应及头晕、倦怠,定期行肝功能检查。

2. 乳房有无疼痛、肿胀及包块。

3. 患有糖尿病的患者用药应按时进行血糖、尿糖监测，注意观察患者有无体重异常变化。

【应急处理】

1. 长期用药患者出现肝功能不全时，应立即停药，并遵医嘱给予保肝药物治疗。

2. 糖尿病患者用药中突然出现体重下降、血糖增高等现象时，应立即停药，遵医嘱给予降糖药物治疗。

醋酸甲羟孕酮

（Medroxyprogesterone Acetate）

【作用与用途】 孕激素类药。可用于月经不调、功能性子宫出血及子宫内膜异位症等。还可用于晚期乳腺癌、子宫内膜癌。

【用法用量】

1. 功能性闭经 口服一日4~8mg，连服5~10天。

2. 子宫内膜癌 口服一次100mg，一日3次，或500mg，一日1~2次，作为肌内注射后的维持量。

【注意事项】

1. 以下情况禁用：肝、肾功能不全；脑梗死、心肌梗死、血栓性静脉炎等血栓病史；未确诊的性器官出血；尿路出血；对本药过敏；孕妇及哺乳期妇女。

2. 心脏病、癫痫、抑郁症、糖尿病、偏头痛、哮喘患者慎用。

【不良反应】 个别妇女有不规则出血。治疗肿瘤时，治疗剂量大可出现类库欣征。长期应用肝功能异常。

【观察要点】

1. 注意有无恶心、呕吐、食欲减退等胃肠道反应。

2. 长期用药患者有无头痛、头晕、倦怠症状，定期检测肝功能。

3. 注意阴道不规则出血量的变化。

【应急处理】

1. 长期用药患者出现肝功能检查异常时，应立即停药，并遵医嘱给予保肝药物治疗。

2. 患者出现突破性阴道流血量较多时,应立即遵医嘱给予止血药物治疗。

【案例分析】 某老年女性因患子宫内膜癌,遵医嘱给予醋酸甲羟孕酮治疗,治疗3个疗程后,患者出现阴道不规则出血,量较多且淋漓不尽,考虑为药物引起的阴道突破性出血,遵医嘱给予停药及给予止血药物对症治疗。

分析点评:醋酸甲羟孕酮为孕激素类药,可刺激子宫出现突破性出血,该患者由于用药时间过长,诱发阴道不规则流血现象。

提示:醋酸甲羟孕酮用药时间不宜过长,若长时间用药,护士应提示患者注意观察在用药期间有无阴道流血症状,如有出现应及早调整药物并采取有效措施防止,以免出现阴道大量出血。

孕三烯酮

(Gestrinone)

【作用与用途】 为促性腺激素抑制药,用于子宫内膜异位症。也用作探亲避孕或事后避孕药;对于早期妊娠,如与前列腺素合用,可提高引产成功率。

【用法用量】

1. 子宫内膜异位症 一般为口服一次2.5mg,一周2次,第1次于月经第1天服用,3天后服用第2次,以后每周相同时间服用。

2. 探亲避孕 探亲当天口服3mg,以后每次房事时服1.5mg。

3. 事后避孕 从月经第5~7天开始服药,一周2次(间隔3~4天),一次2.5mg;如每个周期服药8次以上,则避孕成功率高。

4. 抗早孕 一日9mg(分2~3次服),连服4天,停药后2天于阴道后穹隆处放置卡前列酸(15-甲基前列腺素2α)薄膜,一次2mg每2.5小时1次,共4次,经2.5小时后肌内注射1.5~2mg卡前列酸,为一疗程,如无组织物排出,隔1天后重复疗程。

【注意事项】

1. 肝、肾功能不全者禁用。孕妇及哺乳期妇女不宜用药。

2. 服药期间要定期检查肝功能。氨基转移酶轻度升高者,服用保肝药,可继续治疗。如氨基转移酶明显升高且服保肝药也无效时则应停止治疗。

【不良反应】　少数人有头晕、乏力、胃部不适、痤疮、多毛及脂溢性皮炎、腿肿、体重增加、乳房缩小松弛等；也有月经周期缩短或延长、闭经、经量减少、不规则出血，但一般会自行减轻。突破性出血发生率约5%。可见有氨基转移酶升高。

【观察要点】

1. 阴道不规则流血如月经周期缩短或延长、闭经、经量减少。

2. 长期用药患者有无恶心、呕吐、食欲减退等胃肠道反应及头痛、头晕、倦怠症状。定期检查肝功能，注意氨基转移酶有无升高。

3. 有无痤疮、多毛及脂溢性皮炎、腿肿、体重增加、乳房缩小松弛等内分泌失调现象。

【应急处理】

1. 长期用药患者出现头晕、倦怠症状伴氨基转移酶明显升高时，应立即停药，并遵医嘱给予保肝药物治疗。

2. 患者出现突破性阴道流血量较多时，应立即遵医嘱给予止血药物治疗。

三、雄激素及同化激素

天然雄激素为睾酮，具有雄激素活性，并有一定的蛋白同化作用。睾酮经结构改造使一些睾酮衍生物的雄激素活性减弱，而蛋白质同化作用得以保留或加强，这些衍生物称为同化激素。雄激素及同化激素在体内吸收入血后，通过与靶细胞内受体结合后，产生生物效应，在皮肤及外生殖器还需转化为双氢睾酮后才能发挥作用，小部分睾酮还能在脂肪、脑、肝等处转变为雌激素，最终肝内代谢生成原胆烷酮及其葡萄糖醛酸盐后经肾排出体外。常用的药物有甲睾酮、达那唑等。

达　那　唑

(Danazol)

【作用与用途】　用于子宫内膜异位症的治疗。

【用法用量】

1. 口服给药　一日量400～800mg，分次服用，连服3～6个月，如停药后症状再出现，可再给药一疗程（在肝功能正常情况下）。

2. 栓剂阴道给药 一次1粒，一日1~2次，月经期停用3~4天，3~6个月为一疗程。

【注意事项】

1. 血栓病、心肝肾疾病及异常性生殖器出血的患者禁用。

2. 癫痫、偏头痛、糖尿病患者慎用。

3. 服药期间对一些诊断性实验有影响。如糖耐量试验、甲状腺功能试验、血清总 T_4 可降低而血清 T_3 则可增加。

4. 使用本药时应注意有无心脏功能损害、肾脏功能损害、生殖器官出血及肝脏功能损害。

5. 出现男性化症状，应停止治疗。

【不良反应】

1. 较多见的不良反应 闭经、突破性子宫出血，并有乳房缩小、音哑、毛发增多；可出现痤疮、皮肤或毛发的油脂增多、下肢水肿或体重增多。

2. 较少见的不良反应 血尿、鼻出血、牙龈出血、白内障（视力逐渐模糊）、肝功能异常、颅内压增高（表现为严重头痛、视力减退、复视、呕吐）、白细胞增多症、急性胰腺炎、多发性神经炎等。

3. 罕见的不良反应 女性阴蒂增大；肝脏功能损害严重时，可出现巩膜或皮肤黄染。

4. 如果持续出现需引起注意的反应

（1）由于雌激素效能低下，可使妇女有阴道灼热、干枯及瘙痒，或阴道出血。

（2）可出现皮肤发红、情绪或精神状态的改变、神经质或多汗。

（3）有时可出现肌痉挛性疼痛，属于肌肉中毒症状。

【观察要点】

1. 有无持续出现阴道灼热、干枯及瘙痒，及突破性子宫出血的量的变化。

2. 有无出现乳房缩小、音哑、痤疮、皮肤或毛发的油脂增多等由于雄激素过度刺激产生的男性化症状。

3. 有无精神状态及情绪的改变,如神经质或多汗、激动、忧郁等。

4. 有无肌肉出现痉挛性疼痛不适。

【应急处理】

1. 患者出现突破性阴道流血量较多时,应立即遵医嘱给予止血药物治疗。

2. 出现雄激素过度刺激引发的男性化症状时,应立即停药,并遵医嘱给予雌激素药物拮抗治疗。

3. 精神状态及情绪发生改变时,应安抚患者并遵医嘱给予镇静药物及调整自主神经药物治疗。

4. 肌肉出现中毒症状如痉挛性疼痛时,应立即停药遵医嘱给予止痛及解痉治疗。

甲　睾　酮

(Methyltestosterone)

【作用与用途】　为人工合成的雄激素。用于绝经期后女性晚期乳腺癌的姑息性治疗。

【用法用量】　口服或舌下含服,一次 25mg,一日 1～4 次,如果治疗有反应,2～4 周后,用量可减至一日 2 次,一次 25mg,口服或舌下含服。

【注意事项】

1. 孕妇、对本药过敏者禁用。

2. 心、肝、肾功能不良者及高血压患者慎用。

【不良反应】

1. 长期大剂量应用易致胆汁淤积性肝炎,出现黄疸、肝功能异常。舌下给药可致口腔炎,表现为疼痛、流涎等症状。

2. 可能引起痤疮、多毛、声音变粗、闭经、月经紊乱,应停药。

3. 可引起水钠潴留。

【观察要点】

1. 注意有无恶心、呕吐、食欲减退等胃肠道反应,皮肤及巩膜有无黄疸出现,并按时行肝功能检查,如有异常立即停药。

2. 舌下给药的患者应观察口腔有无溃疡、流涎、疼痛等刺激症状。

3. 肾功能不全者用药期间应注意有无水钠潴留造成水肿及电解质紊乱现象。

4. 注意有无痤疮、多毛、声音变粗、闭经、月经紊乱等男性化体征。

【应急处理】

1. 患者出现胃肠道反应较重、皮肤及巩膜有黄疸、肝功能异常时,应立即停药,遵医嘱给予保肝药物治疗。

2. 出现雄激素过度刺激引发的痤疮、多毛、声音变粗、闭经、月经紊乱等男性化症状时,应立即停药,并遵医嘱给予雌激素药物拮抗治疗。

3. 出现水肿及电解质紊乱现象时,应遵医嘱给予纠正脱水药物治疗。

四、促性腺激素

绒 促 性 素

(Chorionic Gonadotrophin)

【作用与用途】

1. 垂体促性腺激素不足所致的女性无排卵性不孕症,常在氯米芬治疗无效后,联合应用本药与绝经后促性腺激素合用以促进排卵。

2. 用于体外受精以获取多个卵母细胞,需与绝经后促性腺激素联合应用。

3. 女性黄体功能不全的治疗。

4. 功能性子宫出血、妊娠早期先兆流产、习惯性流产。

【用法用量】

1. 为女性无排卵性不孕或体外受精促排卵 绝经后促性腺激素末次给药后1天或氯米芬末次给药后5~7天肌内注射一次5000~10 000U,连续治疗3~6个周期,如无效应停药。

2. 黄体功能不全 于经期15~17天排卵之日起隔日注射一次1500U,连用5次,可根据患者反应作调整。妊娠后,须维持原剂量直至7~10孕周。

3. 功能性子宫出血 1000～3000U 肌内注射。习惯性流产、妊娠先兆流产 1000～5000U，肌内注射。

【注意事项】

1. 怀疑有垂体增生或肿瘤、与雄激素有关的肿瘤（有促进作用）、性早熟、诊断未明的阴道流血、子宫肌瘤、卵巢囊肿或卵巢肿大、血栓性静脉炎、对性腺刺激激素有过敏史等患者禁用。

2. 哮喘、癫痫、心脏病、偏头痛、高血压、肾功能损害等患者和孕妇及哺乳期妇女慎用。

3. 发现卵巢过度刺激综合征及卵巢肿大、胸腔积液、腹水等并发症时应停药或征求医生意见。

4. 用本药促进排卵，可增加多胎率，而使得新生儿发育不成熟，并有发生早产之虞。

5. 用药前需做皮肤过敏试验。

6. 本药溶液极不稳定，且不耐热，应于临用前用所附溶剂配制，并经肌内或皮下缓慢注射。

7. 本药不宜长期应用，以免产生抗体和抑制垂体促性腺功能。如连用 8 周尚不见效或出现性早熟、性欲亢进应立即停药。

8. 用药后如有卵巢过度刺激综合征（OHSS）表现，应立即做盆腔、腹腔、卵巢检查和雌激素测定。如发现卵巢明显胀大或血清激素显著升高，应立即停止治疗。

【不良反应】

1. 用于促排卵时，较多见者为诱发卵巢囊肿或轻到中度的卵巢肿大，伴轻度胃胀、胃痛、盆腔痛，一般可在 2～3 周内消退，少见者为严重的卵巢过度刺激综合征，由于血管通透性显著提高而致体液在胸腔、腹腔和心包腔内迅速大量积聚引起多种并发症，如血容量降低、电解质紊乱、血液浓缩、腹腔出血、血栓形成等。临床表现为腹部或盆腔部剧烈疼痛、消化不良、水肿、尿量减少、恶心、呕吐或腹泻、气促、下肢肿胀等。往往发生在排卵后 7～10 天或治疗结束后，反应严重可危及生命。

2. 较少见的不良反应有乳房肿大、头痛、易激动、精神抑郁、易疲劳。

3. 偶有注射局部疼痛、过敏性皮疹。

【观察要点】

1. 有无腹部或盆腔部的剧烈疼痛及恶心呕吐、腹胀、腹泻等消化不良现象。

2. 体液积聚引起的水肿、尿量减少、气促、下肢肿胀等,应警惕胸腔积液、腹水的形成。

3. 注射部位有无局部疼痛及出现过敏性皮疹。

4. 用于促排卵治疗期间,应按时检测卵泡变化,及时行 B 超检查卵巢有无肿大现象。

【应急处理】

1. 出现卵巢过度刺激综合征及卵巢肿大、胸腔积液、腹水等并发症时应立即停药,并遵医嘱对症治疗,卵泡破裂时需急诊手术治疗。

2. 腹部或盆腔部剧烈疼痛时应遵医嘱给予止痛、解痉药物治疗。

【案例分析】　某女性,44 岁,因先兆流产入院。入院后给予安胎治疗,医嘱为"hCG 2000IU,qod,肌内注射",护士输入医嘱为"hCG 2000IU,qd"。第 2 天护士查对医嘱时发现输入的医嘱与医生医嘱不符,导致患者多肌内注射一次 hCG。

分析点评:处方或医嘱中 qod 是隔日用药 1 次,qd 为一日用药 1 次,护士在录入医嘱时未仔细核对,导致录入错误,从而引起执行医嘱错误。

提示:

1. 护士应掌握基本知识,了解处方或医嘱中各种拉丁文缩写的含义,以免执行医嘱时因理解错误而导致执行错误。

2. 录入或核对医嘱时,应严格执行核对制度,避免发生不必要的错误。

尿促性素

(Menotrophin)

【作用与用途】　与绒促性素合用,用于促性腺激素分泌不足所致的原发性或继发性闭经、无排卵所致的不孕症等。

【用法用量】

肌内注射:溶于 1～2ml 灭菌注射用水。起始(或周期第 5 天起)1次75~150U,一日1次。7日后根据患者雌激素水平和卵泡发育情况调整剂量,增加至每日150~225U。卵泡成熟后肌内注射绒促性素(hCG)10 000U,诱导排卵。对注射3周后卵巢无反应者,则停止用药。

【注意事项】

1. 过敏、卵巢早衰、绝经、原因不明的阴道出血、子宫肌瘤、卵巢囊肿、卵巢增大患者及孕妇禁用。

2. 应在有经验的妇科内分泌医生指导下用药。用药期间应定期进行全面检查:B超(监测卵泡发育)、宫颈黏液检查、雌激素水平测定和每日基础体温测量。

3. 如出现重度卵巢过度刺激综合征,应立即停药。

4. 哮喘、心脏病、癫痫、肾功能不全、垂体肿瘤或肥大、甲状腺或肾上腺皮质功能减退患者慎用。

【不良反应】 主要为卵巢过度刺激综合征,表现为下腹不适或胀感、腹痛、恶心、呕吐、卵巢增大。严重可致胸闷、气急、尿量减少、胸腔积液、腹水,甚至卵泡囊肿破裂出血等。此外尚有多胎妊娠和早产等。

【观察要点】

1. 有无下腹不适或胀感、腹痛、恶心、呕吐等消化道症状。

2. 有无胸闷、气急、尿量减少、胸腔积液、腹水等卵巢过度刺激综合征。

3. 患有卵巢囊肿的患者发生剧烈的腹部及盆腔疼痛,应警惕是否发生卵泡囊肿破裂出血。

4. 哮喘及心肾功能不全、垂体肿瘤或肥大、甲状腺或肾上腺皮质功能减退患者服用时应注意原发疾病的症状有无加重。

【应急处理】

1. 出现卵巢过度刺激综合征及卵巢肿大、胸腔积液、腹水等并发症时应立即停药,并遵医嘱对症治疗,卵泡破裂时需急诊手术治疗。

2. 腹部及盆腔疼痛剧烈难忍时,应遵医嘱立即给予止痛及解痉药物治疗。

3. 哮喘患者合并用药时如出现喘憋严重、呼吸困难时,应立即给予氧气吸入,遵医嘱给予平喘药物治疗,缓解呼吸窘迫症状。

醋酸亮丙瑞林
(Leuprorelin Acetate)

【作用与用途】 用于子宫内膜异位症;伴有月经过多、下腹痛、腰痛及贫血等的子宫肌瘤;绝经前乳腺癌,且雌激素受体阳性患者;中枢性性早熟症。

【用法用量】

子宫内膜异位症:成人每4周1次,皮下注射醋酸亮丙瑞林3.75mg。当患者体重低于50kg时,可以使用1.88mg的制剂。初次给药应从月经周期的1~5天开始。

子宫肌瘤:成人每4周1次,皮下注射醋酸亮丙瑞林1.88mg。但对于体重过重或子宫明显肿大的患者,应注射3.75mg。初次给药应从月经周期的1~5天开始。

闭经前乳腺癌:成人每4周1次,皮下注射醋酸亮丙瑞林3.75mg。

中枢性性早熟症:每4周1次,皮下注射醋酸亮丙瑞林30μg/kg,根据患者症状可增量至90μg/kg。

【注意事项】

1. 以下情况禁用:对本制剂成分、合成的促性激素释放激素(LH-RH)或LH-RH衍生物有过敏史者;孕妇或有可能怀孕的妇女或哺乳期妇女;有性质不明的、异常的阴道出血者(有可能为恶性疾病)。

2. 以下情况慎用:已存在由脊髓压迫或尿潴留引起的肾功能障碍者或者是有重新发作可能性的患者及高龄者;对含有明胶的药物或含有明胶的食物有过敏史者,例如休克、过敏性症状(荨麻疹、呼吸困难、口唇水肿、喉头水肿等)。

3. 首次用药初期,由于高活性LH-RH衍生物对垂体-性腺系统的刺激作用,使血清睾丸素浓度上升,可见骨性疼痛暂时加重、尿潴留或脊髓压迫症状,应对症处理。

4. 治疗时一定要确认患者未妊娠,且于月经周期的1~5天开始给药,在治疗期内应采用非激素性方法避孕。给药时应留心与类似疾患（恶性肿瘤等）鉴别，如给药过程中肿瘤增大，临床症状未见改善时应终止给药。由于雌激素降低可引起骨质的损失，故需长期给药或再次给药时，应尽可能检查骨密度，慎重用药。已有因使用本药引起血栓形成及肺栓塞症的报告。

【不良反应】

1. 内分泌系统　发热、颜面潮红、发汗、性欲减退、会阴不适等现象。

2. 肌肉骨骼系统　可见骨疼痛、肩腰四肢疼痛。

3. 泌尿系统　可见排尿障碍、血尿等。

4. 循环系统　可见心电图异常、心胸比例增大等。

5. 消化系统　恶心、呕吐、食欲减退等。

6. 过敏反应　可见皮疹、瘙痒等。注射局部疼痛、硬结、发红。

7. 其他　可见水肿、胸部压迫感、发冷、疲倦、体重增加、知觉异常、听力衰退、耳鸣、头部多毛，尿酸、尿素氮、乳酸脱氢酶、天门冬氨酸转氨酶、谷草转氨酶上升等。由于雌激素降低作用而出现的围绝经期综合征样的精神抑郁状态。

【观察要点】

1. 有无发热、颜面潮红、发汗、性欲减退、会阴不适等内分泌失调现象。

2. 四肢肌肉骨骼有无酸胀、肿痛不适。

3. 有无尿频、尿痛、排尿困难、血尿等泌尿系感染症状。

4. 有无胸闷、心慌、乏力等心功能不全症状，如有不适立即行心电图检查。

5. 有无下腹不适或胀感、腹痛、恶心、呕吐等消化道症状。

6. 注射部位局部有无红肿、疼痛及硬结。

【应急处理】

1. 出现膀胱刺激症状、血尿等泌尿系感染表现时，应立即停药，遵医嘱给予膀胱冲洗及保护肾功能药物治疗。

2. 患者感胸闷、心慌、乏力等心功能受损症状时，应立即嘱患者平卧，给予低流量吸氧，行心电图检查，并根据心功能不全情况，遵医嘱给予改善心功能药物治疗。

丙氨瑞林

(Alarelin,促性腺激素释放激素激动剂)

【作用与用途】 用于治疗子宫内膜异位症。

【用法用量】 皮下或肌内注射,月经来潮的第1~2天开始治疗,一次150mg,一日1次,或遵医嘱。制剂在临用前用2ml灭菌生理盐水溶解。3~6个月为1个疗程。

【不良反应】 可出现因低雌激素状态引起的症状,如潮热、盗汗、阴道干燥或情绪改变,个别患者出现皮疹,停药后即可消失。

【注意事项】

1. 孕妇、哺乳期妇女及原因不明阴道出血者禁用;对促性腺激素释放激素或类似物过敏者禁用。

2. 除因子宫内膜异位症引起的不孕症患者可采用突然停药外,其余患者均需采用逐步撤药的方法;用药期间如出现淋漓出血,可咨询医生调整剂量至200μg一疗程,一般不超过6个月,以防发生骨质丢失。

【观察要点】

1. 有无发热、颜面潮红、发汗、阴道干燥、会阴不适、情绪波动等内分泌失调现象。

2. 用药期间如出现淋漓出血,应观察出血量及性质,遵医嘱及时调整药物剂量。

3. 长期用药患者应观察有无腿痛、膝部及腰部疼痛不适的症状。

【应急处理】

1. 出现因低雌激素状态引起的发热、颜面潮红、盗汗、情绪波动等内分泌失调症状时,应立即停药,安抚患者遵医嘱给予调节内分泌药物治疗。

2. 阴道流血淋漓不尽,出血量较大,测查血红蛋白数值下降时,应立即嘱患者平卧,并遵医嘱给予止血三联等药物治疗。

【案例分析】 某中年女性,因患子宫内膜异位症,医嘱丙氨瑞林一日1次肌内注射150mg,用药3个月时,患者出现腿部疼痛并向护士反映,但护士未予重视并认为和用药无关,至用药第7个月时,患者出现腰腿部疼痛伴无力症状,X片显示骨质疏松明显,测定骨密度数值异常,因丙氨瑞林治疗时间较长,考虑为药物引起的大量骨质流失造成,立即停药并遵医嘱给予补充钙质等药物治疗,1个月后患者症状缓解。

分析点评:此患者由于使用丙氨瑞林药物治疗时间过长而引起大量骨质流失,用药期间未及时检测血钙数值及观察因骨质流失引发的早期腰腿痛症状,以致药物破坏骨组织引起骨质疏松症。

提示:一般情况下,长期使用丙氨瑞林药物治疗时间不宜超过6个月,以免引起大量骨质流失。执行医嘱时,护士应了解药物的药理作用及不良反应,患者出现异常症状应及时向医生反映,以免给患者带来严重后果。

戈舍瑞林

(Goserelin Acetate Sustained-Release Depot,诺雷德)

【作用与用途】 促黄体生成素释放激素类似物,适用于可用激素治疗的围绝经期妇女的乳腺癌、子宫内膜异位症。

【用法用量】

成人:在腹壁皮下注射本药3.6mg一支,每28天1次。对肾或肝功能不全者及老年患者不需调整剂量。

【注意事项】 已知对本药或其他促黄体生成素释放激素类似物过敏者禁用。孕期及哺乳期妇女禁用。

【不良反应】

1. 罕有发生过敏反应。
2. 可有关节痛、非特异性感觉异常。
3. 出现皮疹,多为轻度,不需中断治疗即消退。
4. 偶然出现的局部反应包括在注射位置上有轻度瘀血。
5. 在接受本药治疗的患者中,偶尔观察到血压(表现为低血压或高血压)的改变。

【观察要点】

1. 注射部位皮肤有无红肿、瘀血等局部反应。
2. 持续治疗期间注意患者的血压是否有波动变化。
3. 骨关节有无肿胀、疼痛、感觉异常等不适感。

【应急处理】

1. 患者因长期持续用药过程中出现头痛、头晕等症状时，应立即测量血压，观察血压变化遵医嘱给予调整降压药物治疗，必要时立即停药。

2. 出现骨关节疼痛难忍时，应立即停药并遵医嘱给予消炎镇痛药物治疗，必要时行封闭治疗。

【案例分析】　某老年女性，因患乳腺癌给予醋酸戈舍瑞林缓释植入剂治疗，遵医嘱给予腹壁皮下注射 3.6mg，每 28 天 1 次。护士进行注射时嘱患者平卧，注射完毕后，按压 1 分钟未见注射部位出血，便让患者起床。结果患者起身后注射部位出现出血，造成皮下瘀血。

分析点评：戈舍瑞林预充于一次性注射器中，注射方法为腹壁皮下注射。该案例护士在皮下注射后按压时间较短，患者起身时腹压增加引起注射部位出血。

提示：戈舍瑞林腹壁皮下注射，其药栓预置在一次性针筒内，其注射针头相当于 16 号穿刺针，长度为 3cm。注射后应用棉签压迫 3～5 分钟，无出血后用针后贴覆盖，2 小时后丢弃。注射完毕应嘱患者起床或站立动作幅度不可过大，以免腹压增加引起出血。

五、其他药物

螺　内　酯
(Spironolactone)

【作用与用途】　为低效利尿剂，用于水肿性疾病。与其他利尿药合用，治疗充血性水肿、肝硬化腹水、肾性水肿等水肿性疾病，其目的在于纠正上述疾病时伴发的继发性醛固酮分泌增多，并对抗其他利尿药的排钾作用。也用于特发性水肿的治疗。作为治疗高血压的辅助药物。

【用法用量】　口服给药，开始时，一日 40～120mg，分 2～4 次服用，至少连服 5 日，以后酌情调整剂量。

【注意事项】

1. 高钾血症患者禁用。

2. 下列情况慎用：无尿；肾功能不全；肝功能不全；低钠血症；酸中毒；乳房增大或月经失调。

3. 给药应个体化，从最小有效剂量开始使用，以减少电解质紊乱等副作用的发生。如一日服药1次，应于早晨服药，以免夜间排尿次数增多。

4. 本药起作用较慢，而维持时间较长，故首日剂量可增加至常规剂量的2～3倍，以后酌情调整剂量。与其他利尿药合用时，可先于其他利尿药2～3日服用。在已应用其他利尿药再加用本药时，其他利尿药剂量在最初2～3日可减量50%，以后酌情调整剂量。在停药时，本药应先于其他利尿药2～3日停药。

5. 用药期间如出现高钾血症，应立即停药。

6. 应于进食时或餐后服药，以减少胃肠道反应，并可能提高本药的生物利用度。

【不良反应】

1. 常见的有高钾血症、胃肠道反应（如恶心、呕吐、胃痉挛和腹泻），尚有报道可致消化性溃疡。

2. 少见的有低钠血症；长期服用本药在女性可致乳房胀痛、声音变粗、毛发增多、月经失调、性功能下降；中枢神经系统表现，长期或大剂量服用本药可发生行走不协调、头痛等。

3. 罕见的有过敏反应，出现皮疹甚至呼吸困难；暂时性血浆肌酐、尿素氮升高；轻度高氯性酸中毒；肿瘤。

【观察要点】

1. 注意有无恶心、呕吐、胃痉挛和腹泻等胃肠道反应。

2. 观察有无出现四肢麻木、肌肉酸疼、肢体苍白、湿冷、心律不齐等不适，按时检测体内血钾浓度变化，防止高钾血症发生。

3. 长期用药患者应观察有无乳房胀痛、声音变粗、毛发增多、月经失调、性功能下降等内分泌紊乱症状。

4. 长期或大剂量服用应观察有无行走不协调、头痛等中枢神经系统表现。

5. 与其他利尿药合用时，应观察患者尿量的变化，以减少电解质紊乱等副作用的发生。

【应急处理】

1. 患者出现四肢及口周感觉麻木、极度疲乏、肌肉酸疼、肢体苍白、湿冷、心律不齐、血钾浓度>7mmol/L等高血钾症状时，应立即遵医嘱治疗脱水，纠正酸中毒，为解除高钾对心肌的有害作用可静脉注射10%葡萄糖酸钙溶液或氯化钙溶液5～10ml，急重症者伴肾衰竭时，行血液透析治疗。

2. 与其他利尿药合用，治疗充血性水肿、肝硬化腹水、肾性水肿等水肿性疾病，发生尿量减少等症状时，应立即遵医嘱调整药物剂量，以免造成脱水，引起电解质紊乱。

【案例分析】 某中年患者，既往患原发性高血压，口服缬沙坦控制血压。因肾性水肿遵医嘱给予螺内酯口服一日100mg，分3次给药，服药3周后某日，患者感觉四肢及口周麻木、极度疲乏、肌肉酸疼、肢体苍白，测心率52次/分，心律不齐，急查血钾浓度达7.5mmol/L，心电图显示T波高而尖、Q-T间期延长，诊断为高钾血症的早期症状，立即停药，遵医嘱给予静脉注射纠正脱水及酸中毒药物及降低血钾及改善心功能药物治疗。3日后患者症状缓解，复查血钾浓度恢复正常。

分析点评：螺内酯为保钾利尿剂，长期服药可使体内血钾浓度过高，且患者用药后未定期监测血钾浓度，并根据血钾浓度调整给药方案，以致出现心血管系统和神经肌肉症状，发生高钾血症。

提示：在指导患者服用螺内酯前，护士应详细询问其合并用药，特别在一些中老年高血压患者中，合并使用血管紧张素转换酶抑制剂（如依那普利）、血管紧张素Ⅱ受体拮抗剂（如缬沙坦）等药物都可增加出现高钾血症的机会。用药后应按时检测血钾浓度变化，根据血钾及尿量变化随时调整药物剂量，出现高钾血症应立即停药。

逍 遥 丸

【作用与用途】 疏肝健脾，养血调经。用于肝气不舒所致月经不调、胸胁胀痛、头晕目眩、食欲减退。

【用法用量】 口服，一次9g，一日2次。

【注意事项】

1. 忌食寒凉、生冷食物。

2. 孕妇服用时请向医师咨询。

3. 感冒时不宜服用本药。

4. 月经过多者不宜服用本药。

5. 平素月经正常,突然出现月经量少,或月经错后,或阴道不规则出血应去医院就诊。

6. 服药2周症状无改善,应去医院就诊。

7. 对本药过敏者禁用,过敏体质者慎用。

【观察要点】

1. 注意阴道出现不规则出血的量的变化。

2. 是否出现月经的规律性及月经量的改变。

【应急处理】　患者出现突发的阴道不规则出血量较大时,应立即停药,遵医嘱给予巴曲酶及止血三联等药物治疗。

阿普唑仑

(Alprazolam)

【作用与用途】　本药为苯二氮䓬类催眠镇静药和抗焦虑药,主要用于焦虑、紧张、激动,也可用于催眠或焦虑的辅助用药,也可作为抗惊恐药,并能缓解急性乙醇戒断症状。对有精神抑郁的患者应慎用。

【用法用量】　抗焦虑,开始一次口服0.4mg,一日3次,用量按需递增,最大限量一日可达4mg。镇静催眠:0.4～0.8mg,睡前口服。18岁以下儿童,用量尚未确定。

【注意事项】

1. 以下情况慎用:中枢神经系统处于抑制状态的急性乙醇中毒;肝肾功能损害;重症肌无力;急性或易于发生的闭角型青光眼发作;严重慢性阻塞性肺部病变;驾驶员、高空作业者、危险精细作业者;孕妇及哺乳期妇女。

2. 对苯二氮䓬类药物过敏者,可能对本药过敏。

3. 肝肾功能损害者能延长本药清除半衰期。

4. 癫痫患者突然停药可导致发作。

5. 严重的精神抑郁可使病情加重，甚至产生自杀倾向，应采取预防措施。

6. 避免长期大量使用而成瘾，如长期使用需停药时不宜骤停，应逐渐减量。

7. 出现呼吸抑制或低血压常提示超量。

8. 对本类药耐受量小的患者初用量宜小，逐渐增加剂量。

【不良反应】

1. 常见不良反应有嗜睡、头昏、乏力等，大剂量偶见共济失调、震颤、尿潴留、黄疸。

2. 罕见有皮疹、光敏、白细胞减少。

3. 个别患者发生兴奋、多语、睡眠障碍，甚至幻觉。停药后，上述症状很快消失。

4. 有成瘾性，长期应用后，停药可能发生撤药症状，表现为激动或忧郁。

5. 少数患者有口干、精神不集中、多汗、心悸、便秘或腹泻、视物模糊、低血压。

【观察要点】

1. 白天有无出现过度的嗜睡、头昏、乏力等不良反应。

2. 长期大剂量用药注意有无共济失调、震颤、尿潴留、黄疸。

3. 有无出现兴奋、多语、睡眠障碍，甚至幻觉等精神症状。

4. 长期用药患者骤停用药或减量过快应注意有无激动或忧郁等撤药症状。

【应急处理】

1. 长期大剂量用药患者出现步态不稳、眼球震颤及眼球运动障碍、吞咽困难等共济失调现象时，应立即将患者平卧，以免发生跌伤，并停药遵医嘱给予支持疗法，也可针刺治疗、体疗及肢体功能锻炼。

2. 长期大剂量用药患者突然停药，出现激动或忧郁等撤药症状时，应立即安抚患者，遵医嘱给予镇静药物治疗。

【案例分析】 某老年女性患者，因患焦虑症长期服用阿普唑仑药物，一次 0. 8mg，一日 3 次，服用 2 年后突然停药，继之出现站立不稳、行走步态蹒跚、眼球震颤等共济失调现象，并伴有精神状态不稳定,易激动或忧郁的精神症状,考虑为突然停药引起撤药症状,遵医嘱给予支持疗法及镇静药物替代治疗。

分析点评:此患者因长期服用阿普唑仑治疗焦虑症,已形成药物依赖成瘾,未采取逐渐减量的方式停药,诱发患者出现共济失调及精神症状的改变。

提示:为避免长期大量使用药物成瘾,长期使用阿普唑仑需停药,但停药时不宜骤停,此时护士应配合医生,告知患者应采取逐渐减量的方式,可有效地预防撤药症状的发生。

溴 隐 亭

(Bromocriptine Mesilate)

【作用与用途】 本药为多肽麦角类生物碱,用于:

1. 月经周期紊乱及女性不育症。

2. 垂体催乳素瘤及其所致的女性闭经和(或)溢乳以及催乳素依赖性(伴随催乳素过高或正常情况下)闭经(伴有或不伴有溢乳)、月经过少、黄体功能不足、药物(如抗精神病药、抗高血压药)诱导的高催乳素血症。

3. 用于缓解或减轻经前期综合征症状(如乳房触痛、周期性水肿、腹胀、情绪障碍)、乳腺疾病相关性乳房疼痛及乳房结节的症状。

4. 用于抑制不需或不宜哺乳者的乳汁分泌(如新生儿死亡、死胎、流产、产后乳房过度充血及肿胀、产后初期乳腺炎等)。

5. 产后乳房过度肿胀。

6. 产后初期乳腺炎。

7. 良性乳腺疾病如良性囊肿(尤其是纤维囊性乳房疾病)。

【用法用量】

1. 用于月经周期紊乱及女性不育症　口服一次1.25mg,一日2~3次。如疗效不显著,可增至一次2.5mg,一日2~3次。应持续治疗直至月经周期恢复正常和(或)恢复排卵。必要时可连续治疗数个月经周期以避免复发。

2. 用于垂体催乳素瘤及其所致的女性闭经和(或)溢乳以及催乳素依赖性(伴随催乳素过高或正常情况下)闭经(伴有或不

伴有溢乳)、月经过少、黄体功能不足、药物(如抗精神病药、抗高血压药)诱导的高催乳素血症　起始剂量为口服一次1.25mg,一日2~3次。数周后,剂量可逐渐调整至一日10~15mg,分数次服用。维持剂量为一次2.5~5mg,一日2~3次。一日不宜超过20mg。

3. 用于缓解或减轻经前期综合征症状(如乳房触痛、周期性水肿、腹胀、情绪障碍)、乳腺疾病相关性乳房疼痛及乳房结节的症状　开始一日1.25mg,于月经期第14日开始服用,每日增加1.25mg,直至剂量达到一次2.5mg,一日2次,按此量用至月经来潮。

4. 用于抑制不需或不宜哺乳者的乳汁分泌(如新生儿死亡、死胎、流产、产后乳房过度充血及肿胀、产后初期乳腺炎等)　起始剂量为一次2.5mg,一日2次。维持剂量为一日2.5~7.5mg,分数次进食时服用或于睡前进食时服用,共14日。治疗停止后2~3日,偶有少量泌乳,此时采用原剂量重复治疗1周即可停止泌乳。一日不宜超过20mg。

5. 用于产后乳房过度肿胀　单剂量2.5mg,必要时可于6~12小时后再服2.5mg,此剂量不会抑制泌乳。

6. 用于产后初期乳腺炎　同"抑制泌乳"用法用量,必要时可与抗生素联用。

7. 用于良性乳腺疾病如良性囊肿(尤其是纤维囊性乳房疾病)　从一次1.25mg,一日2~3次开始,应逐渐增加至一日5~7.5mg。如3个月内,疗效仍不满意,应停药终止治疗。

【注意事项】

1. 交叉过敏。对其他麦角生物碱过敏者,对本药也可能过敏。

2. 禁忌证。对本药或其他麦角生物碱过敏者;严重心脏疾病患者;周围血管性疾病患者;严重精神病患者;肢端肥大症伴有溃疡病或出血史者;自发性及家族性震颤患者;未经治疗的高血压患者;妊娠毒血症患者;哺乳期妇女。

3. 肝功能损害、有高血压史(包括妊娠高血压既往史)及精神病的患者慎用。

4. 药物对妊娠的影响。确定妊娠后，一般应停药，但在治疗孕妇垂体催乳素瘤时，仍可继续使用维持量或停药，并应注意妊娠后垂体催乳素瘤有增大的可能。出现妊娠毒血症时禁用本药。

【不良反应】 常见的不良反应多发生于治疗开始阶段，持续用药后产生的不良反应则与药物的用量有关。

1. 较常见不良反应　症状性、直立性低血压（眩晕或头重脚轻）；恶心。

2. 较不常见不良反应　多见于大剂量用药者（如用于治疗肢端肥大症或帕金森病），表现为精神错乱、异动症（如面、舌、臂、手、头及身体下部的不自主运动）、幻觉。此外，这类不良反应还包括食欲减退、口干、呕吐、胃痛、腹泻、便秘、鼻塞、嗜睡和疲倦、精神抑郁、夜间小腿痉挛、雷诺（Raynaud）现象（遇冷时指趾出现刺痛和疼痛感）。

3. 罕见不良反应　严重低血压；心肌梗死；癫痫发作；脑卒中；昏厥；大剂量用药时罕见脑脊液鼻漏（垂体大腺瘤治疗后缩小形成）、胃肠道出血或消化性溃疡；长期治疗时罕见腹膜后纤维化（表现为持续剧烈的腹部或胃部疼痛、恶心、呕吐、排尿次数增多、背下部疼痛及疲乏）、肺部浸润、胸腔积液及胸膜增厚。

4. 反跳现象　高催乳素血症患者应用本药，停药后可出现反跳现象，使血中催乳素水平再度升高。

5. 其他　大剂量用药时可使唾液分泌减少，易发生龋齿、牙周炎以及口腔念珠菌感染；可出现脱发、肌肉疼痛、皮肤过敏反应等。

【观察要点】

1. 注意有无恶心、眩晕或头重脚轻、共济失调等直立性低血压的症状。

2. 长期用药应注意有无精神错乱、异动症、幻觉、嗜睡和疲倦、精神抑郁等精神症状。

3. 有无食欲减退、口干、呕吐、胃痛、腹泻、便秘等消化道的不良反应。

4. 大剂量用药患者有无发生龋齿、牙周炎和口腔念珠菌感染，以及严重的脱发现象。

【应急处理】

1. 突然出现头昏、眩晕、恶心、视物模糊、全身无力、发声含糊、共济失调、血压下降等直立型低血压症状时，立即嘱患者平卧，避免体位的改变，遵医嘱给予改善周围循环血容量治疗。

2. 长期用药患者出现精神错乱、幻觉、精神抑郁等精神症状发作时，应立即安抚患者，遵医嘱给予镇静药物治疗。

【案例分析】 某青年女性患者，因患黄体功能不足，遵医嘱口服甲磺酸溴隐亭治疗，药量逐渐增加，服用药物3个月后，某日就诊突然站立后自述出现眩晕、恶心、视物模糊、全身无力、发声含糊、步态不稳等共济失调症状，测血压为80/60mmHg，考虑为药物引起的直立性低血压，立即将患者平卧，并给予静脉输液补充血容量治疗，1小时后患者症状好转，血压升至110/75mmHg，病情缓解。

分析点评：甲磺酸溴隐亭药物持续用药可常见出现直立性低血压症状，此患者因持续用药增加了药物剂量，站立过于急促，诱发了直立性低血压的发生。

提示：护士在指导患者长期服用药物时，应逐渐调整药物剂量，并应按时监测血压变化，用药过程中注意缓慢改变行动体位，如有眩晕、恶心等不适症状时，应立即平卧，待症状缓解后方可改变体位。

吲 哚 美 辛
（Indometacin）

【作用与用途】 本药具有抗感染、解热及镇痛作用，可以用于痛经止痛。

【用法用量】 口服，首剂一次25～50mg，继之25mg，一日3次，直到疼痛缓解，可停药；直肠给药一次50～100mg。如发热或疼痛持续，可间隔4～6小时重复用药1次，24小时内不超过200mg。通常10日为一疗程。

【注意事项】

1. 活动性溃疡病、溃疡性结肠炎及病史者；癫痫、帕金森病及精神病患者、肝肾功能不全者、对本药或对阿司匹林或其他非甾体抗感染药过敏者、血管神经性水肿或支气管哮喘者禁用。

2. 心功能不全及高血压、血友病及其他出血性疾病、再生障碍性贫血、粒细胞减少等患者慎用。

3. 交叉过敏反应。本药与阿司匹林有交叉过敏性，由阿司匹林过敏引起的喘息患者，应用本药时可引起支气管痉挛。对其他非甾体抗感染、镇痛药过敏者也可能对本药过敏。

4. 本药因对血小板聚集有抑制作用，可使出血时间延长，停药后此作用可持续1天，用药期间血尿素氮及血肌酐含量也常增高。

【不良反应】

1. 胃肠道　出现消化不良、胃痛、胃烧灼感、恶心反酸等症状，出现溃疡、胃出血及胃穿孔。

2. 神经系统　出现头痛、头晕、焦虑及失眠等，严重者有精神行为障碍或抽搐等。

3. 肾　出现血尿、水肿、肾功能不全，在老年人多见。

4. 皮疹　各型皮疹，最严重的为大疱性多形红斑（Stevens-Johnson综合征）。

5. 造血系统　受抑制而出现再生障碍性贫血、白细胞减少或血小板减少等。

6. 过敏反应　哮喘、血管性水肿及休克等。

【观察要点】

1. 注意恶心、呕吐、食欲减退及腹痛、腹泻等胃肠道反应，既往有胃病史应观察腹痛的性质及规律的改变，观察呕吐的内容物颜色的改变。

2. 出现头痛、头晕、焦虑及失眠等神经系统的症状。

3. 老年人用药应注意有无膀胱刺激症状（尿频、尿急、尿痛）及体液潴留引起的水肿现象，按时行尿常规检查，注意尿液的颜色、性质的改变。

4. 有无皮肤瘙痒、荨麻疹等皮疹、结节性红斑、皮肤发热、毛发脱落等皮肤的改变。

5. 观察皮肤毛细血管有无异常，定期监测血中的白细胞及粒细胞的改变。

【应急处理】

1. 患者出现恶心、呕吐及上腹部疼痛难忍时，应立即停药，遵医嘱给予降低胃酸的药物，促进黏膜修复剂及解痉药物治疗。

2. 老年患者出现膀胱刺激症状、血尿等泌尿系感染表现时，应立即停药遵医嘱给予膀胱冲洗及保护肾功能药物治疗。

阿仑膦酸钠

（Alendronate Sodium）

【作用与用途】 本药是骨代谢调节剂。用于治疗绝经后妇女的骨质疏松症。

【用法用量】 口服。每日早餐前至少 30 分钟空腹用 200ml 温开水送服，一次 10mg，一日 1 次。

【注意事项】

1. 食管动力障碍，如食管迟缓不能、食管狭窄者禁用，严重肾损害者、骨软化症患者禁用。

2. 胃肠道功能紊乱、胃炎、食管不适、十二指肠炎、溃疡病患者；婴幼儿、青少年；轻、中度肾功能异常患者慎用。

3. 与橙汁和咖啡同时服用会显著影响本药的吸收。

4. 在服用本药前后 30 分钟内不宜饮用牛奶、奶制品和含较高钙的饮料。服药后即卧床有可能引起食管刺激或溃疡性食管炎。

5. 开始使用本药治疗前，必须纠正钙代谢和矿物质代谢紊乱、维生素 D 缺乏和低钙血症。补钙剂、抗酸剂和一些口服药剂很可能妨碍本药的吸收，因此，服用本药后应至少推迟半小时再服用其他药物。

6. 服药时不应咀嚼或吮吸药片。

【不良反应】 腹痛，腹泻，恶心，便秘，消化不良；如不按规定服用方法者可有食管溃疡；偶有血钙降低，短暂白细胞升高，尿红细胞、白细胞升高等。

【观察要点】

1. 注意有无恶心、呕吐、腹痛和腹泻、便秘等胃肠道反应。

2. 长期用药患者按时行血常规检查及血钙浓度测定。

【应急处理】　出现较重的腹痛、恶心、呕吐等胃肠道反应时，应立即停药，遵医嘱给予保护胃黏膜及解痉药物治疗。

【案例分析】　某老年女性，因绝经后出现骨质疏松症遵医嘱服用阿仑膦酸钠治疗，服用3个月后，患者出现较重的腹痛、恶心、呕吐及腹泻等胃肠道反应，考虑为用药时间过长，药物引起的消化系统反应，遵医嘱停药给予保护胃黏膜及解痉药物治疗。2周后患者胃肠道症状缓解。

分析点评：阿仑膦酸钠治疗用药时，可引起消化系统反应。该患者既往无胃炎病史，因用药时间过长，药物刺激胃黏膜，引起较重的胃肠道反应。

提示：护士指导患者服用阿仑膦酸钠时，应告知患者于早餐前至少30分钟用200ml温开水送服，用药后至少30分钟方可进食，尽量减轻药物对胃黏膜的损害。服药后即卧床有可能引起食管刺激或溃疡性食管炎。

降　钙　素
(Calcitonin)

【作用与用途】　本药是钙代谢调节剂，用于禁用或不能使用常规雌激素与钙制剂联合治疗的早期和晚期绝经后骨质疏松症以及老年性骨质疏松症。

【用法用量】　皮下或肌内注射，一日1次，根据疾病的严重程度，一次50～100IU或隔日100IU，为防止骨质进行性丢失，应根据个体需要，适量摄入钙和维生素D。

【注意事项】

1. 对降钙素过敏者、孕妇及哺乳期妇女禁用。

2. 本药临床使用前必须进行皮肤试验。皮肤试验方法如下：(50IU/支)用T. B针筒取0.2ml，用生理盐水稀释至1ml，皮下注射0.1ml(约1U)，观察15分钟，注射部位不超过中度红色为阴性，超过中度红色为阳性。

3. 长期卧床治疗的患者，每日需检查血液生化指标和肾功能。

4. 治疗过程中如出现耳鸣、眩晕、哮喘应停用。

【不良反应】

1. 可以出现恶心、呕吐、头晕、轻度的面部潮红伴发热感。

2. 罕见的多尿和寒战;过敏反应,包括注射部位的局部反应或全身性皮肤反应。据报道个别的过敏反应可导致心动过速、低血压和虚脱。

【观察要点】

1. 注意注射部位有无红、肿、热、痛等局部反应或全身性皮肤反应。

2. 有无恶心、呕吐等胃肠道反应及头晕、发热不适。

3. 既往有药物过敏史的患者用药应注意有无心动过速、低血压和虚脱等过敏反应。

【应急处理】

1. 患者注射部位出现大范围硬结及较重的红、肿、热、痛等局部反应时,应给予局部热敷及多磺酸粘多糖软膏外敷。

2. 用药中突然出现心动过速、低血压和虚脱等过敏反应时,应立即将患者平卧,给予低流量氧气吸入,遵医嘱给予抗休克药物治疗。

【案例分析】 老年女性,因绝经后出现骨质疏松症,遵医嘱给予降钙素肌内注射治疗,注射后患者面部、上肢及前胸出现红色丘疹,伴瘙痒,考虑为药物过敏所致,给予补液,地塞米松 5mg 静脉滴注,症状缓解。

分析点评:降钙素在注射前应进行皮肤试验,既往对降钙素过敏或皮试阳性者禁用。该案例在使用降钙素肌内注射前,护士未对患者进行皮肤试验,导致用药后出现过敏症状。

提示:降钙素临床使用前护士应详细询问患者的过敏史,且必须进行皮肤试验。皮肤试验方法如下:(50IU/支)用 T. B 针筒取 0. 2ml,用生理盐水稀释至 1ml,皮下注射 0. 1ml(约 1U),观察 15 分钟,注射部位不超过中度红色为阴性,超过中度红色为阳性。注射过程中及注射后一旦出现过敏反应,应及时对症处理。

硫酸特布他林

(Terbutaline Sulfate)

【作用与用途】 本药为选择性肾上腺素 β_2 受体激动药,可用于预防早产及胎儿窒息,还可用于治疗支气管哮喘、慢性喘息性支气管炎、阻塞性肺气肿和其他伴有支气管痉挛的肺部疾病。

【用法用量】 用于预防早产及胎儿窒息:静脉滴注开始时滴速为 2.5μg/min,以后每 20 分钟增加 2.5μg/min,直至宫缩停止或滴速达到 17.5μg/min;以后可每 20 分钟减 2.5μg/min,直至最低有效滴速,维持 12 小时。若再出现宫缩,可再按上述方法增加滴速控制;口服给药用于静脉滴注后维持治疗。在停止滴注前 30 分钟给予 5mg,以后每 4 小时口服 1 次。一日极量为 30mg。

【注意事项】

1. 交叉过敏。对其他拟肾上腺素受体激动药过敏者,对本药也可能过敏。

2. 禁忌证。对本药及其他拟交感胺类药过敏者;严重心功能损害者。

3. 心血管疾病患者(包括冠心病、原发性高血压、心律失常)、糖尿病、癫痫、对拟交感胺易患性增高(如未经适当控制的甲亢)患者及哺乳期妇女慎用。

【不良反应】 本药不良反应发生率低,多为轻度,可耐受,不影响继续治疗。

1. 可见震颤(连续用药数日后自行消失)、神经质、情绪变化、失眠、头晕、头痛,偶见嗜睡。

2. 可见心悸(减量后会好转)、心动过速。

3. 偶见高血糖和乳酸过多,并可能使血钾浓度降低。大剂量用药可使有癫痫病史者发生酮症酸中毒。大剂量静脉给药可使糖尿病和酮症酸中毒加重。

4. 可见鼻塞、胸部不适,少见呼吸困难,偶见超敏反应及支气管痉挛。

5. 可见肌肉痉挛,偶见肌张力增高。

6. 偶见氨基转移酶升高。

7. 可见口干、恶心、呕吐等。

8. 可见过敏反应，偶见皮疹、荨麻疹、过敏性脉管炎。

9. 其他可见疲乏、面部潮红、出汗及注射局部疼痛。长期应用可形成耐药，使疗效降低。

【观察要点】

1. 注意有无失眠、头晕、头痛、嗜睡、震颤等精神症状的出现。

2. 糖尿病患者大剂量静脉给药，注意监测血糖及血钾变化，防止体内乳酸过多、血钾降低发生酮症酸中毒。

3. 长期用药应注意有无口干、恶心、呕吐、食欲减退等胃肠道反应，定期行肝功能检查，注意氨基转移酶有无升高。

【应急处理】

1. 糖尿病患者大剂量静脉注射给药时，出现腹痛、畏食、恶心、呕吐、疲乏软弱、四肢无力、尿量增多等酮症酸中毒早期症状时，应立即停药，检测血糖、血钾数值，并根据病情变化遵医嘱给予纠正脱水、酸中毒和电解质紊乱、胰岛素治疗等。

2. 长期用药患者出现恶心、呕吐、食欲减退等胃肠道反应，检测氨基转移酶有升高现象时，应立即停药给予保肝药物治疗。

【案例分析】　某青年女性，孕32周，患有妊娠期糖尿病，近期出现不规律宫缩，遵医嘱静脉滴注硫酸特布他林预防早产。治疗1周后，患者自感腹痛、畏食、恶心、呕吐、疲乏软弱、四肢无力、尿量增多；检测尿糖强阳性，大多为+++，尿酮体也为阳性，血糖显著增高，高于300mg/dl；血二氧化碳结合力下降，动脉血气分析显示血液呈酸性，pH值低于7.35；血钾浓度低于3.3mEq/L。考虑为注射硫酸特布他林药物引起的酮症酸中毒早期表现，立即停药，遵医嘱给予静脉补充生理盐水等纠正脱水、酸中毒和电解质紊乱，滴注小剂量胰岛素治疗，患者病情好转，血糖及血生化各项指标恢复正常。

分析点评：该患者患有妊娠期糖尿病，大剂量应用硫酸特布他林后出现血糖高、乳酸过多以及血钾浓度降低等酮症酸中毒症状，为特布他林的已知不良反应，难以避免。护理人员应在日常监护中严密观察患者用药后反应，出现酮症酸中毒的早期表现时应立即停药，采取有效措施对症治疗。

提示：妇产科护士应熟悉本科室常规用药尤其是注射剂的应用注意事项，在执行医嘱过程中做到不盲从医生，发现问题及时与医生沟通，对特殊患者做到有重点的加强监护。糖尿病患者不宜大剂量注射硫酸特布他林治疗；若必须使用时，用药时间不宜过长，应注意监测血糖及血钾变化，防止体内乳酸过多，同时注意观察恶心、呕吐、疲乏软弱、四肢无力等酮症酸中毒的早期症状，避免出现原有疾病加重。

盐酸帕罗西汀

(Paroxetine Hydrochloride)

【作用与用途】　抑郁症。亦可治疗强迫症、惊恐障碍或社交焦虑障碍。

【用法用量】

口服给药：

1. 抑郁症　一次 20mg，一日 1 次。治疗强迫症，开始剂量为一日 20mg，依病情逐渐以每周增加 10mg 为阶梯递增，治疗剂量范围为一日 20～60mg，分次口服。

2. 惊恐障碍与社交焦虑障碍　开始剂量为一日 10mg，依病情逐渐以每周增加 10mg 为阶梯递增，治疗剂量范围为一日 20～50mg，分次口服。

【注意事项】

1. 对本药过敏者禁用。

2. 闭角型青光眼、癫痫病、肝肾功能不全等患者慎用或减少用量；孕妇及哺乳期妇女、儿童慎用；老年患者用药酌情减少用量，日剂量不要超过 40mg。

3. 出现转向躁狂发作倾向时应立即停药。

4. 用药期间不宜驾驶车辆、操作机械或高空作业。

【不良反应】　可有胃肠道不适，如恶心、畏食、腹泻等。亦可出现头痛、不安、无力、嗜睡、失眠、头晕等。少见不良反应有过敏性皮疹及性功能减退。突然停药可见撤药综合征，如失眠、焦虑、恶心、出汗、眩晕或感觉异常等。

【观察要点】

1. 注意有无腹痛、恶心、呕吐、畏食、腹泻等胃肠道反应。

2. 是否出现头痛、不安、无力、嗜睡、失眠、头晕等精神症状。

3. 长期用药患者停药后应观察有无失眠、焦虑、恶心、出汗、眩晕、情感高涨或感觉异常等撤药综合征。

【应急处理】

1. 当患者出现以情感高涨为基本症状，伴有思维联想过程和思维内容障碍以及意志活动增强的早期躁狂发作倾向时，应立即停药、安抚患者，并遵医嘱给予镇静类药物治疗。

2. 出现腹痛、恶心、呕吐伴腹泻等胃肠道不良反应时，应给予腹部热敷及解痉药物治疗。

（韩玉芳　马春红　张媛媛）

第三章

妇产科感染性疾病安全用药

第一节　概　　述

一、细菌性阴道炎概况、临床特点及治疗原则

（一）疾病概况

细菌性阴道炎可分为嗜血杆菌性阴道炎、棒状杆菌性阴道炎、厌氧菌性阴道病炎、加特纳菌性阴道炎等，为阴道加特纳菌和一些厌氧菌的混合感染，可通过性接触传染，在性关系混乱人群中发病率较高。临床通过分泌物涂片检查，可发现大量的脓球，并可找到致病菌，但分泌物中不会有滴虫和假丝酵母菌。

（二）临床特点

细菌性阴道炎的典型临床症状为阴道异常分泌物明显增多，呈稀薄均质状或稀糊状，为灰白色、灰黄色或乳黄色带有特殊的鱼腥臭味。由于碱性前列腺液可造成胺类释放，表现为性交时或性交后臭味加重；月经期阴道 pH 值升高，故经期时或经期后臭味也可加重。患者外阴常有不适感，包括不同程度的外阴瘙痒，一般无明显时间性，但在休息状态及心情紧张状态下痒感更加明显，尚有不同程度的外阴灼热感，偶有性交痛。极少数患者出现下腹疼痛、性交困难及排尿异常感。阴道黏膜上皮在发病时无明显充血表现。

细菌性阴道炎常合并其他阴道性传播疾病，故其临床表现可受到并发症的影响而有所不同。如当合并淋球菌感染时，阴道分泌物可表现为明显脓性状，并可出现尿痛、排尿困难等尿路刺激症状；合并滴虫感染时，可出现泡沫状阴道分泌物且瘙痒加剧，呈奇痒；合并念珠菌感染时，阴道分泌物可呈现为凝乳状或豆腐渣样。

（三）治疗原则

1. 合理使用抗生素。选用敏感抗生素，不主张长期大量应用广谱抗生素，以避免阴道正常菌丛失调。

2. 局部治疗。如用酸性洗液，冲洗阴道，可改善症状，有利控制病情。

3. 如治疗同时检出其他病原体，须针对性用药，但应避免滥用抗生素。合并生殖道或其他系统疾病时，须注意全身情况用药，可同时应用支持及提高免疫力疗法，并注意药物不良反应。

二、滴虫性阴道炎概况、临床特点及治疗原则

（一）疾病概况

滴虫性阴道炎是临床常见的阴道炎，由阴道毛滴虫引起，以外阴瘙痒、阴道分泌物增多、白带呈灰黄色稀薄泡沫状为主要表现。其传染途径包括：①直接传染：性交传染；②间接传染：经公共浴池、浴盆、浴巾、游泳池、厕所、衣物、器械及敷料等传染。本病有特效的药物治疗，治愈率高。

（二）临床特点

外阴瘙痒和阴道分泌物增多为滴虫性阴道炎的主要临床表现。瘙痒部位主要为阴道口及外阴间或有灼热、疼痛、性交痛等。如尿道口有感染，可尿频、尿痛，有时可见血尿。检查时可见阴道黏膜充血，严重者有散在的出血斑点，黏膜乳头增生呈杨梅状；后穹隆有多量白带，呈灰黄色、黄白色稀薄液体，常呈泡沫状。若有其他细菌合并感染则排出物呈脓性，可有臭味。

（三）治疗原则

1. 注意个人卫生。不用公共浴盆及马桶，外阴洗涤用具及衬裤应予隔离及煮沸(5～10 分钟)消毒，治疗期间避免性生活。

2. 全身用药。

3. 局部用药。

4. 改变阴道酸碱度，以提高疗效。

5. 已婚者，应检查对方，若为阳性，应同时治疗。

6. 用药原则。为彻底治愈，已婚者夫妇双方均应用药；为彻底消灭滴虫，宜同时全身及局部治疗；为提高局部药物的疗效，用药前宜用酸性药物冲洗外阴、阴道。

三、老年性阴道炎概况、临床特点及治疗原则

（一）疾病概况

老年性阴道炎常见于绝经后妇女，因卵巢功能衰退、雌激素水平降低、阴道壁萎缩、黏膜变薄、上皮细胞内糖原含量减少、阴道内 pH 值上升、局部抵抗力降低等，使得致病菌容易入侵繁殖引起炎症。个人卫生习惯不良、营养缺乏，尤其是 B 族维生素缺乏，亦可能与发病有关。

（二）临床特点

主要症状为引导分泌物增多及外阴瘙痒、灼热感。分泌物呈淡黄色，严重者可有血样脓性白带。检查见阴道呈老年性改变，上皮萎缩，皱襞消失，上皮变平滑、菲薄。阴道黏膜充血，有小出血点，有时有表浅溃疡。若溃疡面与对侧粘连，阴道检查时粘连可被分开而引起出血，粘连严重时可造成阴道狭窄甚至闭锁，炎症分泌物引流不畅可形成阴道或宫腔积脓。

（三）治疗原则

增加阴道抵抗力及抑制细菌生长。

1. 用 1% 乳酸或 0.5% 醋酸液冲洗阴道后局部用药，可采用

甲硝唑或诺氟沙星一次 1 片，放入阴道深部，7～10 日为一疗程。

2. 雌激素局部或全身用药。一般经上述局部治疗可奏效，对炎症较重者可辅以雌激素治疗。已烯雌酚 0.125～0.25mg，每晚放入阴道一次，7 日为一疗程；顽固者可口服尼尔雌醇，维持 2～3 个月。对乳癌或子宫内膜癌患者禁用雌激素。

四、外阴阴道假丝酵母菌病概况、临床特点及治疗原则

（一）疾病概况

外阴阴道假丝酵母菌病（vulvovaginal candidiasis，VVC）是一种由条件致病菌假丝酵母菌引起的女性常见下生殖道感染性疾病，据美国统计约 75% 的女性一生至少患病 1 次，其中 50% 重复或反复发作。VVC 的病原体 80%～90% 为白色假丝酵母菌，但近年有向非白色假丝酵母菌变迁的趋势，以光滑假丝酵母菌、近平滑假丝酵母菌和热带假丝酵母菌多见。妊娠期 VVC 发病率明显升高，属复杂性 VVC，严重者甚至影响正常工作和生活，并且增加新生儿感染机会，出现早产、胎膜早破、产褥感染、新生儿鹅口疮、皮肤真菌感染等围生期并发症。

（二）临床特点

外阴阴道假丝酵母菌病的主要临床症状为外阴瘙痒、灼痛，严重时坐卧不宁，异常痛苦，还可伴有尿频、尿痛及性交痛。阴道分泌物增多，为白色稠厚呈凝乳或豆腐渣样，由脱落上皮细胞和菌丝体、酵母菌和假菌丝组成。

（三）治疗原则

消除诱因，根据病情选择局部或全身应用抗真菌药物。

1. 消除诱因　若有糖尿病应给予积极治疗，及时停用广谱抗生素、雌激素及皮质类固醇激素。勤换内裤，用过的内裤、盆及毛巾用开水烫洗。

2. 局部阴道内用药　如咪康唑栓剂、克霉唑栓剂或制霉菌素

栓剂。

3. 全身用药　对不能耐受局部用药者、未婚妇女及不愿采用局部用药者可口服给药，如氟康唑、伊曲康唑。抗真菌治疗分为初始治疗及维持治疗，治疗期间应定期复查监测疗效及药物不良反应，一旦出现不良反应，立即停药。

4. 经前复查阴道分泌物　由于外阴阴道假丝酵母菌病容易在月经前复发，故治疗后应在月经前复查阴道分泌物。经治疗后约有5%患者复发。

5. 性伴侣治疗　对有症状的男性应进行假丝酵母菌检查及治疗，以预防女性重复感染。无症状者无需治疗。

6. 妊娠合并外阴阴道假丝酵母菌病时以局部治疗为主，禁用口服唑类药物。可选用克霉唑栓剂、硝酸咪康唑栓剂、制霉菌素栓剂，以7日疗法效果好。

五、宫颈炎概况、临床特点及治疗原则

（一）疾病概况

宫颈炎是育龄妇女的常见病，有急性和慢性两种。临床以慢性宫颈炎多见，急性宫颈炎常与急性子宫内膜炎或急性阴道炎同时存在。宫颈炎的主要表现为白带增多，呈黏稠的黏液或脓性黏液，有时可伴有血丝或夹有血丝。长期慢性机械性刺激是导致宫颈炎的主要诱因，如性生活过频或习惯性流产、分娩及人工流产术等可损伤宫颈，导致细菌侵袭而形成炎症。慢性宫颈炎多见于分娩、流产或手术损伤子宫颈后，有多种表现如宫颈糜烂、宫颈肥大、宫颈息肉、宫颈腺体囊肿、宫颈内膜炎等，以宫颈糜烂最为多见。

（二）临床特点

1. 白带增多　白带呈乳白色黏液状，有时为黄色或脓样，伴有息肉形成时，可产生血性白带或性交后出血。

2. 腰痛　当炎症扩散到盆腔时腰骶部疼痛、下腹坠胀和痛经。这些症状在月经前后、排便和性交后加重。

3. 偶有尿频、排尿困难以及月经不调、不孕等。

4. 易引发宫颈糜烂及子宫颈癌。患宫颈糜烂的患者，宫颈癌的发生率大大高于无宫颈糜烂患者，故患有宫颈糜烂时应积极治疗。

（三）治疗原则

为防止急性宫颈炎症扩散及转为慢性，治疗力求彻底，并应尽早控制感染。一旦症状与体征及妇科检查符合诊断要求，即应用全身和局部抗感染药，必须坚持早期、足量、规范、彻底的治疗原则，疗程以7~10日为宜。同时应重视局部治疗，维护局部清洁。

1. 物理疗法　适用于中度和重度糜烂，是疗效较好、疗程最短的方法，一般只需一次可治愈。如电熨术、冷冻疗法、激光治疗。

2. 局部药物治疗　适用于轻度糜烂。可采取：①10%~30%硝酸银溶液或10%碘酒，用棉签蘸药小心涂抹患处。用硝酸银后，应以生理盐水涂抹，使多余硝酸银成为无腐蚀性氯化银，每周2次，4~6次为一疗程，必要时可重复。②重铬酸钾液，用棉签蘸药小心涂抹患处，于月经净后上药1次，下次经后可重复1次，对糜烂面较大者，有时效果较好。

3. 手术　对宫颈肥大、糜烂面深广且涉及颈管者，及（或）疑有恶变者，可作宫颈锥形切除。切下组织送病检。此法瘢痕较小，术后宫颈能保持原状。

六、盆腔炎概况、临床特点及治疗原则

（一）疾病概况

盆腔炎是女性盆腔范围包括生殖器官（子宫、输卵管、卵巢）、盆腔腹膜和子宫周围的结缔组织等处发生的炎症的统称，是一种较为常见的妇女病。引起盆腔炎的主要原因有个人卫生条件差、应用宫内节育器、产后及流产后感染、妇科检查及手术时对无菌操作重视不足、不洁的或经期性交等。按发病过程，盆腔炎

可分为急性和慢性两种，急性盆腔炎多在产后、手术后、流产后由病菌感染或经期不注意卫生以及邻近器官疾病（阑尾炎等）蔓延所致；慢性盆腔炎多为急性盆腔炎治疗不及时所致。慢性盆腔炎急性发作时，严重者可发展为慢性腹膜炎、败血症，甚至中毒性休克。

（二）临床特点

急性盆腔炎的临床特点：起病急，病情重，可出现下腹疼痛、发热、寒战、头痛、食欲减退。检查见患者呈急性病容，体温高，心率快，下腹部有肌紧张、压痛及反跳痛。盆腔检查见阴道有大量的脓性分泌物，穹隆有明显触痛，子宫及双附件有压痛、反跳痛，或一侧附件增厚。

慢性盆腔炎的临床特点：起病慢，病程长，全身症状多不明显，可有低热，易感疲乏，伴下腹坠痛、腰痛等。检查发现子宫常呈后位，活动受限，或粘连固定。由于慢性炎症而导致盆腔瘀血、月经过多、卵巢功能损害时，会出现月经失调；输卵管粘连阻塞时，会导致不孕症。

（三）治疗原则

1. 卧床休息　宜取半卧位，进富含营养、易消化的饮食。贫血者少量输血，疼痛严重时予镇痛剂。

2. 控制感染　选用大剂量抗生素，如头孢菌素、氨苄西林、甲硝唑等静脉滴注。

3. 疑有宫内组织物残留时，控制感染后进行清宫术。

4. 手术治疗　脓肿形成，经药物治疗 48 ~ 72 小时，体温持续上升，中毒症状加重或肿块增大者，行脓肿切开引流术；输卵管积脓或输卵管卵巢脓肿，经药物治疗病情有好转者，可继续控制炎症数日后行手术治疗；突然腹痛加剧、高热、寒战、恶心、呕吐、腹胀、拒按或有中毒性休克，疑脓肿破裂者，应立即剖腹探查。

5. 对症支持治疗。

第二节 常用药物

一、抗细菌感染用药物

（一）青霉素类

青 霉 素
(Benzylpenicillin)

【作用与用途】 适用于敏感细菌所致各种感染,包括产褥热、梅毒、淋病等。

【用法用量】

肌内注射:一日 80 万 ~200 万 U,分 3 ~4 次肌注。每 50 万 U 溶解于 1ml 灭菌注射用水,超过 50 万 U 则需加灭菌注射用水 2ml,不应以氯化钠注射液为溶剂。

静脉滴注:一日 200 万 ~2000 万 U,分 2 ~4 次给药,滴注速度不能超过每分钟 50 万 U,以免发生中枢神经系统毒性反应。

【注意事项】

1. 给药前,应详细询问患者药物过敏史,对任何青霉素类过敏者禁用本药。

2. 用药前进行皮肤过敏试验,皮试液为每 1ml 含 500U 青霉素,皮内注射 0. 05 ~0. 1ml,20 分钟后观察皮试结果,呈阳性反应者禁用。首次用药与皮试间隔超过 24 小时,更换批号或停药 3 天以上再次使用,均需重新做皮试。

3. 对一种青霉素过敏者可能对其他青霉素类药物、青霉胺过敏,有哮喘、湿疹、花粉症、荨麻疹等过敏性疾病患者应慎用本药。

4. 孕妇应仅在确有必要时使用,哺乳期妇女用药时宜暂停哺乳。

5. 青霉素水溶液室温不稳定,应于用药前新鲜配制,宜尽量单独给药。

6. 大剂量使用时应定期检测电解质。

7. 对诊断的干扰：①用药期间，以硫酸铜法测定尿糖时可能出现假阳性，而用葡萄糖酶法则不受影响；②静脉滴注可出现血钠测定值增高；③可使血清丙氨酸氨基转移酶（ALT）或天门冬氨酸氨基转移酶（AST）升高。

8. 氯霉素、红霉素、四环素类、磺胺类可干扰本药的活性，不宜合用。

9. 本药不能作静脉推注或通过输液管小壶快速滴注，因为大量快速进入人体，神经、肌肉的应激性增加，可诱导癫痫大发作；少数患者还可出现大、小便失禁及一系列精神症状。

10. 静滴给药时稀释液量不宜太大，滴注速度也不能太快，如速度 >50 万 U/min，可发生中枢性神经系统毒性反应。

11. 为减轻本药肌注时的疼痛，可在注射前抽取适量 0.2% 或 0.25% 利多卡因注射液混合均匀后注射。

【不良反应】

1. 过敏反应　青霉素过敏反应较常见，包括荨麻疹等各类皮疹、白细胞减少、间质性肾炎、哮喘发作等和血清病型反应；偶见过敏性休克，一旦发生，必须就地抢救，予以保持气道畅通、吸氧及使用肾上腺素、糖皮质激素等治疗措施。

2. 毒性反应　少见，但静脉滴注大剂量或鞘内给药时，可因脑脊液药物浓度过高导致抽搐、肌肉阵挛、昏迷及严重精神症状等（青霉素脑病），多见于婴儿、老年人和肾功能不全者。

3. 赫氏反应和治疗矛盾　用青霉素治疗梅毒、钩端螺旋体病时，可由于病原体死亡致症状加剧，称为赫氏反应；治疗矛盾也见于梅毒患者，系治疗后梅毒病灶消失过快，而组织修补相对较慢或病灶部位纤维组织收缩，妨碍器官功能所致。

4. 二重感染　可出现耐青霉素金黄色葡萄球菌、革兰阴性杆菌或念珠菌等二重感染。

5. 应用大剂量青霉素钠可因摄入大量钠盐而导致心力衰竭。

【观察要点】

1. 皮试或注射给药前，应准备好抢救过敏性休克的药物和器材，如肾上腺素、多巴胺或间羟胺、氨茶碱、氢化可的松、输液以及氧气、气管切开包等，以备急救用。

2. 对皮试阴性者，给药过程不排除出现过敏性休克的可能，仍须密切观察。患者如突然出现不适、口内异常感、喘鸣、眩晕、便意、耳鸣、出汗、面色苍白等休克前驱症状，立即停药，并做好抢救准备。

3. 注射青霉素后，应留患者在注射室继续观察至少30分钟，以防迟发型过敏性休克。

4. 大剂量静脉给药时，应监测血清 Na^+ 浓度，必要时调整剂量，避免发生高钠血症。同时，还应注意肾功能变化如少尿、血尿、排尿困难、水肿等，一旦出现异常，立即报告医师，及时采取措施。

5. 用药期间加强巡视，严密观察患者生命体征、意识、瞳孔及尿量的变化。

6. 大剂量或长时间应用时，应考虑到二重感染的可能性，注意观察和随访患者有无二重感染的早期症状。如念珠菌感染可出现口干、口炎、黑色舌苔或舌炎、咽痛、吞咽困难以及会阴部刺激感、肛门或阴道瘙痒、阴道分泌物增多、尿中气味异常等；耐青霉素金黄色葡萄球菌、革兰阴性菌引起肺炎、尿路感染、菌血症及败血症等，大多起病急、伴发热。

【应急处理】

1. 出现反射亢进、知觉障碍、幻觉、抽搐、昏睡或短暂精神失常等神经精神症状，提示药物过量，立即停药或减少剂量。

2. 出现突然不适、口内异常感、喘鸣、眩晕、便意、耳鸣、出汗、面色苍白等休克前驱症状，立即停药，并做好抢救准备。过敏性休克的抢救措施包括：

(1) 立即将患者置头低仰卧位，皮下或肌内注射0.1%肾上腺素0.5～1ml，必要时以5%葡萄糖或0.9%氯化钠注射液稀释10倍作静脉注射。

(2) 迅速准备静脉输液。

(3) 如第1次皮下注射肾上腺素未见改善，30分钟后可重复注射1次或加入输液中混合静滴。

(4) 如以上措施未见效，可静注氢化可的松50～100mg，并补充血容量。

(5) 呼吸困难时，可缓慢静注氨茶碱0.25～0.5g，同时给予吸氧或人工呼吸。

（6）对喉头水肿明显者，及时做气管切开。

（7）出现血管性水肿和荨麻疹时，给予抗组胺药异丙嗪或苯海拉明。

（8）对心脏停搏者，可心内注射肾上腺素。

（9）对血压持久不升者，可给予多巴胺等血管活性药。

（10）监测生命体征，维持呼吸与循环系统。

3. 出现牙龈出血、鼻出血、皮肤瘀血或瘀斑等症状，立即停药，并给予适量维生素 K。

4. 出现念珠菌二重感染，处置方法为：①口咽部患念珠菌病时，以 3% 碳酸氢钠溶液或 3% 硼酸溶液漱口，每日数次；局部涂抹制霉菌素甘油，3 次/天；口服氟康唑，第 1 天 200mg，以后 100mg/d，疗程至少 2 周。②患阴道念珠菌病时，每晚睡前以 1% 碳酸氢钠溶液灌洗阴道后，将咪康唑栓 1 枚置入阴道深处，同时单剂口服氟康唑 150mg。

5. 对细菌二重感染，应取标本培养，明确病原菌，根据药物敏感试验结果选用抗菌药物。

【案例分析】　患者，女，44 岁，因急性盆腔炎入院治疗，给予青霉素 800 万 U 加生理盐水 200ml 静脉滴注。护士操作完毕叮嘱家属注意观察患者用药后的反应便离开，未再巡视；滴注约 30 分钟后患者出现抽搐、昏迷、休克，立即送急诊进行抢救，给予平卧、吸氧、皮下注射肾上腺素 1mg、异丙嗪 25mg 肌内注射，用药后患者渐渐清醒，血压、脉搏恢复正常。

分析点评：本案例中患者用药前青霉素皮肤试验为阴性，但护士没有重视用药后也有出现过敏反应的可能，注射完毕后即走开，未对患者用药后的情况进行监护。皮试前及注射过程中没有做好一旦出现过敏情况的抢救药品和抢救设备，导致患者出现过敏性休克后没有立即采取有效措施进行抢救。

提示：护士应明确皮试结果存在假阴性可能，对皮试阴性者亦不能忽视其有发生过敏反应甚至过敏性休克的可能，给药操作结束后必须严密观察至少 30 分钟。不应以任何理由将自己的巡视观察工作转嫁给患者家属或监护人，因为他们缺乏对异常反应的专业识别和判断能力，往往造成病情延误。任何输液操作前，护士均应备好抢救用药物和器材,如肾上腺素、多巴胺或间羟胺、氨茶碱、氢化可的松、输液以及氧气、气管切开包等,以便发生意外就地抢救。

阿 莫 西 林
(Amoxicillin)

【作用与用途】 适用于敏感菌所致感染,如大肠埃希菌、奇异变形杆菌或粪肠球菌所致的泌尿生殖道感染。

【用法用量】

口服:一次 0.5g,每 6~8 小时 1 次,一日剂量不超过 4g。

肌内注射或静脉滴注:一次 0.5~1g,每 6~8 小时 1 次。

【注意事项】

1. 用前必须做青霉素皮肤试验,阳性反应者禁用。

2. 传染性单核细胞增多症患者应用本药易发生皮疹,应避免使用。

3. 疗程较长患者应检查肝、肾功能和血常规。

4. 阿莫西林可导致采用 Benedict 或 Fehling 试剂的尿糖试验出现假阳性。

5. 有哮喘、花粉症等过敏性疾病史者应慎用。

6. 老年人和肾功能严重损害时可能须调整剂量。孕妇应仅在确有必要时应用。

7. 丙磺舒竞争性减少阿莫西林的肾小管分泌,同时应用可引起阿莫西林血浓度升高、半衰期延长。

【不良反应】

1. 可有恶心、呕吐、腹泻及假膜性肠炎等胃肠道反应。

2. 可出现皮疹、药物热和哮喘等过敏反应。

3. 可见贫血、血小板减少、嗜酸性粒细胞增多等。

4. 可见血清氨基转移酶轻度增高。

5. 长时间使用可引起二重感染。

6. 偶见兴奋、焦虑、失眠、头晕以及行为异常等中枢神经系统症状。

【观察要点】

1. 口服给药时,为减轻胃肠道不良反应,应嘱患者餐后服用。

2. 用药后可能出现氨苄西林样皮疹，表现为受日光照晒或受压部位如颈、膝、掌、足底等处斑丘疹，有时也可出现在身体大部分体表，有轻度瘙痒，一般不需要停药，停药后至多1周可完全消失。但如果皮疹严重或者用药后数日内出现荨麻疹，且伴有瘙痒、发热、呼吸困难时应考虑为过敏，可按过敏反应处理。

3. 偶可引起药物热，特征是：①发热往往与皮疹同时存在；②用药后感染得到控制，但体温恢复正常后又有热度出现；③原有感染所致的发热未被控制，用药后体温反而较用药前高；④发热或热度的增高不能用原有感染解释，亦无继发感染证据；⑤患者虽有高热，但其一般情况大多良好；⑥停药后热度迅速下降或消失。用药期间应注意观察，发现上述体征，立即停药。

4. 对长期或大剂量用药患者，加强临床观察，警惕二重感染及假膜性肠炎或急性出血性大肠炎发生。

5. 长期用药者，定期做血象、尿常规、肝肾功能及大便隐血检查。

【应急处理】

1. 出现过敏反应，及时停药，补充体液，遵医嘱给予口服或注射抗组胺药、糖皮质激素和钙剂进行常规抗过敏处理，症状仍不能控制的，可考虑采用糖皮质激素冲击疗法。

2. 出现过敏性休克，立即停药，就地抢救。方法同青霉素致过敏性休克的解救。

3. 出现念珠菌或耐药菌引起的二重感染征兆或出现会阴部刺激感、频繁腹泻或水样便、腹部绞痛或压痛等假膜性肠炎的早期症状，立即停药，报告医生，及时处置。对假膜性肠炎中至重度者，及时补充液体、电解质和蛋白质，必要时口服甲硝唑、杆菌肽、考来烯胺或万古霉素；对于严重的水样腹泻，慎用可抑制肠蠕动的止泻药。

哌拉西林
(Piperacillin)

【作用与用途】 适用于敏感肠杆菌科细菌、铜绿假单胞菌、不动杆菌属所致的败血症、上尿路及复杂性尿路感染、呼吸道感染、胆道感染、腹腔感染、盆腔感染以及皮肤、软组织感染等。

【用法用量】

静脉注射或滴注:中度感染,一日 8g,分 2 次静脉滴注;严重感染,一次 3 ~ 4g,每 4 ~ 6 小时静脉滴注或注射 1 次。一日总剂量不超过 24g。

【注意事项】

1. 使用前需详细询问药物过敏史并进行青霉素皮肤试验,呈阳性反应者禁用。

2. 对一种青霉素过敏者可能对其他青霉素类药物过敏;对头孢菌素类、头霉素类、灰黄霉素或青霉胺过敏者,对本药也可能过敏。

3. 本药在少数患者尤其是肾功能不全患者可导致出血,发生后应及时停药并予适当治疗;肾功能减退者应适当减量。

4. 对诊断的干扰。应用本药可引起直接抗球蛋白(Coombs)试验呈阳性,也可出现血尿素氮和血清肌酐升高、高钠血症、低钾血症、血清氨基转移酶和血清乳酸脱氢酶升高、血清胆红素增多。

5. 有过敏史、出血史、溃疡性结肠炎、克罗恩病或抗生素相关肠炎者皆应慎用。

6. 本药不可加入碳酸氢钠溶液中静滴。

7. 药物过量应及时停药并予对症、支持治疗,血液透析可清除哌拉西林。

【不良反应】

1. 过敏反应 青霉素类药物过敏反应较常见,包括荨麻疹等各类皮疹、白细胞减少、间质性肾炎、哮喘发作和血清病型反应,严重者如过敏性休克偶见。

2. 局部症状 局部注射部位疼痛、血栓性静脉炎等。

3. 消化道症状 腹泻、稀便、恶心、呕吐等;假膜性肠炎罕见。

4. 个别患者可出现胆汁淤积性黄疸。

5. 中枢神经系统症状 头痛、头晕和疲倦等。

6. 肾功能减退者应用大剂量时,因脑脊液浓度增高,出现青霉素脑病。

7. 其他 念珠菌二重感染、出血等。

【观察要点】

1. 用药前详细询问患者过敏史及既往用药史，对过敏体质和有过敏史者慎用或不用。

2. 用药前应作青霉素皮肤试验，皮试阳性者不得使用本药。

3. 对皮试阴性者，给药过程不排除出现过敏性休克的可能，仍须密切观察。患者如突然出现不适、口内异常感、喘鸣、眩晕、便意、耳鸣、出汗、面色苍白等休克前驱症状，立即停药，并做好抢救准备。

4. 静脉滴注速度宜慢，过速可致恶心、胸部不适、咳嗽、发热、口内异味、眼结膜充血等，慢速滴注可减轻不良反应。

5. 注意观察和随访患者用药后反应，包括过敏反应及其他不良反应。

6. 注射后，应留患者在注射室继续观察至少 30 分钟，以防迟发型过敏性休克。

7. 注意监测乳酸脱氢酶（LDH）、BIL、血钠、血钾及肝、肾功能。如有异常，立即报告医生，及时处置。

8. 本药有致药物热、假膜性肠炎的可能，大剂量使用还有可能致青霉素脑病，故用药过程中应严密观察，如发现有这些不良反应的征兆，立即停药。

9. 肾功能减退和大剂量或长期使用本药时，应定期检测凝血时间，如发生异常或出血，立即停药。

10. 加强巡视，严密观察患者生命体征、意识、瞳孔及尿量的变化。

11. 大剂量或长时间应用时，应考虑到二重感染的可能性，注意观察和随访患者有无二重感染的早期症状。如念珠菌感染可出现口干、口炎、黑色舌苔或舌炎、咽痛、吞咽困难以及会阴部刺激感、肛门或阴道瘙痒、阴道分泌物增多、尿中气味异常等；耐青霉素金黄色葡萄球菌、革兰阴性菌引起肺炎、尿路感染、菌血症及败血症等，大多起病急、伴发热。

【应急处理】

1. 如患者突然主诉麻木、瘙痒、呼吸困难等，立刻停药，按过敏抢救。可补充体液，遵医嘱给予口服或注射抗组胺药、糖皮质激素和钙剂进行常规抗过敏处理，症状仍不能控制的，可考虑采用糖皮质激素冲击疗法。过敏性休克的抢救方法与青霉素过敏性休克的抢救方法相仿。

2. 密切观察患者的神志及生命体征变化，并迅速另建静脉通道，保持呼吸道通畅，给氧，必要时气管插管或气管切开。

3. 留置尿管观察尿量，以判断休克是否好转。一般面色转红润、尿量＞30ml/h，即表示休克有所纠正。

4. 做好记录，不断评价治疗与护理效果，为进一步处置提供依据。

5. 出现念珠菌或耐药菌引起的二重感染征兆或出现会阴部刺激感、频繁腹泻或水样便、腹部绞痛或压痛等假膜性肠炎的早期症状，立即停药，报告医生，及时处置。对假膜性肠炎中至重度者，及时补充液体、电解质和蛋白质，必要时口服甲硝唑、杆菌肽、考来烯胺或万古霉素；对于严重的水样腹泻，慎用可抑制肠蠕动的止泻药。

【案例分析】　患者，女，48岁，因腹痛来院就诊，经检查为盆腔感染，医嘱给予“哌拉西林4g，静注，一日2次”。因为患者病情比较急，护士未做皮试就给患者注射药物。次日早晨患者腰部出现皮疹，即停药，给予对症处理、口服氯苯那敏片抗过敏；第2天皮疹继续延伸至躯干部，肌注盐酸异丙嗪治疗，皮疹仍无法控制，扩散至全身；约1周后出现脱屑现象，以脸部最为明显，4周后皮疹开始逐渐消退，之后近1周症状才完全消失。

分析点评：患者用药后出现以皮疹为症状的过敏反应，并经对症处理仍无法有效的控制，这种情况临床很少看到，可能与患者个体反应有关。

提示：护士用药前应仔细询问患者有无青霉素或头孢类等药物过敏史，且必须做皮肤过敏试验，以减少过敏反应发生。此外，皮试阴性亦有发生过敏反应的可能，用药前护士应备好抢救药品及设备，用药期间应加强巡视，严密观察患者用药后反应，一旦出现异常，及时处理。

美 洛 西 林
(Mezlocillin)

【作用与用途】　适用于大肠埃希菌、肠杆菌属、变形杆菌等革兰阴性杆菌中敏感菌株所致的呼吸系统、泌尿系统、消化系统、妇科和生殖器官等感染。

【用法用量】

肌内注射、静脉注射或静脉滴注：一日2～6g，严重感染者可增至8～12g，最大可增至15g。肌内注射，临用前加灭菌注射用水溶解；静脉注射，通常加入5%葡萄糖氯化钠注射液或5%～10%葡萄糖注射液溶解后使用。

【注意事项】

1. 有哮喘、湿疹、花粉症、荨麻疹等过敏性疾病史者慎用。

2. 对诊断的干扰

(1) 用药期间，以硫酸铜法进行尿糖测定时可出现假阳性，用葡萄糖酶法者则不受影响。

(2) 大剂量注射给药可出现高钠血症。

(3) 可使血清丙氨酸氨基转移酶或天门冬氨酸氨基转移酶升高。

3. 应用大剂量时应定期检测血清钠。

4. 其他注意事项见哌拉西林。

【不良反应】　主要有食欲减退、恶心、呕吐、腹泻、肌注局部疼痛和皮疹。少数患者可出现血清氨基转移酶、碱性磷酸酶升高及嗜酸性粒细胞一过性增多。中性粒细胞减少、低钾血症等极为罕见。未见肾功能改变以及血液电解质紊乱等严重反应。

【观察要点】、【应急处理】　同哌拉西林。

阿 洛 西 林
(Azlocillin)

【作用与用途】　适用于敏感革兰阳性菌及阴性菌所致的各种感染以及铜绿假单胞菌感染，包括泌尿道感染、生殖器感染、妇科及产科感染等。

【用法用量】

静脉滴注：一日 6～10g，严重者可增至 10～16g，分 2～4 次，加入适量 5% 葡萄糖氯化钠注射液或 5%～10% 葡萄糖注射液中静脉滴注。

【注意事项】

1. 静脉滴注时速度不宜太快。

2. 可透过胎盘进入胎儿血液循环，并有少量随乳汁分泌，故孕妇及哺乳期妇女应用须权衡利弊，因可使婴儿致敏和引起腹泻、皮疹、真菌感染等。

3. 其他参阅美洛西林。

【不良反应】　类似青霉素的不良反应，主要为过敏反应（如瘙痒、荨麻疹等），其他反应有腹泻、恶心、呕吐、发热，个别患者可见出血时间延长、白细胞减少等，电解质紊乱（高钠血症）较少见。

【观察要点】

1. 与抗凝血药合用时，可增加出血的危险性；与溶栓剂合用时，可能会导致严重出血，故注意观察出血倾向。

2. 其他参阅哌拉西林。

【应急处理】　同哌拉西林。

（二）头孢菌素类

头孢硫脒

（Cefathiamidine）

【作用与用途】　第一代头孢菌素类抗菌药，用于敏感菌所致呼吸系统、肝胆系统、五官、尿路感染及心内膜炎、败血症。

【用法用量】

肌内注射：一次 0.5～1g，一日 4 次。

静脉注射：一次 2g，一日 2～4 次，临用前加灭菌注射用水或氯化钠注射液适量溶解。

【注意事项】

1. 应用本药前须详细询问头孢菌素类及青霉素类的药物过敏史，对头孢菌素类抗菌药过敏者禁用，有青霉素过敏性休克或即刻反应者不宜再选用头孢菌素类;对青霉素类、青霉素衍生物或青霉胺过敏者也可能对头孢菌素或头霉素过敏。

2. 有胃肠道疾病史者,特别是溃疡性结肠炎、局限性肠炎或抗生素相关性结肠炎(头孢菌素类少产生假膜性结肠炎)者应慎用。

3. 肾功能减退患者应用本药须适当减量。

4. 应用本药的患者抗球蛋白(Coombs)试验可出现阳性,孕妇产前应用,此阳性反应也可出现于新生儿。

【不良反应】 偶有荨麻疹、哮喘、皮肤瘙痒、寒战高热、血管神经性水肿等,偶见治疗后非蛋白氮和丙氨酸转氨酶升高。

【观察要点】

1. 用药前详细询问患者头孢菌素类及青霉素类的药物过敏史,对头孢菌素类过敏者、有青霉素过敏性休克或即刻反应者,不宜再选用头孢菌素类。对青霉素过敏患者应充分权衡利弊后决定是否使用。

2. 仔细询问病史,对有胃肠道疾病史者,特别是溃疡性结肠炎、局限性肠炎或抗生素相关性结肠炎,以及妊娠早期患者应特别注意用药后的反应。

3. 肾功能减退患者应用头孢硫脒时,须适当减量。

4. 密切观察患者皮试时及用药后反应,一旦出现过敏症状,立即停药。

【应急处理】

1. 出现一般过敏反应如荨麻疹,可使用抗过敏药物,如苯海拉明一次口服25mg,一日3次;或应用氯苯那敏,一次口服4mg,一日3次。

2. 严重过敏现象往往出现在皮试或注射十几分钟内,患者首先感到胸闷气憋、寒战,以致抽搐、头晕、头痛、呼吸困难、发绀、面色苍白、手脚发凉,血压急剧下降,脉搏快、细而弱,如抢救不及时,常会因呼吸循环衰竭而死亡。处理方法如下:①立即皮下或静脉注射0.1%肾上腺素0.5~1ml,根据病情,十几分钟后,可再次注射0.1%肾上腺素0.3~0.5ml。有条件者,可静脉输注5%葡萄糖或葡萄糖氯化钠注射液加氢化可的松100~200mg;对血压急剧下降者,输液中加入升压药物如间羟胺或去甲肾上腺素。有条件者,可氧气吸入,使用脱敏药物如注射异丙嗪 25mg,或采用其他方法对症处理。②现场无输液条件时,可静脉注射 25% 葡萄糖 60～80ml,静脉注射升压药物,但推药速度应缓慢。如无静注条件,亦可肌注间羟胺。

【案例分析】 孕妇,26 岁,妊娠 36 周,因发热入院。询问病史,于 3 天前破膜未及时就诊;入院体检,体温 38℃;实验室检查,血沉 50mm/h,血常规示白细胞 $2.82 \times 10^9/L$、中性粒细胞百分率 58.54%。护士用青霉素做皮试(－),遂给予头孢硫脒 2g 加入生理盐水 100ml 静滴。用药 30 分钟后,患者感胸闷、憋气,浑身寒战,伴头晕、头痛;立即停药,皮下注射 0.1% 肾上腺素 1ml,吸氧,并给予一系列抗过敏治疗,好转。

分析点评:该孕妇虽然对青霉素皮试是阴性,但使用头孢硫脒后仍出现过敏反应,因此,对头孢类抗菌药做皮试时要用所用药物的原液,不能用青霉素代替。并且护理人员在患者首次用药期间仍应加强巡视、密切观察。

提示:

1. 药物做皮试时要用所用的药物原液,不能用类似药物代替;即使用药前的皮试结果为阴性,用药期间仍应严密观察患者的反应。

2. 用药前备好抢救药物及器械,做好严重过敏反应的抢救准备。

头孢呋辛

(Cefuroxime)

【作用与用途】 可用于敏感菌所致的各种感染,包括产科、妇科感染如盆腔炎以及淋病等,尤其适用于不宜用青霉素治疗的淋病。

【用法用量】

一般或中度感染:一次 0.75g,一日 3 次,肌内或静脉注射。

重症感染:剂量加倍,一次 1.5g,一日 3 次,静脉滴注 20～30 分钟。

口服：一日 0.5g；单纯性下尿路感染患者一日 0.25g，分 2 次服用；单纯性淋球菌尿道炎单剂疗法剂量为 1g。

配制方法：肌内注射，0.25g 本药加 1ml 注射用水或 0.75g 本药加 3ml 注射用水，轻轻摇匀使成为不透明的混悬液；静脉注射，0.25g 本药最少加 2ml 注射用水或 0.75g 本药最少加 6ml 注射用水，使溶解成黄色的澄清溶液；静脉滴注，可将 1.5g 本药溶于 50ml 注射用水中或与大多数常用的静脉注射液配伍（氨基糖苷类除外）。

【注意事项】

1. 对本药及头孢菌素类抗生素过敏者禁用。

2. 交叉过敏反应。对一种头孢菌素或头霉素过敏者对其他头孢菌素或头霉素也可能过敏。对青霉素类、青霉素衍生物或青霉胺过敏者也可能对头孢菌素或头霉素过敏。

3. 对青霉素过敏患者应用本药时应根据患者情况充分权衡利弊后决定。有青霉素过敏性休克或即刻反应者，不宜再选用头孢菌素类。

4. 有胃肠道疾病史者，特别是溃疡性结肠炎、局限性肠炎或抗生素相关性结肠炎者和有肾功能减退者应慎用。

5. 不同浓度的溶液可呈微黄色至琥珀色，本药粉末、悬液和溶液在不同的存放条件下颜色可变深，但不影响其效价。如溶液发生浑浊或有沉淀不能使用。

6. 对诊断的干扰。应用本药患者的抗球蛋白（Coombs）试验（直接）可出现阳性；本药可致高铁氰化物血糖试验呈假阴性，故应用本药期间，应以葡萄糖酶法或维生素 C 氧化酶试验测定血糖浓度；本药可使硫酸铜尿糖试验呈假阳性，但葡萄糖酶法则不受影响。

7. 本药不可以碳酸氢钠溶液溶解，不可与其他抗菌药物在同一注射容器中给药。

8. 对无法吞服片剂的患者，可将药片研碎溶于苹果汁、葡萄汁、巧克力牛奶中服用，可降低药物的苦味。

【不良反应】

1. 偶见皮疹及血清氨基转移酶升高，停药后症状消失。

2. 与青霉素有交叉过敏反应。

3. 长期使用本药可导致非敏感菌的增殖，胃肠失调，包括治疗中、后期甚少出现的假膜性结肠炎。

4. 罕见短暂性的血红蛋白浓度降低、嗜酸性粒细胞增多、白细胞和中性粒细胞减少，停药后症状消失。

5. 肌内注射时，注射部位会有暂时的疼痛，剂量较大时尤其如此。

【观察要点】

1. 用药前详细询问患者有无青霉素类及头孢类药物过敏史，且最好在注射前做皮肤敏感实验，皮试阳性者避免使用本药。

2. 肌注时注意更换注射部位，静脉给药时速度宜缓慢，以防止血栓性静脉炎。

3. 本药偶可引起过敏性休克，用药过程中，尤其是首次注射时，应密切观察，特别注意。

4. 嘱患者用药期间和停药后至少5天内应戒酒，不能饮用含乙醇的饮料或服用含乙醇药物，以免引起双硫仑样反应。

5. 长时间用药时应定期检查血象及肝肾功能。

6. 长期使用者应注意防止肠道菌群失调，避免出现假膜性肠炎。如出现腹痛和频繁腹泻及水样便，应考虑假膜性肠炎。

7. 经验治疗首剂给药前应留取标本进行培养和药敏试验，以后根据临床效果和药敏结果决定是否换药。

【应急处理】

1. 一旦发生过敏反应，及时停药，补充体液。可遵医嘱口服或注射抗组胺药物、糖皮质激素和钙剂进行常规抗过敏处理，症状仍不能控制的，可考虑采用糖皮质激素冲击疗法。

2. 出现过敏性休克的前驱症状，马上停药，患者立即取头低仰卧位，做好抢救准备。抢救方法：保持气道通畅，给予吸氧、肾上腺素及糖皮质激素等治疗。同时，严密监护心电、血压，监测并维持水、电解质、血糖、血气的稳定，记录每小时尿量。

3. 出现双硫仑样反应，让患者卧床休息，并给予对症处理。反应严重时，立即采取抢救措施，如维持血压、抗休克，必要时行人工给氧、静脉输液，给予大量维生素C，并注意测定血钾、血镁浓度，及时纠正低血钾、低血镁。

4. 出现假膜性肠炎，立即停药，可给予甲硝唑口服，无效时可口服万古霉素。

头孢替安

(Cefotiam)

【作用与用途】　主要用于对本药敏感的葡萄球菌属、链球菌属(肠球菌除外)、肺炎球菌、流感杆菌、大肠杆菌、克雷伯杆菌属、肠道菌属、枸橼酸杆菌属、奇异变形杆菌、普通变形杆菌、雷特格变形杆菌、摩根变形杆菌等所致下列感染：肾盂肾炎、膀胱炎、尿路炎、子宫内膜炎、盆腔炎、子宫旁组织炎、附件炎等。

【用法用量】　一日 0.5～2g，分 2～4 次静脉注射，用生理盐水或葡萄糖注射液溶解；30 分钟至 2 小时内静脉滴注。

【注意事项】

1. 对本药有休克既往史者、对本药或对头孢类抗生素有过敏既往史者禁用。

2. 下列患者慎用　对青霉素类抗生素有过敏既往史者；本人或父母兄弟有易引起支气管哮喘、皮疹、荨麻疹等变态反应性疾病体质者；严重肾功能障碍者；经口摄取不良的患者或采取非经口营养的患者；高龄者；全身状态不佳者因可能出现维生素 K 缺乏症，要充分进行观察。

3. 一般注意事项

(1) 由于有发生休克的可能性，给药前应详细问诊，最好在注射前做皮肤敏感实验。

(2) 应事先做好发生休克时急救处置的准备，另应让用药患者保持安静状态，充分观察。

4. 对临床化验值的影响

(1) 除尿糖试条外，用班氏试剂、弗林试验检查尿糖有时出现假阳性反应。

(2) 有时可使直接库姆斯试验出现阳性，应注意。

5. 用药时的注意事项

(1) 只可用于静脉内注射。

(2) 为了避免大剂量静脉给药时偶尔引起的血管痛、血栓性静脉炎，应充分注意注射液的配制、注射部位、注射法等，并尽量减慢注射速度。

（3）溶解后的药液应迅速使用，若必须贮存亦应在8小时内用完，此时微黄色的药液可能随着时间的延长而加深。

6. 其他 本药给药期间，最好定期做肝功能、肾功能、血象等检查。

7. 药物过量时，立即停药，必要时可进行血液透析或腹膜透析。

8. 因与本药类似的化合物（别种头孢类抗生素）与呋塞米等利尿药并用可增强肾毒性，因而本药与呋塞米等利尿药并用时应注意肾功能。

9. 为预防过敏性休克的发生，可用本药300μg/ml溶液做皮试。

10. 本药水溶液不稳定，宜现用现配；溶解后应立即使用，否则药液色泽会变深。

【不良反应】

1. 休克 偶有发生休克症状，因而给药后应注意观察，若发生感觉不适、口内感觉异常、喘鸣、眩晕、排便感、耳鸣、出汗等症状，应停止给药。

2. 过敏性反应 若出现皮疹、荨麻疹、红斑、瘙痒、发热、淋巴结肿大、关节痛等过敏性反应时应停止给药，并做适当处置。

3. 肾脏 偶尔出现急性肾功能衰竭等严重肾障碍，因而应定期实行检查，充分观察，出现异常情况时，应终止给药，并做适当处置。

4. 血液 有时出现红细胞减少、粒细胞减少、嗜酸性粒细胞增高、血小板减少，偶尔出现溶血性贫血。

5. 肝脏 有时出现S-GOT、S-GPT、碱性磷酸酶增高，偶尔出现胆红素、乳酸脱氢酶、γ-谷氨酰转肽酶增高。

6. 消化系统 偶尔出现假膜性结肠炎等伴随血便症状的严重结肠炎，若因应用本药而出现腹痛或多次腹泻时应立即停药并做适当处置。本药有时可引起恶心、腹泻，偶也出现呕吐、食欲减退、腹痛等症状。

7. 呼吸系统 偶尔发生伴随发热、咳嗽、呼吸困难、胸部X线异常、嗜酸性粒细胞增高等症状的间质性肺炎，若出现上述症状，应停药并采取注射肾上腺皮质激素等适当处置。

8. 中枢神经系统 对肾衰竭患者大剂量给药时有时可出现痉挛等神经症状。

9. 菌群交替现象 偶有出现口腔炎、念珠菌症。

10. 维生素缺乏症 偶有出现维生素K缺乏症（低凝血酶原血症、出血倾向等），维生素B族缺乏症（舌炎、口腔炎、食欲减退、神经炎等）。

11. 其他 偶有引起头晕、头痛、倦怠感、麻木感等。

【观察要点】

1. 长期应用可能出现维生素K和维生素B族缺乏，用药时间较长时应监测凝血常规，如出血时间、凝血因子Ⅱ时间及凝血活酶时间，并注意观察和随访患者有无出血征象，如牙龈出血、鼻出血、皮肤瘀血或瘀斑等。

2. 其余参阅头孢呋辛。

【应急处理】

1. 一旦出现牙龈出血、鼻出血、皮肤瘀血或瘀斑等，立即停药，并应用维生素K，必要时补充维生素B族。

2. 其他参见头孢呋辛。

头孢噻肟

(Cefotaxime)

【作用与用途】 适用于敏感细菌所致尿路、腹腔、盆腔、皮肤软组织、生殖道等感染。

【用法用量】

静脉注射或静脉滴注：一日2～6g，分2～3次；严重感染者每6～8小时2～3g，一日最高剂量不超过12g。治疗无并发症的肺炎链球菌肺炎或急性尿路感染，每12小时1g。严重肾功能减退患者应用时须适当减量。

【注意事项】

1. 对头孢菌素过敏者及有青霉素过敏性休克或即刻反应史者禁用。

2. 交叉过敏反应 对一种头孢菌素或头霉素过敏者对其他头孢菌素类或头霉素类也可能过敏。对青霉素或青霉胺过敏者也可能对本药过敏。

3. 本药可经乳汁排出,哺乳期妇女应用时宜暂停哺乳;可透过血胎盘屏障进入胎儿血液循环,孕妇应限用于有确切适应证时。老年患者用药根据肾功能适当减量。

4. 对诊断的干扰 应用本药的患者抗球蛋白(Coombs)试验可出现阳性;孕妇产前应用本药,此反应可出现于新生儿。用硫酸铜法测定尿糖可呈假阳性。血清碱性磷酸酶、血尿素氮、丙氨酸氨基转移酶、天门冬氨酸氨基转移酶或血清乳酸脱氢酶值可增高。

5. 头孢噻肟钠 1.05g 约相当于 1g 头孢噻肟,每 1g 头孢噻肟钠含钠量约为 2.2mmol(51mg)。1g 头孢噻肟溶于 14ml 灭菌注射用水形成等渗溶液。

6. 配制肌内注射液时,0.5g、1g 或 2g 的头孢噻肟分别加入 2ml、3ml 或 5ml 灭菌注射用水。供静脉注射的溶液,加至 10~20ml 灭菌注射用水于上述不同量的头孢噻肟内,于 5~10 分钟内缓慢注入。静脉滴注时,将静脉注射液再用适当溶剂稀释至 100~500ml。肌内注射剂量超过 2g 时,应分不同部位注射。

7. 肾功能减退者应在减少剂量情况下慎用;有胃肠道疾病或肾功能减退者慎用。

8. 与氨基糖苷类有协同抗菌作用,但不可同瓶滴注。

9. 可用氯化钠注射液或葡萄糖液稀释,但不能与碳酸氢钠液混合。

10. 本药无特效拮抗药,药物过量时主要给予对症治疗和大量饮水及补液等。

【不良反应】

1. 皮疹和药物热、静脉炎、腹泻、恶心、呕吐、食欲减退等。

2. 碱性磷酸酶或血清氨基转移酶轻度升高、暂时性血尿素氮和肌酐升高等。

3. 白细胞减少、酸性粒细胞增多或血小板减少少见。

4. 偶见头痛、麻木、呼吸困难和面部潮红。

5. 极少数患者可发生黏膜念珠菌病。

【观察要点】

1. 用药前必须详细询问患者有无对其他头孢菌素、青霉素或其他药物的过敏史。

2. 药液应现用现配，若溶解后溶液变为深黄或棕色，说明药物已变质，不能使用。

3. 嘱患者用药期间及用药后至少5天内不可饮酒，也不可饮用含乙醇饮料或接受含乙醇药剂，以免引起双硫仑样反应。

4. 给药期间，密切监测肾功能，并记录出入液量。如长期或大剂量应用时或与强利尿药、氨基糖苷类抗生素合用时，更应特别注意定期检查尿素氮、血肌酐、肌酐清除率等，停药后仍需观察数月。

5. 长期大量应用者，定期检查血象、PT及肝功能。

6. 长期用药可致菌群失调，应注意发生黏膜念珠菌感染及假膜性肠炎的可能。菌群失调多发生于用药后4～9天或停药后2～3周。应告知患者如腹泻超过5次/天，必须及时报告医生以便及时处理。也可在每次给药时给患者服120ml全脂牛奶或酸奶，以保护肠黏膜，预防感染。

【应急处理】

1. 本药无特效拮抗药，药物过量时主要给予对症治疗和大量饮水及补液等。

2. 一旦发生过敏反应，及时停药，补充体液。可遵医嘱口服或注射抗组胺药物、糖皮质激素和钙剂进行常规抗过敏处理，症状仍不能控制的，可考虑采用糖皮质激素冲击疗法。

3. 出现过敏性休克的前驱症状，马上停药，患者立即取头低仰卧位，做好抢救准备。抢救方法：保持气道通畅，给予吸氧、肾上腺素及糖皮质激素等治疗。同时，严密监护心电、血压，监测并维持水、电解质、血糖、血气的稳定，记录每小时尿量。

4. 出现双硫仑样反应，让患者卧床休息，并给予对症处理。反应严重时，立即采取抢救措施，如维持血压、抗休克，必要时行人工给氧、静脉输液，给予大量维生素C，并注意测定血钾、血镁浓度，及时纠正低血钾、低血镁。

5. 出现假膜性肠炎，立即停药，可给予甲硝唑口服，无效时可口服万古霉素。

头孢曲松钠
(Ceftriaxone)

【作用与用途】 用于敏感细菌所致的尿路、腹腔、盆腔感染及手术期感染预防。本药单剂可治疗单纯性淋病。

【用法用量】 肌内或静脉给药,每24小时1~2g或每12小时0.5~1g,最高剂量一日4g,疗程7~14日。治疗淋病的推荐剂量为单剂肌内注射0.25g。

肌内注射溶液的配制:以3.6ml灭菌注射用水、氯化钠注射液、5%葡萄糖注射液或1%盐酸利多卡因加入1g瓶装中,制成每1ml含250mg头孢曲松的溶液。

静脉给药溶液的配制:将9.6ml前述稀释液(除利多卡因外)加入1g瓶装中,制成每1ml含100mg头孢曲松的溶液,再用5%葡萄糖注射液或氯化钠注射液100~250ml稀释后静脉滴注。

【注意事项】

1. 交叉过敏反应。对一种头孢菌素或头霉素(cephamycin)过敏者对其他头孢菌素或头霉素也可能过敏。对青霉素类、青霉素衍生物或青霉胺过敏者也可能对头孢菌素或头霉素过敏。

2. 对青霉素过敏患者应用本药时应根据患者情况充分权衡利弊后决定。有青霉素过敏性休克或即刻反应者,不宜再选用头孢菌素类。

3. 有胃肠道疾病史者,特别是溃疡性结肠炎、局限性肠炎或抗生素相关性结肠炎(头孢菌素类很少产生假膜性结肠炎)者应慎用。

4. 由于头孢菌素类毒性低,所以有慢性肝病患者应用本药时不需调整剂量。患者有严重肝肾损害或肝硬化者应调整剂量。

5. 肾功能不全患者肌酐清除大于5ml/min,每日应用本药剂量少于2g时,不需作剂量调整。血液透析清除本药的量不多,透析后无需增补剂量。

6. 对诊断的干扰。应用本药的患者以硫酸铜法测尿糖时可获得假阳性反应,以葡萄糖酶法则不受影响;血尿素氮和血清肌酐可有暂时性升高；血清胆红素、碱性磷酸酶、丙氨酸氨基转移酶(ALT)和天门冬氨酸氨基转移酶(AST)皆可升高。

7. 本药不能加入哈特曼以及林格等含有钙的溶液中使用。

8. 本药的配伍禁忌药物甚多，应单独给药。

9. 应用本药期间饮酒或服含乙醇药物时在个别患者可出现双硫仑样反应，故在应用本药期间和以后数天内，应避免饮酒和服含乙醇的药物。

【不良反应】　不良反应与治疗的剂量、疗程有关。局部反应有静脉炎，此外有皮疹、瘙痒、发热、支气管痉挛和血清病等过敏反应，头痛或头晕、腹泻、恶心、呕吐、腹痛、结肠炎、黄疸、胀气、味觉障碍和消化不良等消化道反应。实验室检查异常包括嗜酸性粒细胞增多，血小板增多或减少和白细胞减少，肝肾功能异常。

【观察要点】

1. 用药前详细询问患者有无头孢菌素类药物过敏史。

2. 应选择臀部大肌群缓慢深部注射，并注意每次更换注射部位。

3. 静脉给药时，注意更换穿刺静脉，防止发生静脉炎。

4. 嘱患者用药期间及用药后至少5天内不可饮酒，也不可饮用含乙醇饮料或接受含乙醇药剂，以免引起双硫仑样反应。

5. 给药期间，注意监测血象、血红蛋白及肝肾功能，并注意观察和随访用药后的不良反应。包括上述检验值是否明显异常，或是否出现药物热、多形性红斑、血清病样反应的征兆以及支气管痉挛症状等。

6. 注意观察用药局部的改变。肌内注射时，注射部位可能引起硬结、疼痛；静脉给药时，如剂量过大或速度过快可产生灼热感、血管疼痛，严重者可致血栓性静脉炎。

7. 长期用药，易引起菌群失调所致的假膜性肠炎，尤其是慢性疾病患者、衰弱者、老年人及腹部手术者更易发生，给药期间应注意观察患者是否出现腹痛、频繁腹泻等假膜性肠炎症状以及念珠菌二重感染的早期症状。

8. 长期或大剂量应用可使肠道产生维生素K的细菌减少，并可致低凝血因子Ⅱ血症，给药期间应监测凝血常规变化，同时还应注意观察和随访有无出血征象。

【应急处理】

1. 患者的血象、血红蛋白、肝肾功能等检验值明显异常，或出现药物热、多形性红斑、血清病样反应的征兆，以及支气管痉挛症状，立即停药，及时处理。

2. 如出现皮肤瘀血或瘀斑、牙龈出血、鼻出血等，立即停药，并服用适量维生素 K。

3. 一旦发生过敏反应，及时停药，补充体液。可遵医嘱口服或注射抗组胺药物、糖皮质激素和钙剂进行常规抗过敏处理，症状仍不能控制的，可考虑采用糖皮质激素冲击疗法。

4. 出现过敏性休克的前驱症状，马上停药，患者立即取头低仰卧位，做好抢救准备。抢救方法：保持气道通畅，给予吸氧、肾上腺素及糖皮质激素等治疗。同时，严密监护心电、血压，监测并维持水、电解质、血糖、血气的稳定，记录每小时尿量。

5. 出现双硫仑样反应，让患者卧床休息，并给予对症处理。反应严重时，立即采取抢救措施，如维持血压、抗休克，必要时行人工给氧、静脉输液，给予大量维生素 C，并注意测定血钾、血镁浓度，及时纠正低血钾、低血镁。

6. 出现假膜性肠炎，立即停药，可给予甲硝唑口服，无效时可口服万古霉素。

7. 如出现血栓性静脉炎征象，应停止使用此静脉，并抬高患肢，活动局部，给予轻柔按摩或热敷，必要时局部涂多磺酸黏多糖。

【案例分析】 患者，女，60 岁，因“急性尿路感染”遵医嘱给予头孢曲松钠 2g 加入氯化钠注射液 500ml 中静脉滴注。护士执行医嘱时误将头孢曲松钠加入复方氯化钠中，出现絮状沉淀物，遂核对医嘱发现是执行错误，立即重新配制，更换溶媒为 500ml 生理盐水。

分析点评：头孢曲松说明书中明确要求，该药品不能加入哈特曼以及林格等含有钙的溶液中使用。与含钙剂或含钙产品合并用药有可能导致致死性结局的不良事件。

提示：护士执行医嘱时应严格执行核对制度，并应掌握临床常用药物的注意事项等知识，一旦出现问题，及时向医生反应、处理。

头孢哌酮

(Cefoperazone)

【作用与用途】 适用于敏感菌所致的各种感染如尿路感染、盆腔感染等，后者宜与抗厌氧菌药联合应用。

【用法用量】

肌内注射、静脉注射或静脉滴注：一般感染，一次1～2g，每12小时1次；严重感染，一次2～3g，每8小时1次。成人一日剂量不超过9g，但在免疫缺陷患者有严重感染时，剂量可加大至一日12g。

配制方法：肌内注射液，每1g药物加灭菌注射用水2.8ml及2%利多卡因注射液1ml，浓度为250mg/ml。静脉注射液，每1g药物加葡萄糖氯化钠注射液40ml溶解；静脉滴注液，取1～2g头孢哌酮溶解于100～200ml葡萄糖氯化钠注射液或其他稀释液中，最后药物浓度为5～25mg/ml。

【注意事项】

1. 对头孢菌素类过敏及有青霉素过敏休克和即刻反应史者禁用本药。

2. 对诊断的干扰。用硫酸铜法进行尿糖测定时可出现假阳性反应，直接抗球蛋白(Coombs)试验呈阳性反应。产妇临产前应用本药，新生儿此试验亦可为阳性。偶有碱性磷酸酶、血清丙氨酸氨基转移酶、血清天门冬氨酸氨基转移酶、血清肌酐和血尿素氮增高。

3. 肝病和(或)胆道梗阻患者，半衰期延长(病情严重者延长2～4倍)，尿中头孢哌酮排泄量增多；但肝病、胆道梗阻严重或同时有肾功能减退者，胆汁中仍可获得有效治疗浓度；给药剂量须予适当调整，且应进行血药浓度监测。如不能进行血药浓度监测时，每天给药剂量不应超过2g。

4. 部分患者用本药治疗可引起维生素K缺乏和低凝血酶原血症，用药期间应进行出血时间、凝血酶原时间监测。同时应用维生素K_1可防止出血现象的发生。

5. 长期应用头孢哌酮可引起二重感染。

6. 交叉过敏。对任何一种头孢菌素过敏者对本药也可能过敏。

7. 乳汁中头孢哌酮的含量少，哺乳期妇女应用时宜暂停哺乳。

8. 本药无特效拮抗药，药物过量时主要给予对症治疗和大量饮水及补液等。

【不良反应】

1. 皮疹较为多见。

2. 少数患者尚可发生腹泻、腹痛、嗜酸性粒细胞增多、轻度中性粒细胞减少。

3. 暂时性血清氨基转移酶、碱性磷酸酶、尿素氮或血肌酐升高。

4. 血小板减少、凝血酶原时间延长等可见于个别患者。偶有出血者，可用维生素 K 预防或控制。

5. 菌群失调可在少数患者出现。

6. 应用本药期间饮酒或接受含乙醇药物或饮料者可出现双硫仑样反应。

【观察要点】、【应急处理】　同头孢曲松。

【案例分析】　患者，女，36 岁，因输卵管炎于门诊滴注头孢哌酮 3 天。第 4 天，患者中午饮啤酒 2 瓶后下午继续输注，滴注约 10 分钟后患者出现面部潮红、周身皮肤瘙痒、头痛、头晕、胸闷憋气，立即停用头孢哌酮，换生理盐水 250ml 静脉滴注，15 分钟后症状缓解。

分析点评：本例中患者因饮酒后使用头孢哌酮，出现典型的双硫仑反应，与护士给药前询问不仔细以及交代不完全有关。双硫仑反应的机制为头孢哌酮化学结构中含有甲硫四氮唑侧链，应用期间如饮酒或接受含乙醇食物、饮料、药品等，可因抑制肝细胞线粒体内乙醛脱氢酶的活性，使乙醛产生后不能进一步氧化代谢，从而导致体内乙醛聚积，出现嗜睡、幻觉等双硫仑样反应。

提示：护士在为患者输注头孢类抗菌药物时，应告知患者及家属在应用头孢类抗菌药物期间及停药 7 天内，不宜饮酒及服用含有乙醇的饮品、药物等，并且在每次给药前都应询问患者近期是否曾饮酒或接触过含有乙醇成分的食物、饮料或药品等。

头孢唑肟

(Ceftizoxime)

【作用与用途】 可用于敏感菌所致的尿路感染、盆腔感染、肺炎链球菌或流感嗜血杆菌所致脑膜炎和单纯性淋病等。

【用法用量】 一次1~2g,每8~12小时1次;严重感染者的剂量可增至一次3~4g,每8小时1次。治疗非复杂性尿路感染时,一次0.5g,每12小时1次。可用注射用水、氯化钠注射液、5%葡萄糖注射液溶解后缓慢静脉注射,亦可加在10%葡萄糖注射液、电解质注射液或氨基酸注射液中静脉滴注30分钟至2小时。

【注意事项】

1. 拟用本药前必须详细询问患者先前有否对本药、其他头孢菌素类、青霉素类或其他药物的过敏史,因为在青霉素类和头孢菌素类等β-内酰胺类抗生素之间已证实存在交叉过敏反应。

2. 对本药及其他头孢菌素过敏者禁用,以往发生过青霉素休克者不宜再选用;有青霉素类过敏史且有指征应用本药时,必须充分权衡利弊后,在严密观察下慎用。

3. 对诊断的干扰。抗球蛋白(Coombs)试验可出现阳性。用Bendict、Fehling及Clinitest试剂检查尿糖可呈假阳性。血清碱性磷酸酶、血尿素氮、丙氨酸氨基转移酶、天门冬氨酸氨基转移酶或血清乳酸脱氢酶值可增高。

4. 几乎所有的抗生素都可引起假膜性肠炎,包括头孢唑肟。如在应用过程中发生抗生素相关性肠炎,必须立即停药,采取相应措施。

5. 有胃肠道疾病病史者,特别是结肠炎患者应慎用。易发生支气管哮喘、皮疹、荨麻疹等过敏性体质者慎用。不能很好进食或非经口摄取营养者、高龄者、恶病质等患者应慎用,因为有出现维生素K缺乏症的情况。

6. 虽然本药未显示出对肾功能的影响,应用本药时仍应注意肾功能,特别是在那些接受大剂量治疗的重症患者中。

7. 与其他抗生素相仿,过长时间应用本药可能导致不敏感微生物的过度繁殖,需要严密观察,一旦发生二重感染,需采取相应措施。

8. 一次大剂量静脉注射时可引起血管痛、血栓性静脉炎，应尽量减慢注射速度。

9. 本药溶解后在室温下放置不宜超过 7 小时，冰箱中放置不宜超过 48 小时。

【不良反应】

1. 皮疹、瘙痒和药物热等过敏反应、腹泻、恶心、呕吐、食欲减退等。

2. 碱性磷酸酶、血清氨基转移酶轻度升高、暂时性血胆红素、血尿素氮和肌酐升高等。

3. 贫血（包括溶血性贫血）、白细胞减少、嗜酸性粒细胞增多或血小板减少少见。

4. 偶见头痛、麻木、眩晕、维生素 K 和维生素 B 缺乏症、过敏性休克。

5. 极少数患者可发生黏膜念珠菌病。

6. 注射部位烧灼感、蜂窝织炎、静脉炎（静脉注射者）、疼痛、硬化和感觉异常等。

【观察要点】、【应急处理】 同头孢曲松。

头孢他啶
(Ceftazidime)

【作用与用途】 可用于敏感革兰阴性杆菌所致的复杂性尿路感染和严重皮肤软组织感染等。

【用法用量】 败血症、下呼吸道感染、胆道感染等，一日 4～6g，分 2～3 次静脉滴注或静脉注射，疗程 10～14 日。

泌尿系统感染和重度皮肤软组织感染等，一日 2～4g，分 2 次静脉滴注或静脉注射，疗程 7～14 日。

对于某些危及生命的感染、严重铜绿假单胞菌感染和中枢神经系统感染，可酌情增量至一日 0.15～0.2g/kg，分 3 次静脉滴注或静脉注射。

【注意事项】

1. 本药与多种药物有配伍禁忌，应单独配制使用。

2. 在碳酸氢钠溶液中的稳定性较在其他溶液中为差。

3. 本药与氨基糖苷类抗生素或呋塞米等强利尿剂合用时需严密观察肾功能情况,以避免肾损害的发生。

4. 其他注意事项参见头孢唑肟。

【不良反应】 本药的不良反应少见而轻微。少数患者可发生皮疹、皮肤瘙痒、药物热;恶心、腹泻、腹痛;注射部位轻度静脉炎;偶可发生一过性血清氨基转移酶、血尿素氮、血肌酐值的轻度升高;白细胞、血小板减少及嗜酸性粒细胞增多等。

【观察要点】

1. 本药注射用粉针剂中加有一定量的碳酸钠,遇水释放二氧化碳后溶解成澄明溶液。因此,溶解或稀释本药时,不可剧烈振摇,以免造成瓶子爆炸,如产生二氧化碳气体,应注意排气。加液溶解时,应轻轻向各个方向均匀注液,而不能只向一个方向加注,否则易形成粉团而不能迅速全溶。

2. 其余参阅头孢曲松。

【应急处理】 同头孢曲松。

头孢吡肟
(Cefepime)

【作用与用途】 可用于治疗敏感细菌引起的中至重度感染,包括单纯性下尿路感染和复杂性尿路感染(包括肾盂肾炎)、非复杂性皮肤和皮肤软组织感染、妇产科感染等。

【用法用量】 可作静脉滴注或深部肌内注射。

静脉滴注:成人、16岁以上儿童及体重≥40kg儿童,可根据病情,每次1~2g,每12小时1次,疗程7~10天;对于严重感染并危及生命时,可每8小时2g;用于中性粒细胞减少伴发热的经验治疗,一次2g,每8小时1次,疗程7~10天或至中性粒细胞减少缓解。如发热缓解但中性粒细胞仍处于异常低水平,应重新评价有无继续使用抗生素治疗的必要。对于严重或危及生命者,应首选静脉给药,可将1~2g本药溶于50~100ml 0.9%氯化钠注射液、5%或10%葡萄糖注射液、M/6乳酸钠注射液、5%葡萄糖和0.9%氯化钠混合注射液、乳酸林格液和5%葡萄糖混合注射液中,药物浓度不应超过40mg/ml,经约30分钟滴注完毕。

肌内注射:本药0.5g加1.5ml注射用溶液,或1g加3ml溶解后,经深部肌群(如臀肌群或外侧股四头肌)注射。

【注意事项】

1. 本药禁用于对头孢吡肟或L-精氨酸、头孢菌素类药物、青霉素或其他β-内酰胺类抗生素有即刻过敏反应的患者。

2. 使用本药前,应该确定患者是否有头孢吡肟、其他头孢菌素类药物,青霉素或其他β-内酰胺类抗生素过敏史。对于任何有过敏,特别是药物过敏史的患者应谨慎。

3. 本药与氨基糖苷类药物或强效利尿剂合用时,应加强临床观察,并监测肾功能,避免引发氨基糖苷类药物的肾毒性或耳毒性作用。

4. 本药用于孕妇、哺乳期妇女应谨慎。

5. 头孢吡肟溶液不可加至甲硝唑、万古霉素、庆大霉素、妥布霉素或硫酸奈替米星、氨茶碱溶液中。头孢吡肟浓度超过40mg/ml时,不可加至氨苄西林溶液中。如有与头孢吡肟合用的指征,这些抗生素应与头孢吡肟分开使用。

6. 对肾功能不全(肌酐清除率≤60ml/min)的患者,应根据肾功能调整本药剂量或给药间歇时间。

7. 与其他头孢菌素类抗生素类似,头孢吡肟可能会引起凝血酶原活性下降。对于存在引起凝血酶原活性下降危险因素的患者,如肝、肾功能不全,营养不良以及延长抗菌治疗的患者应监测凝血酶原时间,必要时给予外源性维生素K。

8. 广谱抗菌药可诱发假膜性肠炎。在用本药治疗期间患者出现腹泻时应考虑假膜性肠炎发生的可能性。对轻度肠炎患者,仅停用药物即可;中、重度患者需进行特殊治疗。有胃肠道疾患,尤其是肠炎患者应谨慎处方头孢吡肟。

【不良反应】

1. 常见的与本药可能有关的不良反应主要是腹泻、皮疹和注射局部反应,如静脉炎,注射部位疼痛和炎症。

2. 其他不良反应包括恶心、呕吐、过敏、瘙痒、发热、感觉异常和头痛。肾功能不全患者而未相应调整头孢吡肟剂量时,可引起脑病、肌痉挛、癫痫。

3. 偶有肠炎（包括假膜性肠炎）、口腔念珠菌感染。

4. 可有血清磷升高或减少，转氨酶［ALT 和（或）AST］升高，嗜酸性粒细胞增多，部分凝血酶原时间和凝血酶原时间延长。碱性磷酸酶、血尿素氮、肌酐、血钾、总胆红素升高，血钙降低，血细胞比容减少。与其他头孢菌素类抗生素类似，也有白细胞减少、粒细胞减少、血小板减少。

5. 还可引起 Stevens-Johnson 综合征，多形性红斑，毒性表皮坏死，肾功能紊乱，毒性肾病，再生障碍性贫血，溶血性贫血，出血，肝功能紊乱（胆汁淤积）和血细胞减少。

【观察要点】

1. 用药前详细询问患者药物过敏史，对头孢吡肟或 L-精氨酸、头孢菌素类药物、青霉素或其他 β-内酰胺类抗生素有即刻过敏反应的患者禁用。

2. 密切观察患者用药后的反应，并备好各种抢救药物和设备。

3. 肌注宜深忌浅，注意经常更换注射部位。静脉给药时，应尽量稀释药液，避免在一条静脉上多次穿刺，给药速度宜缓慢，防止发生血栓性静脉炎。

4. 给药期间，定期检查血象及肝肾功能。

5. 本药常见皮肤过敏反应，极个别患者还可发生过敏性休克，给药期间应加强观察。

6. 本药可能引起凝血因子Ⅱ活性下降，对存在引起凝血因子Ⅱ活性下降危险因素的患者，必要时给予外源性维生素 K。

【应急处理】

1. 出现皮肤过敏反应，立即停药，对症处理。

2. 出现严重的速发型过敏反应或过敏性休克，立即应用肾上腺素和其他急救措施。

3. 出现腹泻症状，应考虑假膜性肠炎可能性，轻症停药即可，中、重度患者需给予甲硝唑口服，无效时考虑口服万古霉素。

4. 发生口腔及阴道念珠菌二重感染，及时报告医生，按黏膜念珠菌病治疗原则处理。

5. 用药过量，给予对症、支持疗法，并采用血液透析促进药物的清除，但不宜采用腹膜透析。血液透析开始后，3 小时内可排出体内 68% 的药物。

【案例分析】 患者，女，39 岁，否认有青霉素及头孢类药物过敏史，因盆腔炎给予“头孢吡肟 1g + 生理盐水 250ml，静脉滴注，一日 2 次”。第 2 次给药时，患者发现药液颜色较上午注射时深，遂向护士提出疑问，护士回答是和上午注射药物一起配的，因时间较长颜色加深但不会影响疗效。

分析点评：该案例患者使用注射用头孢吡肟，一日 2 次，护理人员将 2 次注射用的液体一次配好，12 小时后注射第 2 瓶时，因配液时间较长液体颜色加深，效价也会随着时间延长而降低，从而影响疗效。

提示：护理人员在使用抗生素时，应现用现配，最好在 4 小时内使用，否则会引起效价降低而影响疗效。

头孢匹罗

(Cefpirome)

【作用与用途】 用于敏感菌引起的严重泌尿道感染（如复杂性尿路感染）、盆腔感染等。

【用法用量】 每 0.5 ~ 1g 溶于 50 ~ 100ml 0.9% 氯化钠或 5% 葡萄糖注射液中，通常一日 1 ~ 2g，分 2 次静脉滴注，难治或重症感染可根据症状增加药量至一日 4g，分 2 ~ 4 次滴注。

【注意事项】

1. 交叉过敏 对一种头孢菌素类药过敏者对其他头孢菌素类药也可能过敏；对青霉素类、青霉素衍生物或青霉胺过敏者也可能对头孢菌素类药过敏。

2. 禁忌证 对本药或其他头孢菌素类药过敏者。

3. 慎用 有青霉素类药过敏史者、肾功能不全者、有慢性胃肠道疾病（尤其是溃疡性结肠炎、克罗恩病和假膜性肠炎）史者。

4. 妊娠期和哺乳妇女用药应权衡利弊。

【不良反应】

1. 过敏反应 主要表现为皮疹、荨麻疹、瘙痒、药物热等症状。偶见血管神经性水肿、支气管痉挛等严重的急性过敏反应症状。也有患者发生多形性红斑、Stevens-Johnson综合征和中毒性表皮坏死松解症。

2. 胃肠道反应 可出现恶心、呕吐、腹泻等胃肠道症状。罕见假膜性结肠炎。

3. 肝脏 可出现碱性磷酸酶、丙氨酸氨基转移酶、天门冬氨酸氨基转移酶、乳酸脱氢酶、胆红素升高，但很少超过正常值上限的2倍。

4. 泌尿生殖系统 可出现血清肌酸酐、血尿素氮轻度升高。

5. 血液 可出现血小板减少、嗜酸性粒细胞增多。极少见粒细胞缺乏、溶血性贫血。

6. 中枢神经系统 偶见头痛和惊厥。据报道，肾功能不全者大剂量用药可能发生可逆性脑病。

7. 其他 静脉给药可出现注射部位疼痛、静脉炎。长期用药可能导致非敏感病原菌（如念珠菌）的过度生长。另据报道，注射给药后有患者出现味觉和（或）嗅觉异常。

【观察要点】

1. 用药前详细询问患者有无头孢菌素类、青霉素类或其他药物的过敏史。

2. 注意观察和随访用药后的不良反应，并备好各种抢救药物和设备。

3. 肌注宜深忌浅，注意经常更换注射部位。静脉给药时，注意经常更换穿刺静脉，防止发生血栓性静脉炎。

【应急处理】

1. 出现皮肤过敏反应，及时报告医生，以便及时处理。

2. 出现不能耐受的胃肠道反应，应予停药。

3. 出现严重持续性腹泻或假膜性肠炎，应停药，并给予甲硝唑口服，无效时可用万古霉素，但不能使用抑制肠蠕动的止泻药。

（三）其他β-内酰胺类

氨 曲 南
(Aztreonam)

【作用与用途】 用于治疗敏感需氧革兰阴性菌所致的各种感染,如尿路感染、妇科感染等。

【用法用量】

静脉滴注:每1g氨曲南至少用注射用水3ml溶解,再用适当输液(0.9%氯化钠注射液、5%或10%葡萄糖注射液或林格注射液)稀释,氨曲南浓度不得超过2%,滴注时间20~60分钟。

静脉推注:每瓶用注射用水6~10ml溶解,于3~5分钟内缓慢注入静脉。

肌内注射:每1g氨曲南至少用注射用水或0.9%氯化钠注射液3ml溶解,深部肌内注射。

用量:中重度感染,一次1g或2g,一日2~3次;危及生命或铜绿假单胞菌严重感染,一次2g,一日3~4次。

患者单次剂量大于1g或患败血症、其他全身严重感染或危及生命的感染应静脉给药,最高剂量一日8g。

【注意事项】

1. 对氨曲南有过敏史、有β-内酰胺类抗生素过敏性休克史以及对利多卡因等局麻药有过敏史者禁用。

2. 过敏体质及对其他β-内酰胺类抗生素过敏反应者慎用。

3. 可与氯霉素磷酸酯、硫酸庆大霉素、硫酸妥布霉素、头孢唑林钠、氨苄西林钠联合使用,但和萘夫西林、头孢拉定、甲硝唑有配伍禁忌。

4. 孕妇仅在必要时方可使用;哺乳期妇女使用时应暂停哺乳。

5. 应避免与其他任何药物同瓶滴注。

6. 老年人用药剂量应按肾功能减退情况酌情减量。

【不良反应】 不良反应较少见,全身性不良反应包括消化道反应,常见为恶心、呕吐、腹泻及皮肤过敏反应。白细胞降低、血小板减少、难辨梭菌腹泻、胃肠出血、剥脱性皮炎、低血压、一过性心电图变化、肝胆系统损害、中枢神经系统反应及肌肉疼痛等较罕见。

【观察要点】

1. 用药前详细询问患者过敏史及既往用药史，备好抢救药品及设备。

2. 肌注时注意更换注射部位；静脉给药时，速度应缓慢，避免在一条静脉上反复穿刺给药，以免发生血栓性静脉炎。

3. 本药偶可引起过敏性休克，给药时应加强监护。

4. 对用药时间较长者，定期检查血象及肝功能；大剂量给药时，还需进行肾功能监测。

5. 长期或大剂量使用时，注意观察和随访用药后的不良反应，患者如出现腹痛、腹胀、频繁腹泻，立即停药，及时处置，以免发生假膜性肠炎。同时，还应进行凝血象监测和出血征象观察。

6. 用药期间加强观察，注意过敏的早期症状如皮肤瘙痒、恶心等，以及其他不良反应的发生。

7. 药液现用现配，配制好的药物冷藏保存不应超过 72 小时，室温保存不宜超过 24 小时。

【应急处理】

1. 用药前备好抢救药品及物品。

2. 一旦发生过敏反应，及时停药，补充体液。可遵医嘱口服或注射抗组胺药物，糖皮质激素和钙剂进行常规抗过敏处理，症状仍不能控制的，可考虑采用糖皮质激素冲击疗法。

3. 如突然出现不适、口内异常感、喘鸣、眩晕、便意、耳鸣、出汗等休克前驱症状，立即停药，密切观察病情，做好抢救准备。抢救方法同青霉素致过敏性休克的抢救。

4. 出现腹痛、腹胀、频繁腹泻时，立即停药，及时处置，以免发生假膜性肠炎。

5. 出现牙龈出血、鼻出血、皮肤瘀血或瘀斑等，立即停药，并应用维生素 K_1。

头 孢 西 丁

(Cefoxitin)

【作用与用途】 适用于对本药敏感的细菌引起的下列感染：泌尿道感染包括无并发症的淋病、盆腔内感染、妇科感染等。

【用法用量】

肌内注射、静脉注射或静脉滴注：常用量为一次 1～2g，每 6～8 小时 1 次。

药液配制：肌内注射，每克溶于 0.5% 盐酸利多卡因 2ml；静脉注射，每克溶于 10ml 无菌注射用水；静脉滴注，1～2g 头孢西丁钠溶于 50ml 或 100ml 生理盐水或 5%、10% 葡萄糖注射液中。

【注意事项】

1. 对本药及头孢菌素类抗生素过敏者禁用。

2. 青霉素过敏者慎用；肾功能损害者及有胃肠疾病史（特别是结肠炎）者慎用。

3. 与氨基糖苷类抗生素配伍时，会增加肾毒性。

4. 与阿米卡星、氨曲南、红霉素、庆大霉素、氢化可的松、甲硝唑、去甲肾上腺素等药物有配伍禁忌，联用时不能置于同一个容器中。

【不良反应】 本药不良反应轻微。最常见的为局部反应：静脉注射后可出现血栓性静脉炎，肌注后可有局部硬结压痛。另外偶见变态反应（皮疹、瘙痒、嗜酸性粒细胞增多、发热、呼吸困难等）、低血压、腹泻、恶心、呕吐、白细胞减少、血小板减少、贫血以及 ALT、AST、ALP、LDH、BUN 或血清 Cr 值一过性升高。

【观察要点】、【应急处理】 同头孢曲松。

（四）氨基糖苷类抗生素

阿 米 卡 星

(Amikacin)

【作用与用途】 适用于铜绿假单胞菌及部分其他假单胞菌、大肠埃希菌、变形杆菌属、克雷伯菌属、肠杆菌属、沙雷菌属、不动杆菌属等敏感革兰阴性杆菌与葡萄球菌属(甲氧西林敏感株)所致严重感染,如复杂性尿路感染、皮肤软组织感染等。

【用法用量】

肌内注射或静脉滴注:单纯性尿路感染对常用抗菌药耐药者,每12小时0.2g;其他全身感染,每12小时7.5mg/kg,或每24小时15mg/kg。成人一日不超过1.5g,疗程不超过10天。

肾功能减退患者:肌酐清除率50~90ml/min者,每12小时给予正常剂量(7.5mg/kg)的60%~90%;肌酐清除率10~50ml/min者,每24~48小时给予正常剂量的20%~30%。

【注意事项】

1. 交叉过敏　对一种氨基糖苷类过敏的患者可能对其他氨基糖苷也过敏。故对本药或其他氨基糖苷类过敏的患者禁用。

2. 在用药过程中应注意进行下列检查　尿常规和肾功能测定,以防止出现严重肾毒性反应;听力检查或听电图检查,尤其注意高频听力损害。

3. 下列情况应慎用本药　脱水、第8对脑神经损害、重症肌无力或帕金森病及肾功能损害者。

4. 对诊断的干扰　可使丙氨酸氨基转移酶(ALT)、天门冬氨酸氨基转移酶(AST)、血清胆红素浓度及乳酸脱氢酶浓度的测定值增高;血钙、镁、钾、钠浓度的测定值可能降低。

5. 与β-内酰胺类抗菌药混合可致相互失活,需联合应用时必须分瓶滴注;也不宜与其他药物同瓶滴注。与两性霉素B、头孢噻吩钠、磺胺嘧啶钠和四环素等混合,可发生配伍禁忌。

6. 配制静脉用药时,每500mg加入氯化钠注射液或5%葡萄糖注射液或其他灭菌稀释液100~200ml。成人应在30~60分钟内缓慢滴注。

【不良反应】

1. 患者可发生听力减退、耳鸣或耳部饱满感;少数患者亦可发生眩晕、步履不稳等症状。听力减退一般于停药后症状不再加重,但个别在停药后可能继续发展至耳聋。

2. 本药有一定肾毒性,患者可出现血尿,排尿次数减少或尿量减少、血尿素氮、血肌酐值增高等。大多系可逆性,停药后即见减轻，但亦有个别出现肾功能衰竭。

3. 软弱无力、嗜睡、呼吸困难等神经肌肉阻滞作用少见。

4. 其他不良反应有头痛、麻木、针刺感染、震颤、抽搐、关节痛、药物热、嗜酸性粒细胞增多、肝功能异常、视力模糊等。

【观察要点】

1. 用药前详细询问患者有无氨基糖苷类药物过敏史。

2. 不可直接静脉推注，且静脉滴注速度应缓慢，以免产生神经肌肉阻滞作用而出现呼吸抑制。

3. 不宜与其他药物同瓶滴注，需联合用药时必须分瓶滴注。

4. 肌注宜深宜慢，注意经常更换注射部位，以减轻局部注射疼痛。

5. 氨基糖苷类药物具有肾毒性，嘱患者用药期间多饮水，以减少肾小管损害。

6. 用药时间较长或剂量较大时，注意观察和随访肠道菌群失调或念珠菌二重感染的早期症状。

7. 因偶可引起过敏性休克，给药期间应加强监护，特别注意出现突然不适、口内异常感、喘鸣、眩晕、便意、耳鸣、出汗等休克前驱症状。

8. 对长期用药和用量较大者以及老年患者，注意定期检查尿常规、肾功能、平衡功能及听力，注意观察和随访用药后的不良反应。

【应急处理】

1. 出现过敏反应，及时停药，补充液体。可遵医嘱口服或注射抗组胺药物、糖皮质激素和钙剂进行常规抗过敏处理，症状仍不能控制的，可考虑采用糖皮质激素冲击疗法。

2. 患者如突然出现不适、口内异常感、喘鸣、眩晕、便意、耳鸣、出汗等休克前驱症状，应立即停药，并做好抢救准备。抢救方法与青霉素过敏性休克的抢救方法相仿，但应注意同时迅速静注5%氯化钙注射液或10%葡萄糖酸钙注射液10～20ml，疗效良好。

3. 患者如出现头晕、头痛、口唇及面部和指端麻木等症状，可静注钙剂对抗。

4. 如出现皮疹、药物热、血管性水肿以及中毒性脑病症状（如恶心、呕吐、腱反射增强、惊厥、肌肉阵挛、抽搐、意识障碍等），或感觉头晕、耳鸣、听力减退、耳部饱满感等，或出现血尿、排尿次数减少、极度口渴等症状，均应及时停药，报告医生，对症处理。

5. 出现肠道菌群失调症状（如腹痛、每日数次的水样腹泻、大便呈水样或蛋花样，偶有痢疾样症状，重者呕吐剧烈，并伴有脱水甚至休克），及时报告医生处理。

6. 本药缺少特异性对抗药，过量或引起毒性反应时，应给大量水分，主要采用对症疗法和支持疗法。腹膜透析或血液透析有助于本药清除。

【案例分析】　患者，女，32岁，因盆腔炎应用“阿米卡星1g+5%葡萄糖注射液250ml”静脉滴注。护士执行医嘱时因未仔细核对，对患者进行静脉推注，注射药物后10分钟左右，患者出现面色苍白、呼吸异常。经紧急处理，患者恢复正常。

分析点评：氨基糖苷类药物不能进行静脉推注给药，由于静脉推注可引起药物快速进入人体，而高浓度的氨基糖苷类可产生神经肌肉接头处的阻滞作用，阻碍神经肌肉之间的传递功能，由此可致心肌、呼吸肌收缩无力，甚至引起肌麻痹而致呼吸、心脏停搏。

提示：护理人员执行医嘱时应仔细核对，要掌握常用药物的药理作用、不良反应和注意事项。

依替米星

(Etimicin)

【作用与用途】　适用于对其敏感的大肠埃希杆菌、克雷伯肺炎杆菌、沙雷杆菌属、枸橼酸杆菌、肠杆菌属、不动杆菌属、变形杆菌属、流感嗜血杆菌、铜绿假单胞菌和葡萄球菌等引起的各种感染。临床研究显示本药对以下感染有较好的疗效：肾脏和泌尿生殖系统感染（如急性肾盂肾炎、膀胱炎、慢性肾盂肾炎或慢性膀胱炎急性发作等）、手术产后的感染及其他敏感菌感染。

【用法用量】　静脉滴注。对于肾功能正常成人泌尿系感染或全身性感染，一日2次，一次0.1～0.15g，稀释于100ml的氯化钠注射液或5%葡萄糖注射液中静脉滴注，滴注1小时。疗程为

5～10 日。

【注意事项】

1. 肾功能受损的患者，不宜使用本药，必须使用时应调整剂量。

2. 对本药及其他氨基糖苷类抗生素过敏者禁用。

3. 孕妇使用前必须充分权衡利弊，哺乳期妇女用药期间需暂停哺乳。老年人用药时剂量与用药间期需调整。

4. 治疗过程中应密切观察肾功能和第 8 对脑神经功能的变化，尤其是已明确或怀疑有肾功能减退或衰竭患者、大面积烧伤患者、新生儿、早产儿、婴幼儿和老年患者、休克、心力衰竭、腹水、严重脱水患者及肾功能在短期内有较大波动者。

5. 本药属氨基糖苷类抗生素，可能发生神经肌肉阻滞现象。因此对接受麻醉剂、琥珀胆碱、筒箭毒碱或大量输入枸橼酸抗凝剂的血液患者应特别注意，一旦出现神经肌肉阻滞现象应停用本药，静脉内给予钙盐进行治疗。

6. 避免与其他具有潜在耳、肾毒性药物如多粘菌素、其他氨基糖苷类等抗生素、强利尿酸及呋塞米(速尿)等联合使用，以免增加肾毒性和耳毒性。

【不良反应】 有耳、肾毒性，可见尿素氮、肌酐或丙氨酸氨基转移酶、天门冬氨酸氨基转移酶、碱性磷酸酶等肝肾功能指标轻度升高，但停药后即恢复正常。耳毒性和前庭毒性主要发生于肾功能不全的患者、剂量过大或过量的患者，表现为眩晕、耳鸣等，个别患者电测听力下降，程度均较轻。其他罕见的反应有恶心、皮疹、静脉炎、心悸、胸闷及皮肤瘙痒等。

【观察要点】、【应急处理】 同阿米卡星。

奈替米星

(Netilmicin)

【作用与用途】 适用于治疗敏感革兰阴性杆菌所致严重感染。如铜绿假单胞菌、变形杆菌属(吲哚阳性和阴性)、大肠埃希菌、克雷伯菌属、肠杆菌属、沙雷菌属及枸橼酸杆菌属等所致的尿路、生殖系统感染等。亦可与其他抗菌药物联合用于治疗葡萄球菌感染,但对耐甲氧西林葡萄球菌感染常无效。

【用法用量】　可作肌内注射或稀释后静脉滴注。

肾功能正常者:成人按体重每8小时1.3～2.2mg/kg,或每12小时2～3.25mg/kg;静脉滴注时,取本药用50～200ml氯化钠注射液、5%葡萄糖注射液或其他灭菌稀释液稀释,于1.5～2小时内静脉滴注。

肾功能减退者:必须根据肾功能减退程度调整剂量。

【注意事项】

1. 失水、第8对脑神经损害、重症肌无力或帕金森病及肾功能损害患者慎用。

2. 交叉过敏。对一种氨基糖苷类抗生素如链霉素、庆大霉素过敏的患者,可能对本药过敏。故对本药或任何一种氨基糖苷类抗生素过敏或有严重毒性反应者禁用。

3. 为避免或减少耳、肾毒性反应的发生,治疗期间应定期监测尿常规、血尿素氮、血肌酐等,并密切观察前庭功能及听力改变。

4. 肾功能减退者应根据肾损害程度减量用药。

5. 严重烧伤患者本药的血药浓度可能较低,应根据血药浓度测定结果调整剂量。

6. 本药剂量相同时,发热患者的血药浓度较无发热者低,血消除半衰期亦较短,但退热后血药浓度可能增高,通常不需调整剂量。贫血患者本药的半衰期也可能较短。

7. 疗程一般不宜超过14天,以减少耳、肾毒性的发生。

8. 对实验室检查指标的干扰。本药可使血糖、血碱性磷酸酶、血清氨基转移酶和嗜酸性粒细胞等的测定值升高,使白细胞、血小板等的测定值降低,多呈一过性。

9. 孕妇禁用;哺乳期妇女使用宜暂停哺乳。老年患者宜按轻度肾功能减退者减量用药。

10. 避免与其他氨基糖苷类抗生素、万古霉素、多粘菌素、强利尿药和神经肌肉阻滞药等肾毒性和神经毒性药物合用。不宜与其他药物同瓶滴注。

11. 长期或大剂量使用可引起蛋白尿、管型尿、不可逆听力减退及神经肌肉阻滞作用等。

【不良反应】

1. 本药肾毒性轻微并较少见。常发生于原有肾功能损害者，或应用剂量超过一般常用剂量的感染患者。

2. 神经系统毒性。可发生第8对脑神经的毒性反应，但与其他常用氨基糖苷类抗生素相比，本药的毒性发生率较低，程度亦较轻，易发生在原有肾功能损害者，或治疗剂量过高、疗程过长的感染患者，表现为前庭及听力受损的症状，如出现头晕、眩晕、听觉异常等。

3. 其他。偶可出现头痛、全身不适、视觉障碍、心悸、皮疹、发热、呕吐及腹泻等。

4. 局部反应一般少见，偶有注射区疼痛。

【观察要点】、【应急处理】 同阿米卡星。

大观霉素

(Spectinomycin)

【作用与用途】 淋病奈瑟菌所致尿道炎、宫颈炎和直肠感染的二线用药，主要用于对青霉素、四环素等耐药菌株引起的感染。由于多数淋病患者同时合并沙眼衣原体感染，故应用本药治疗后应继以7日疗程的四环素或多西环素或红霉素治疗。

【用法用量】 仅供肌内注射，临用前每2g加0.9%苯甲醇注射液3.2ml振摇，使呈混悬液。

用于宫颈、直肠或尿道淋病奈瑟菌感染：单剂一次2g肌内注射。

用于播散性淋病：一次2g肌内注射，每12小时1次，共3日。一次最大剂量4g，于左右两侧臀部肌内注射。

【注意事项】

1. 本药不得静脉给药，应在臀部肌肉外上方作深部肌内注射，注射部位一次注射量不超过2g(5ml)。

2. 本药与青霉素类无交叉过敏性，对本药及氨基糖苷类抗生素过敏史者及肾病患者禁用。

3. 孕妇禁用；哺乳期妇女用药尚不明确，若使用应暂停哺乳。

【不良反应】　个别患者偶可出现注射部位疼痛、短暂眩晕、恶心、呕吐及失眠等；偶见发热、皮疹等过敏反应和血红蛋白、血细胞比容减少、肌酐清除率降低，以及碱性磷酸酶、尿素氮和血清氨基转移酶等升高。也有尿量减少发生。

【观察要点】

1. 用药前详细询问患者有无氨基糖苷类药物的过敏史及肾病病史。

2. 嘱患者用药期间多饮水，以减少肾小管损害。

3. 注意观察用药后反应，出现异常，及时停药。

【应急处理】

1. 备好抢救药品及设备。

2. 一旦发生过敏反应，及时停药，补充体液。

3. 对严重过敏反应者可给予肾上腺素、皮质激素及(或)抗组胺药物，保持气道通畅，给氧等。

（五）四环素类

米诺环素
(Minocycline)

【作用与用途】　适用于葡萄球菌、链球菌、肺炎球菌、淋病奈瑟菌、痢疾杆菌、大肠埃希菌、克雷伯菌、变形杆菌、绿脓杆菌、梅毒螺旋体及衣原体等对本药敏感的病原体引起的下列感染：外阴炎、手术后感染、乳腺炎、肾盂肾炎、肾盂膀胱炎、尿道炎、膀胱炎、宫内感染、淋病、梅毒。

【用法用量】　口服，成人首次剂量0.2g，以后每12小时服用0.1g，或每6小时服用50mg。

【注意事项】

1. 对本药及其他四环素类过敏者、8岁以下小儿禁用。

2. 孕妇和准备怀孕的妇女禁用。哺乳期妇女用药期间应暂停哺乳。

3. 肝肾功能不全、食管通过障碍者、老年人、口服吸收不良或不能进食者及全身状态恶化患者(因易引发维生素K缺乏症)

慎用。

4. 由于可致头晕、倦怠等,汽车驾驶员、从事危险性较大的机器操作及高空作业者应避免服用本药。

5. 本药滞留于食管并崩解时,会引起食管溃疡,应多饮水,尤其临睡前服用时。

6. 严重肾功能不全患者的剂量应低于常用剂量,如需长期治疗,应监测血药浓度。

7. 用药期间应定期检查肝、肾功能。

8. 本药较易引起光敏性皮炎,故用药后应避免日晒。

9. 对实验室检查指标的干扰。测定尿邻苯二酚胺(Hingerty法)浓度时,由于本药对荧光的干扰,可能使测定结果偏高;可能使碱性磷酸酶、血清淀粉酶、血清胆红素、血清氨基转移酶(AST、ALT)的测定值升高。

10. 本药可与食品、牛奶或含碳酸盐饮料同服。

11. 本类药物为抑菌剂,不能与杀菌剂青霉素类药物合用。静脉滴注时稀释液不能含钙离子,以免发生沉淀。

【不良反应】

1. 菌群失调　本药引起菌群失调较多见。轻者引起维生素缺乏,也常可见到由于白色念珠菌和其他耐药菌引起的二重感染。亦可发生难辨梭菌性假膜性肠炎。

2. 消化道反应　食欲减退、恶心、呕吐、腹痛、腹泻、口腔炎、舌炎、肛门周围炎等;偶可发生食管溃疡。

3. 肝损害　偶见恶心、呕吐、黄疸、脂肪肝、血清氨基转移酶升高、呕血和便血等,严重者可昏迷而死亡。

4. 肾损害　可加重肾功能不全者的肾损害,导致血尿素氮和肌酐值升高。

5. 影响牙齿和骨发育　本药可沉积于牙齿和骨中,造成牙齿黄染,并影响胎儿、新生儿和婴幼儿骨骼的正常发育。

6. 过敏反应　主要表现为皮疹、荨麻疹、药物热、光敏性皮炎和哮喘等。罕见全身性红斑狼疮,若出现,应立即停药并作适当处理。

7. 可见眩晕、耳鸣、共济失调伴恶心、呕吐等前庭功能紊乱(呈剂量依赖性,女性比男性多见),常发生于最初几次剂量时,一般停药24～48小时后可恢复。

8. 血液系统 偶有溶血性贫血、血小板减少、中性粒细胞减少、嗜酸性粒细胞增多等。

9. 维生素缺乏症 偶有维生素K缺乏症状(低凝血酶原症、出血倾向等)、维生素B族缺乏症状(舌炎、口腔炎、食欲减退、神经炎等)等。

10. 颅内压升高 偶见呕吐、头痛、复视、视乳头水肿、前囟膨隆等颅内压升高症状,应立即停药。

11. 休克 偶有休克现象发生,须注意观察,如发现有不适感、口内异常感、哮喘、便意、耳鸣等症状时,应立即停药,并作适当处理。

12. 皮肤 斑丘疹、红斑样皮疹等;偶见剥脱性皮炎、混合性药疹、多形性红斑和Stevens-Johnson综合征。长期服用本药,偶有指甲、皮肤、黏膜处色素沉着现象发生。

13. 其他 偶有头晕、倦怠感等。长期服用本药,可使甲状腺变为棕黑色,甲状腺功能异常少见。罕见听力受损。

【观察要点】

1. 嘱患者为减轻胃肠道不良反应,本药可与食物同服,服药时应多饮水;不能与牛奶等饮料同服,因可形成络合物,影响药物吸收。

2. 服用本药后可出现皮肤瘙痒症状,应告知患者用药期间适当降低环境温度,并保持皮肤清洁,可减轻瘙痒症状,必要时可经医生允许服用适量抗组胺药。

3. 嘱患者用药期间避免驾驶、机械操作或高处作业,因为本药可引起头晕、眩晕、共济失调等不良反应。

4. 注意观察患者用药后牙齿颜色改变,因为本药可沉积在牙齿和骨骼,致牙齿产生不同程度的变色黄染,牙釉质发育不良,并可致骨发育不良。

5. 嘱患者用药期间不要直接暴露于阳光或紫外线下,注意观察是否有皮肤红斑出现。

6. 长期或大剂量用药时,提醒医生给患者补充维生素K及维生素B族,并应警惕二重感染。用药过程中定期检查口腔,了解是否有白色念珠菌感染,并随访患者是否有口、舌、喉及食管疼痛,阴道或肛门瘙痒,异味分泌物等。

【应急处理】

1. 出现畏食、恶心、呕吐、上腹部不适、腹泻等胃肠道反应，及时报告医师，必要时停药或对症处理。

2. 患者如突然出现不适、口内异常感、喘鸣、眩晕、便意、耳鸣、出汗等休克前驱症状，应立即停药，并做好抢救准备。

3. 如出现药物热、红斑、光敏性皮炎、多形性红斑等皮肤过敏反应，应停药，改换其他药物。

美他环素
(Metacycline)

【作用与用途】 可作为首选或选用药物用于支原体属、衣原体属感染，如性病性淋巴肉芽肿、非淋菌性尿道炎、输卵管炎、宫颈炎、软下疳等，亦可用于对青霉素类过敏患者的梅毒、淋菌性尿道炎、宫颈炎等感染。

【用法用量】 口服，成人每12小时300mg，8岁以上小儿每12小时按体重5mg/kg。

【注意事项】

1. 交叉过敏反应。对一种四环素类药物呈过敏者对本药亦可能过敏，故有四环素类药物过敏者禁用。

2. 对诊断的干扰。测定尿邻苯二酚胺(Hingerty法)浓度时，由于本药对荧光的干扰，可使测定结果偏高；本药可使碱性磷酸酶、血尿素氮、血清淀粉酶、血清胆红素、血清氨基转移酶(AST、ALT)的测定值升高。

3. 长期用药应定期检查血常规以及肝、肾功能。

4. 应用本药时应饮用足量(约240ml)水，避免食管溃疡和减少胃肠道刺激症状。

5. 宜空腹口服，即餐前1小时或餐后2小时服用，以避免食物对吸收的影响。

6. 下列情况存在时须慎用或避免应用。原有肝病者不宜用此类药物；肾功能损害的患者不宜应用此类药物，如确有指征应用时须慎重考虑，并调整剂量。

7. 妊娠期妇女不宜应用；哺乳期妇女应用时应暂停哺乳；老

年患者剂量宜适当调整。

【不良反应】

1. 消化系统　胃肠道症状如恶心、呕吐、上腹不适、腹胀、腹泻，偶有食管炎和食管溃疡。

2. 肝毒性　通常为脂肪肝变性，妊娠期妇女、原有肾功能损害的患者易发生。

3. 变态反应　多为斑丘疹和红斑，此外可见荨麻疹、血管神经性水肿、过敏性紫癜、心包炎以及系统性红斑狼疮皮损加重，表皮剥脱性皮炎并不常见。偶有过敏性休克和哮喘发生。

4. 血液系统　偶可引起溶血性贫血、血小板减少、中性粒细胞减少和嗜酸性粒细胞减少。

5. 中枢神经系统　偶可致良性颅内压增高，可表现为头痛、呕吐、视乳头水肿等。

6. 肾毒性　原有显著肾功能损害的患者可能发生氮质血症、高磷酸血症和酸中毒。

7. 二重感染　长期应用本药可诱发耐药金黄色葡萄球菌、革兰阴性杆菌和真菌等引起的二重感染，严重者可致败血症。

8. 本药的应用可使人体内正常菌群减少，导致维生素缺乏，真菌繁殖，出现口干、咽炎、口角炎、舌炎等。

【观察要点】

1. 嘱患者本药宜空腹口服，即餐前 1 小时或餐后 2 小时服用，以避免食物对吸收的影响，且服用时应饮用足量（约 240ml）水，避免食管溃疡和减少胃肠道刺激症状。

2. 其余参阅米诺环素。

【应急处理】　同米诺环素。

（六）大环内酯类

红　霉　素
（Erythromycin）

【作用与用途】　可用于青霉素过敏患者治疗梅毒、其他衣原体属、支原体属所致泌尿生殖系感染、淋球菌感染等。

【用法用量】

口服：一日 0.75～2g，分 3～4 次。

静脉滴注：一次 0.5～1g，一日 2～3 次。

乳糖酸红霉素滴注液的配制：先加灭菌注射用水 10ml 至 0.5g 乳糖酸红霉素粉针瓶中或加 20ml 至 1g 乳糖酸红霉素粉针瓶中，用力振摇溶解；然后加入生理盐水或其他电解质溶液中稀释，缓慢静脉滴注。红霉素浓度应在 1%～5% 以内，溶解后也可加入含葡萄糖的溶液稀释，但因葡萄糖溶液偏酸性，必须每 100ml 溶液中加入 4% 碳酸氢钠 1ml。

【注意事项】

1. 溶血性链球菌感染用本药治疗时，至少需持续 10 日，以防止急性风湿热发生。

2. 肾功能减退患者一般无需减少用量。

3. 用药期间定期随访肝功能。肝病患者和严重肾功能损害者红霉素的剂量应适当减少。

4. 患者对一种红霉素制剂过敏或不能耐受时，对其他红霉素制剂也可过敏或不能耐受。对红霉素类药物过敏者禁用本药。

5. 对诊断的干扰。本药可干扰 Higerty 法的荧光测定，使尿儿茶酚胺的测定值出现假性增高。血清碱性磷酸酶、胆红素、丙氨酸氨基转移酶和天门冬氨酸氨基转移酶的测定值均可能增高。

6. 为获得较高血药浓度，口服红霉素需空腹（餐前 1 小时或餐后 3～4 小时）与水同服。

7. 孕妇应用时宜权衡利弊，哺乳期妇女应用时应暂停哺乳。

【不良反应】

1. 胃肠道反应多见，有腹泻、恶心、呕吐、中上腹痛、口舌疼痛、胃纳减退等。

2. 肝毒性少见，患者可有乏力、恶心、呕吐、腹痛、发热及肝功能异常，偶见黄疸等。

3. 大剂量（≥4g/d）应用时，尤其肝、肾疾病患者或老年患者，可能引起听力减退。

4. 过敏反应表现为药物热、皮疹、嗜酸性粒细胞增多等。

5. 其他偶有心律失常、口腔或阴道念珠菌感染。

【观察要点】

1. 静脉给药时，注意充分稀释药液，经常更换静脉穿刺，静滴速度宜缓慢。

2. 对静脉滴注过程中出现的各种不良反应，通过饮食指导、药物辅助、局部热敷、心理护理等措施，降低不良反应发生率及程度，减少并发症发生。

【应急处理】

1. 控制减缓输液速度，以减轻胃肠反应。输液滴速应控制在15～30滴/分。

2. 降低输入药物浓度，以减少局部刺激。静脉滴注浓度不能大于1mg/ml。局部刺激性疼痛明显者，可采取局部热毛巾湿敷。局部一旦出现血管红肿，立即给予30%硫酸镁或95%乙醇湿敷。

3. 若胃肠道反应严重，采取配合药物治疗，如西咪替丁、蒙脱石散等缓解症状。

【案例分析】　患者，女，26岁，因淋球菌感染给予红霉素0.5g加入500ml氯化钠注射液静脉滴注给药，实习护士调整滴速为60滴/分，患者滴注20分钟后，出现恶心胃痛等症状，降低滴速后，患者恶心等症状减轻。

分析点评：由于红霉素药物本身对胃肠的不良反应，如静脉滴注速度快，使药物在短时间进入体内，会加重红霉素对胃肠刺激，引起恶心、呕吐、胃痛等不良反应。

提示：应加强对护理人员的教育，掌握临床常用药物静脉给药的基本知识，以防出现不必要的不良反应。

罗红霉素
（Roxithromycin）

【作用与用途】　适用于沙眼衣原体引起的尿道炎和宫颈炎，敏感细菌引起的皮肤软组织感染等。

【用法用量】　空腹口服，一般疗程为5～12日。成人一次150mg，一日2次；也可一次300mg，一日1次。

【注意事项】

1. 肝功能不全者慎用。严重肝硬化者的半衰期延长至正常水平2倍以上，如确实需要使用，则一次给药150mg，一日1次。

2. 轻度肾功能不全者不需作剂量调整，严重肾功能不全者给药时间延长1倍(一次给药150mg，一日1次)。

3. 本药与红霉素存在交叉耐药性。

4. 食物对本药的吸收有影响，进食后服药会减少吸收，与牛奶同服可增加吸收。

5. 服用本药后可影响驾驶及机械操作能力。

【不良反应】 主要不良反应为腹痛、腹泻、恶心、呕吐等胃肠道反应。偶见皮疹、皮肤瘙痒、头昏、头痛、肝功能异常(ALT及AST升高)、外周血细胞下降等。

【观察要点】、【应急处置】 见红霉素。

阿奇霉素
(Azithromycin)

【作用与用途】 可用于沙眼衣原体及非多种耐药淋病奈瑟菌所致的尿道炎和宫颈炎，敏感细菌引起的皮肤软组织感染。

【用法用量】

口服：在饭前1小时或饭后2小时服用。沙眼衣原体或敏感淋病奈瑟菌所致性传播疾病，仅需单次口服1g；其他感染，第1日0.5g顿服，第2~5日，一日0.25g顿服；或一日0.5g顿服，连服3日。

静脉滴注：将本药用适量注射用水充分溶解，配制成0.1g/ml，再加至250ml或500ml的氯化钠或5%葡萄糖注射液中，最终阿奇霉素浓度为1~2mg/ml，然后静脉滴注。滴注时间不少于1小时。治疗盆腔炎，成人一次0.5g，一日1次，用药1日或2日后，改用阿奇霉素口服制剂一日0.25g，7日为1个疗程。转为口服治疗时间应由医师根据临床治疗反应确定。

【注意事项】

1. 进食可影响阿奇霉素的吸收，故需在饭前1小时或饭后2小时口服。

2. 轻度肾功能不全患者(肌酐清除率>40ml/min)不需作剂量调整，但阿奇霉素对较严重肾功能不全患者中的使用尚无资料，给这些患者使用阿奇霉素时应慎重。

3. 由于肝胆系统是阿奇霉素排泄的主要途径,肝功能不全者慎用,严重肝病患者不应使用。用药期间定期随访肝功能。

4. 用药期间如果发生过敏反应(如血管神经性水肿、皮肤反应、Stevens-Johnson 综合征及毒性表皮坏死等),应立即停药,并采取适当措施。

5. 治疗期间,若患者出现腹泻症状,应考虑假膜性肠炎发生。如果诊断确立,应采取相应治疗措施,包括维持水、电解质平衡、补充蛋白质等。

【不良反应】 服药后可出现腹痛、腹泻(稀便)、上腹部不适(疼痛或痉挛)、恶心、呕吐等胃肠道反应,其发生率明显较红霉素低。偶可出现轻至中度腹胀、头昏、头痛及发热、皮疹、关节痛等过敏反应,过敏性休克和血管神经性水肿、胆汁淤积性黄疸极为少见。少数患者可出现一过性中性粒细胞减少、血清氨基转移酶升高。

【观察要点】

1. 必须按时服用。给药应按一定时间间隔进行,以保持体内药物浓度,利于作用发挥。

2. 口服应在饭前 1 小时或饭后 2 小时;阿奇霉素不宜肌肉给药;静脉给药时,浓度不可高于 2mg/L。应配置在 0.9% 氯化钠注射液或 5% 葡萄糖液体中,因其在酸性溶液中易被破坏降效。

3. 对静脉滴注过程中出现的各种不良反应,通过饮食指导、药物辅助、局部热敷、心理护理等措施,降低不良反应发生率及程度,减少并发症发生。

4. 用药期间尽量避免驾驶、机械操作、高空作业。

【应急处理】

1. 控制减缓输液速度,以减轻胃肠反应,输液滴速应控制在 15~30 滴/分。

2. 降低输入药物浓度,以减少局部刺激,静脉滴注浓度不能大于 2mg/ml。局部刺激性疼痛明显者,可采取局部热毛巾湿敷。局部一旦出现血管红肿,立即给予 30% 硫酸镁或 95% 乙醇湿敷。

3. 若胃肠道反应严重,采取配合药物治疗。

（七）林可霉素类

林可霉素
(Lincomycin)

【作用与用途】 可用于女性生殖道感染、盆腔感染、腹腔感染等,可根据情况单用或与其他抗菌药联合应用。此外,有应用青霉素指征的患者,如对青霉素过敏或不宜用青霉素者本药可作替代药物。

【用法用量】

肌内注射:成人一次0.6g,一日2次。

静脉滴注:成人一次0.6g,溶于100~200ml(不少于100ml)输液内,静脉滴注1~2小时(不少于1小时),每8~12小时1次。

【注意事项】

1. 对本药过敏时有可能对克林霉素类也过敏。对林可霉素和克林霉素有过敏史的患者禁用。

2. 对诊断的干扰。用药后血清氨基转移酶活性可增高。

3. 下列情况应慎用。肠道疾病或有既往史者,特别如溃疡性结肠炎、局限性肠炎或抗生素相关肠炎、肝功能减退、肾功能严重减退。

4. 用药期间需密切注意大便次数,如出现排便次数增多,应注意假膜性肠炎的可能,需及时停药并作适当处理。

5. 偶尔会导致不敏感微生物的过度繁殖或引起二重感染,一旦发生二重感染,需采取相应措施。

6. 既往有哮喘或其他过敏史者慎用。

7. 疗程长者,需定期检测肝、肾功能和血常规。

【不良反应】

1. 胃肠道反应 恶心、呕吐、腹痛、腹泻等症状;严重者有腹绞痛、腹部压痛、严重腹泻(水样或脓血样),伴发热、异常口渴和疲乏(假膜性肠炎)。

2. 血液系统 偶可发生白细胞减少、中性粒细胞减低、中性粒细胞缺乏和血小板减少;再生障碍性贫血罕见。

3. 过敏反应 可见皮疹、瘙痒等，偶见荨麻疹、血管神经性水肿和血清病反应等；罕有表皮脱落、大疱性皮炎、多形红斑和 S-J 综合征的报道。

4. 偶有应用本药引起黄疸的报道。

5. 快速滴注本药时可能发生低血压、心电图变化，甚至心跳、呼吸停止。

6. 静脉给药可引起血栓性静脉炎。

【观察要点】

1. 消化道症状的观察 患者偶有恶心、呕吐、腹痛、腹泻等胃肠道症状，偶见假膜性肠炎。故应密切观察大便次数，特别是老年人，如出现排便次数增多，须及时停药并适当处理。

2. 观察血清学变化 用药期间，中性粒细胞减少、白细胞和血小板减少，故应慎用。

3. 过敏症状的观察 以皮疹、皮肤瘙痒、严重时并发剥脱性皮炎。

4. 局部刺激症状 林可霉素静脉输注可致血栓性静脉炎，故输液不得在一条静脉上反复穿刺。给药时应注意输液中药物浓度与给药速度。不可静脉推注。

5. 肝、肾功能观察 肝、肾功能异常，用药后可出现血清丙氨酸氨基转移酶和天门冬氨酸氨基转移酶、碱性磷酸酶增高，黄疸出现等。同时偶有少尿、蛋白尿、氮质血症。

【应急处理】

1. 密切观察用药后反应，并备好抢救药品及物品，随时做好抢救准备，一旦发生过敏反应就要及时停药，补充体液。

2. 遵医嘱口服或注射抗组胺药物、糖皮质激素和钙剂进行常规抗过敏处理，症状仍不能控制的，可考虑采用糖皮质激素冲击疗法。

3. 严密观察病情，争分夺秒地抢救患者，确保抢救及时有效，争取抢救时间。

【案例分析】 患者，女，62 岁，因“腹痛、腰痛 2 周，加重 3 天”就诊，诊断为急性盆腔炎，给予盐酸林可霉素 1.2g 加入 5% 葡萄糖 250ml 中静脉滴注。用药第 3 天后，患者出现水样便，且排便次数明显增多,查肠道球杆菌比例为1:1,怀疑为林可霉素引起的假膜性肠炎,立即停药,给予补液,口服甲硝唑500mg,一日3次,2日后排便次数正常,复查肠道球杆菌比例恢复正常。

分析点评:林可霉素导致的假膜性肠炎可发生在用药初期,也可发生在停药后数周。若出现腹泻、腹痛、排便次数增多,应引起足够重视,考虑是否为抗生素引起的假膜性肠炎。

提示:患者在使用林可霉素抗菌治疗期间,护士应密切监测患者的排便次数,若发现患者出现排便次数增多、腹痛等症状,应及时汇报医生,确定是否为抗生素引起的假膜性肠炎。

克 林 霉 素

(Clindamycin)

【作用与用途】 可用于女性生殖道感染和盆腔感染及腹腔感染等。

【用法用量】 可经深部肌内注射或静脉滴注给药。

静脉滴注时,每0.3g需用50~100ml生理盐水或5%葡萄糖溶液稀释成小于6mg/ml浓度的药液,缓慢滴注,通常每分钟不超过20mg。轻、中度感染,成人一日0.6~1.2g,分2~4次给药。重度感染,成人一日1.2~2.7g,分2~4次给药。

【注意事项】

1. 本药与林可霉素有交叉耐药性,对林可霉素有过敏史者禁用。本药和青霉素、头孢菌素类抗生素无交叉过敏反应,可用于对青霉素过敏者。

2. 本药禁止与氨苄西林、苯妥英钠、巴比妥类、氨茶碱、葡萄糖酸钙及硫酸镁配伍。

3. 肝、肾功能损害者慎用。

【不良反应】

1. 肌内注射后,在注射部位偶可出现轻微疼痛。长期静脉滴注可出现静脉炎。

2. 胃肠道反应 偶见恶心、呕吐、腹痛及腹泻。

3. 过敏反应 少数患者可出现药物性皮疹。

4. 偶可引起中性粒细胞减少或嗜酸性粒细胞增多。

5. 少数患者可发生一过性碱性磷酸酶、血清氨基转移酶轻度升高及黄疸。

6. 极少数患者可产生假膜性结肠炎。

【观察要点】、【应急处理】　参见林可霉素。

（八）喹诺酮类抗菌药

诺 氟 沙 星
(Norfloxacin)

【作用与用途】　适用于敏感菌所引起泌尿道感染、膀胱炎及急、慢性肾盂肾炎等。

【用法用量】

静脉滴注：成人一次 0.2～0.4g，稀释于 5% 葡萄糖注射液或生理盐水 100～500ml 中滴注，滴注速度为 30～40 滴/分。7～14 日为一疗程。

口服：急性单纯性下尿路感染，一次 400mg，一日 2 次，疗程 3 日；其他病原菌所致的单纯性尿路感染，剂量同上，疗程 7～10 日。复杂性尿路感染，剂量同上，疗程 10～21 日。单纯性淋球菌性尿道炎，单次 800～1200mg。

【注意事项】

1. 对喹诺酮类药物及本药过敏者禁用。肝肾功能不全者慎用。

2. 本药不宜做静脉推注，滴注速度不宜过快。

【不良反应】　少数患者可有腹部不适、恶心、呕吐等消化道症状。个别患者有头痛、头晕、皮疹、瘙痒等症状，偶见血清丙氨酸转氨酶升高，停药后症状可消失。

【观察要点】

1. 用药期间严密观察有无不良反应的出现，如皮疹、头晕、腹痛、关节疼痛等变化。

2. 用药期间多饮水，并观察尿量变化。确保每日尿量 > 1200ml，以防止结晶尿和血尿的发生。

3. 静脉用药时，注意避光使用，以免发生药物的光敏反应。

4. 与抗酸药、硫糖铝、多种维生素及含有铝、镁、锌的制剂一起服用时,要间隔适当的时间。忌用茶水服用该药物。因茶叶中含有鞣酸、咖啡因及茶碱等成分,可降低诺氟沙星的作用。

5. 用药期间忌食菠菜、胡萝卜、黄瓜、苏打饼干等偏碱性的食物,可影响药物的吸收。

【应急处理】 出现过敏反应,采取以下措施:

1. 平卧,给予氧气吸入,避开阳光照射。

2. 立即停药,遵医嘱皮下注射0.1%盐酸肾上腺素1ml。

3. 遵医嘱给予氢化可的松200mg或是地塞米松5~10mg加入50%葡萄糖液静脉注射。

环丙沙星

(Ciprofloxacin)

【作用与用途】 可用于敏感菌引起的泌尿生殖系统感染,包括单纯性、复杂性尿路感染、细菌性前列腺炎、淋病奈瑟菌尿道炎或宫颈炎(包括产酶株所致者)。

【用法用量】 成人常用量一日0.2g,每12小时静脉滴注1次,滴注时间不少于30分钟。严重感染或铜绿假单胞菌感染可加大剂量至一日0.8g,分2次静脉滴注。

疗程:急性单纯性下尿路感染5~7日,复杂性尿路感染7~14日。

【注意事项】

1. 由于目前大肠埃希菌对氟喹诺酮类药物耐药者多见,应在给药前留取尿培养标本,参考细菌药敏结果调整用药。

2. 本药大剂量应用或尿pH值在7以上时可发生结晶尿。为避免结晶尿的发生,宜多饮水,保持24小时排尿量在1200ml以上。

3. 肾功能减退者,需根据肾功能调整给药剂量,血肌酐清除率小于30ml/min,一次0.2g,每18~24小时1次。

4. 应用氟喹诺酮类药物可发生中、重度光敏反应。应用本药时应避免过度曝露于阳光下,如发生光敏反应需停药。

5. 肝功能减退时,如属重度(肝硬化腹水)可减少药物清除,血药浓度增高,肝、肾功能均减退者尤为明显,均需权衡利弊后应用,并调整剂量。

6. 原有中枢神经系统疾患者,包括脑动脉硬化或癫痫及癫痫病史者均应避免应用,有指征时需仔细权衡利弊后应用。

【不良反应】

1. 胃肠道反应较为常见,可表现为腹部不适或疼痛、腹泻、恶心或呕吐。

2. 中枢神经系统反应可有头昏、头痛、嗜睡或失眠。

3. 过敏反应。皮疹、皮肤瘙痒,偶可发生渗出性多形性红斑及血管神经性水肿。少数患者有光敏反应。

4. 偶可发生癫痫发作、精神异常、烦躁不安、意识混乱、幻觉、震颤、血尿、发热、皮疹等间质性肾炎表现、静脉炎、结晶尿、关节疼痛。

5. 少数患者可发生血清氨基转移酶升高、血尿素氮增高及周围血象白细胞降低,多属轻度,并呈一过性。

【观察要点】、【应急处理】 参见诺氟沙星。

【案例分析】 患者,女,64 岁,因宫颈炎给予抗感染治疗。用乳酸环丙沙星注射液 100ml(0.2g)静脉滴注,每天 2 次。用药 1 天后出现脚踝部肿胀,未引起护理人员注意。用药第 3 天出现脚踝部疼痛,沿跟腱出现长条状红肿,并伴有高热症状。怀疑为肌腱炎,立即停药,嘱患者绝对制动,同时给予激素脱敏、抗感染和防止继发感染等综合治疗措施,1 周后症状好转。

分析点评:环丙沙星可以引起关节病变、肌腱炎或肌腱断裂,肌腱断裂(主要为跟腱)主要见于既往有糖皮质激素全身治疗史的老年患者。患者用药 1 天后出现脚踝部肿胀的早期症状,未引起注意及时停药,导致第 3 天症状加重。

提示:应用环丙沙星治疗后,护理人员应密切观察患者反应,若出现脚踝部位疼痛、僵硬和肿胀等,应立即汇报医生,并遵医嘱给予相应处理,嘱患者不可以随意活动。

氧 氟 沙 星

(Ofloxacin)

【作用与用途】 可用于敏感菌引起的泌尿生殖系统感染,包括单纯性、复杂性尿路感染、细菌性前列腺炎、淋病奈瑟菌尿道炎或宫颈炎(包括产酶株所致者)等。

【用法用量】

静脉滴注:急性单纯性下尿路感染,一次0.2g,一日2次,疗程为5~7日;复杂性尿路感染,一次0.2g,一日2次,疗程为10~14日;单纯性淋病,一次0.4g,单剂量;铜绿假单胞菌感染或较重感染,剂量可增至一次0.4g,一日2次。

口服:急性单纯性下尿路感染,一次0.2g,一日2次,疗程5~7日;复杂性尿路感染,一次0.2g,一日2次,疗程10~14日;单纯性淋病,一次0.4g,单剂量。

【注意事项】

1. 本药每0.2g静脉滴注时间不得少于30分钟。

2. 本药大剂量应用或尿pH值在7以上时可发生结晶尿。为避免结晶尿的发生,宜多饮水,保持24小时排尿量在1200ml以上。

3. 肾功能减退者,需根据肾功能调整给药剂量。

4. 应用本药时应避免过度暴露于阳光,如发生光敏反应需停药。

5. 肝功能减退时,如属重度(肝硬化腹水)可减少药物清除,血药浓度增高,肝、肾功能均减退者尤为明显,均需权衡利弊后应用,并调整剂量。

6. 原有中枢神经系统疾患者,例如癫痫及癫痫病史者均应避免应用,有指征时需仔细权衡利弊后应用。

【不良反应】

1. 胃肠道反应　腹部不适或疼痛、腹泻、恶心或呕吐。

2. 中枢神经系统反应　头昏、头痛、嗜睡或失眠。

3. 过敏反应　皮疹、皮肤瘙痒,偶可发生渗出性多形性红斑及血管神经性水肿。光敏反应较少见。

4. 偶可发生癫痫发作、精神异常、烦躁不安、意识混乱、幻觉、震颤;血尿、发热、皮疹等间质性肾炎表现,以及静脉炎、结晶尿、关节疼痛等。

5. 少数患者可发生血清氨基转移酶升高、血尿素氮增高及周围血象白细胞降低，注射部位刺激症状，多属轻度，并呈一过性。

【观察要点】

1. 严格控制滴速，每100ml氧氟沙星注射液应维持30～40滴/分，约50～60分钟滴完。

2. 输液时加强巡视，发现问题及时处理。

3. 沿静脉走向皮肤呈红色条索状，并伴局部痒感时，应减慢滴速。穿刺部位宜保暖以减少药液对管壁的刺激，嘱其勿用力搔抓，以免抓伤皮肤引起破损感染。

4. 在接受氧氟沙星注射液治疗时应避免阳光暴晒和人工紫外线照射，肾功能不全者减量，重度肾功能不全者慎用。

5. 与口服降血糖药合用时，会引发血糖失调，因此应严密监测血糖水平。

6. 老年人使用时，应注意观察神经系统症状。

【应急处理】

1. 若出现面色苍白、心慌、出冷汗等低血糖症状，应立即停药，给予对症处理。密切监测血糖水平。

2. 若出现静脉炎时，可局部给予硫酸镁湿敷、患肢抬高等措施，有计划选择血管进行穿刺。

左氧氟沙星

(Levofloxacin)

【作用与用途】　可用于敏感菌引起的泌尿生殖系统感染，包括单纯性、复杂性尿路感染、细菌性前列腺炎、淋病奈瑟菌尿道炎或宫颈炎(包括产酶株所致者)。

【用法用量】

静脉滴注：临用前用适量灭菌注射用水溶解，再分2次用5%葡萄糖注射液或0.9%氯化钠注射液100ml稀释后静脉滴注。成人一日0.4g，分2次滴注。重度感染患者或病原菌对本药敏感性较差者(如铜绿假单胞菌)，一日剂量可增至0.6g，分2次静脉滴注。

口服：急性单纯性下尿路感染，一次0.1g，一日2次，疗程5～7日；复杂性尿路感染，一次0.2g，一日2次，或一次0.1g，一日3次，疗程10～14日。

【注意事项】

1. 本药静脉滴注时间为每100ml不得少于60分钟。不宜与其他药物包括多价金属离子如镁、钙等溶液同瓶混合滴注。

2. 本药大剂量应用或尿pH值在7以上时可发生结晶尿。为避免结晶尿的发生,宜多饮水,保持24小时排尿量在1200ml以上。

3. 肾功能减退者,需根据肾功能调整给药剂量。

4. 应用本药时应避免过度暴露于阳光,如发生光敏反应或其他过敏症状需停药。

5. 肝功能减退时,如属重度(肝硬化腹水)可减少药物清除,血药浓度增高,肝、肾功能均减退者尤为明显,均需权衡利弊后应用,并调整剂量。

6. 原有中枢神经系统疾患者,例如癫痫及癫痫病史者均应避免应用,有指征时需仔细权衡利弊后应用。

7. 偶有用药后发生跟腱炎或跟腱断裂,如有上述症状发生,须立即停药,直至症状消失。

【不良反应】

1. 胃肠道反应　腹部不适或疼痛、腹泻、恶心或呕吐。

2. 中枢神经系统反应　头昏、头痛、嗜睡或失眠。

3. 过敏反应　皮疹、皮肤瘙痒,偶可发生渗出性多形性红斑及血管神经性水肿。光敏反应较少见。

4. 偶可发生癫痫发作、精神异常、烦躁不安、意识混乱、幻觉、震颤、血尿、发热、皮疹等间质性肾炎表现,以及静脉炎、结晶尿、关节疼痛。

5. 少数患者可发生血清氨基转移酶升高、血尿素氮增高及周围血象白细胞降低,多属轻度,并呈一过性。

【观察要点】、【应急处理】　参见氧氟沙星。

【案例分析】　患者,女,65岁,因宫颈炎给予左氧氟沙星0.2g加入100ml氯化钠注射液静脉滴注,因患者自行调整滴速较快,每次输注时间30分钟左右,护理人员未予纠正,静脉滴注3天后出现癫痫样发作,发作间歇精神异常,CT检查未见异常。

分析点评:左氧氟沙星致神经系统症状的原因是其分子结构上有疏水性氟原子,易透过血-脑脊液屏障,抑制脑内抑制性递质

γ-氨基丁酸与受体结合，使中枢神经的兴奋性增加，从而产生神经系统症状，特别是滴速过快，使短时间体内药物浓度过高易产生神经系统症状。

提示：在使用左氧氟沙星时，护理人员提示患者输注速度不能过快，每 100ml 液体输注时间不能少于 1 小时，同时用药后应加强巡视，一旦发现精神异常等症状出现应及时汇报医生，采取有效措施进行处理。

（九）糖肽类

万古霉素
（Vancomycin）

【作用与用途】 适用于耐甲氧西林金黄色葡萄球菌及其他细菌所致的感染。

【用法用量】 通常用盐酸万古霉素每天 2g，可分为每 6 小时 500mg 或每 12 小时 1g，每次静滴在 60 分钟以上，可根据年龄、体重、症状适量增减。老年人每 12 小时 500mg 或每 24 小时 1g，每次静滴在 60 分钟以上。

配制方法：在含有本药 0.5g 的小瓶中加入 10ml 注射用水溶解，再以至少 100ml 的生理盐水或 5% 葡萄糖注射液稀释，静滴时间在 60 分钟以上。

【注意事项】

1. 对本药有既往过敏性休克史的患者禁用。下列患者应慎重给药：肾功能损害患者、肝功能损害患者、老年患者、低出生体重儿、新生儿。

2. 快速推注或短时内静滴本药可使组胺释放出现红人综合征（面部、颈、躯干红斑性充血、瘙痒等）、低血压等副作用，所以每次静滴应在 60 分钟以上。肾功能损害及老年患者应调节用药量和用药间隔，监测血中药物浓度慎重给药。

3. 与氨茶碱、氟尿嘧啶混合后可引起外观改变，时间延长药物效价可显著降低。

4. 因可引起血栓性静脉炎，所以应十分注意药液的浓度和静滴的速度,再次静滴时应更换静滴部位。药液渗漏于血管外可引起坏死,所以在给药时应慎重,不要渗漏于血管外。肌内注射可伴有疼痛,所以不能肌注。

【不良反应】

1. 休克、过敏样症状,表现为呼吸困难、全身潮红、水肿等。

2. 可见急性肾功能不全,间质性肾炎。

3. 可引起多种血细胞减少、无粒细胞血症、血少板减少。

4. 可引起皮肤黏膜综合征(Stevens-Johnson 综合征)、中毒性表皮坏死症(Lyell 综合征)、脱落性皮炎(频率不明)。

5. 可引起第 8 对脑神经损伤,出现眩晕、耳鸣、听力低下等第 8 脑神经损伤症状。

6. 可引起假膜性大肠炎,表现为腹痛、腹泻等症状。

7. 肝功能损害、黄疸,可出现 AST(GOT)、ALT(GPT)、AFP 的上升。

【观察要点】

1. 用药期间注意观察患者的“红颈”综合征。常发生于静脉滴注速度过快,症状包括:面部、颈部、躯干、四肢斑丘疹。一旦出现哮喘、荨麻疹、胸背部疼痛及肌肉痉挛,应及时停药并通知医师。

2. 注意观察肾功能变化。保持患者的体液平衡,观察有无少尿、尿混浊及二重感染的情况。

3. 静脉输注时,应经常更换输液部位,避免引发血栓性静脉炎。同时应防止药液外渗,因易引发周围组织坏死。

4. 长期治疗应监测患者的听力。若出现耳鸣等其他副作用,应立即停药。

【应急处理】

1. 密切观察用药后反应,并备好抢救药品及物品,随时做好抢救准备,一旦发生过敏反应就要及时停药,补充体液。

2. 遵医嘱口服或注射抗组胺药物、糖皮质激素和钙剂进行常规抗过敏处理,症状仍不能控制的,可考虑采用糖皮质激素冲击疗法。

3. 严密观察病情,争分夺秒地抢救患者,确保抢救及时有效,争取抢救时间。

去甲万古霉素
(Norvancomycin)

【作用与用途】　适用于耐甲氧西林金黄色葡萄球菌及其他细菌所致的感染。

【用法用量】

静脉给药:临用前加注射用水适量使溶解,静脉缓慢滴注。成人一日0.8~1.6g(80万~160万U),分2~3次静滴。

【注意事项】

1. 对万古霉素类抗生素过敏者禁用。

2. 本药不可肌内注射,也不宜静脉推注。静脉滴注速度不宜过快,每次剂量(0.4~0.8g)应至少用200ml 5%葡萄糖注射液或氯化钠注射液溶解后缓慢滴注,滴注时间宜在1小时以上。

3. 肾功能不全患者慎用本药,根据肾功能减退程度减量应用。

4. 对诊断的干扰,血尿素氮可能增高。

5. 治疗期间应定期检查听力,尿液中蛋白、管型、细胞数及测定尿相对密度等。

【不良反应】　少数患者可出现皮疹、恶心、静脉炎等,也可引致耳鸣、听力减退、肾功能损害。个别患者尚可发生一过性周围血象白细胞降低、血清氨基转移酶升高等。

【观察要点】、【应急处理】　参见万古霉素。

替考拉宁
(Teicoplanin)

【作用与用途】　可用于不能用青霉素类及头孢菌素类抗生素治疗或用上述抗生素治疗失败的严重葡萄球菌感染,或对其他抗生素耐药的葡萄球菌感染。

【用法用量】　本药既可以静脉注射也可以肌内注射。

可以快速静脉注射,注射时间为3~5分钟之间,或缓慢静脉滴注,滴注时间不少于30分钟。一般一日给药1次,但第1天可以给药2次。中度感染负荷量,第1天只一次静脉滴注400mg;维持量:静脉或肌内注射200mg,每日1次。

【注意事项】

1. 替考拉宁与万古霉素可能有交叉过敏反应,故对万古霉素过敏者慎用。

2. 治疗过程中应当对听力、血液学、肝和肾功能进行检测,特别是肾功能不全、接受长期治疗的,以及用本药期间同时和相继使用可能有听神经毒性和(或)肾毒性的其他药物,如氨基糖苷类、多粘菌素、两性霉素B、环孢素、顺铂、呋塞米和依他尼酸。

【不良反应】

1. 局部反应 红斑、局部疼痛、血栓性静脉炎,可能会引起肌内注射部位脓肿。

2. 变态反应 皮疹、瘙痒、发热、强直、支气管痉挛、过敏反应、过敏性休克、荨麻疹、血管神经性水肿;极少报告发生剥脱性皮炎、中毒性表皮溶解坏死、多形性红斑,包括Stevens-Johnson综合征。

3. 胃肠道症状 恶心、呕吐、腹泻。

4. 血液学 罕见可逆的粒细胞缺乏、白细胞减少、中性粒细胞减少、血小板减少、嗜酸性粒细胞增多。

5. 肝功能 血清转氨酶和(或)血清碱性磷酸酶增高。

6. 肾功能 血清肌酐升高,肾衰竭。

7. 中枢神经系统 头晕、头痛,心室内注射时癫痫发作。

8. 听觉及前庭功能 听力丧失,耳鸣和前庭功能紊乱。

9. 其他 二重感染(不敏感菌生长过度)。

【观察要点】、【应急处理】 参见万古霉素。

二、抗滴虫感染药物

甲 硝 唑

(Metronidazole)

【作用与用途】 主要用于敏感厌氧菌感染的治疗。

【用法用量】

静脉滴注:静脉给药首次按体重15mg/kg(70kg成人为1g),

维持量按体重7.5mg/kg,每6～8小时静脉滴注1次。

口服治疗:一日0.6～1.2g,分3次服,7～10日为一疗程。

【注意事项】

1. 有活动性中枢神经系统疾患和血液病者禁用。孕妇及哺乳期妇女禁用。

2. 本药的代谢产物可使尿液呈深红色。

3. 原有肝脏疾患者,剂量应减少。出现运动失调或其他中枢神经系统症状时应停药。重复1个疗程之前,应做白细胞计数。厌氧菌感染合并肾衰竭者,给药间隔时间应由8小时延长至12小时。

4. 本药可抑制乙醇代谢,用药期间应戒酒,饮酒后可能出现腹痛、呕吐、头痛等症状。

【不良反应】

1. 消化道反应最为常见,包括恶心、呕吐、食欲减退、腹部绞痛。

2. 神经系统症状有头痛、眩晕,偶有感觉异常、肢体麻木、共济失调、多发性神经炎等,大剂量可致抽搐。

3. 少数患者发生荨麻疹、潮红、瘙痒、膀胱炎、排尿困难、口中金属味及白细胞减少等。

【观察要点】

1. 用药期间有无出现恶心、食欲减退、呕吐、腹泻、味觉改变等消化系统症状。

2. 有无出现面部潮红、皮疹、荨麻疹等异常。

3. 有无出现肢端麻木、感觉异常、头疼、精神错乱、共济失调等精神系统症状。

4. 静脉用药易引发血栓性静脉炎,观察有无局部刺激症状。

【应急处理】

1. 出现过敏反应,立即停药,遵医嘱给予抗过敏治疗。

2. 嘱大量饮水加快药物的排泄。

【案例分析】　患者,女,40岁,因盆腔炎住院治疗。医嘱给予甲硝唑注射液0.8g静脉滴注,一日1次。在治疗1周后,某日患者饮白酒半斤,随后突然出现头痛、腹痛、呕吐症状。嘱患者停药,给予补液治疗。治疗3日后，上述症状缓解，治疗1周后，症状消失痊愈。

分析点评：甲硝唑和乙醇可能产生双硫仑样的不良反应，可出现腹痛、呕吐、头痛、多发性神经病症状，其作用机制可能因甲硝唑抑制乙醛氧化酶活性，使乙醛在体内氧化受阻，使血浓度上升，使饮进的乙醇不能彻底氧化分解，致使人体中毒。

提示：在临床上应用甲硝唑时，护士应仔细询问患者2周内是否有饮酒或服用过其他乙醇制剂，并嘱患者用药中与停药后2周内禁酒，禁止服用含乙醇的饮料或药剂，否则可能产生双硫仑样反应。

替 硝 唑

(Tinidazole)

【作用与用途】 用于各种敏感厌氧菌感染所致的腹腔感染、盆腔感染等。

【用法用量】

静脉滴注：一次0.8g，一日1次，静脉缓慢滴注，一般疗程5~6日，或根据病情决定。

口服：一次1g，一日1次，首剂量加倍，一般疗程5~6日，或根据病情决定。

【注意事项】

1. 对本药或吡咯类药物过敏患者以及有活动性中枢神经疾病和血液病者禁用。12岁以下患者禁用。

2. 本药滴注速度应缓慢，浓度为2mg/ml时，每次滴注时间应不少于1小时，浓度大于2mg/ml时，滴注速度宜再降低1~2倍。药物不应与含铝的针头和套管接触，并避免与其他药物一起滴注。

3. 如疗程中发生中枢神经系统不良反应，应及时停药。

4. 本药可干扰丙氨酸氨基转移酶、乳酸脱氢酶、三酰甘油、己糖激酶等的检验结果，使其测定值降至零。

5. 用药期间不应饮用含乙醇的饮料，因可引起体内乙醛蓄积，干扰乙醇的氧化过程，导致双硫仑样反应，患者可出现腹部痉挛、恶心、呕吐、头痛、面部潮红等。

6. 念珠菌感染者应用本药，其症状会加重，需同时给抗真菌治疗。

【不良反应】　不良反应少见而轻微，主要为恶心、呕吐、上腹痛、食欲减退及口腔金属味，可有头痛、眩晕、皮肤瘙痒、皮疹、便秘及全身不适。此外还可有血管神经性水肿、中性粒细胞减少、双硫仑样反应及黑尿，偶见滴注部位轻度静脉炎。高剂量时也可引起癫痫发作和周围神经病变。

【观察要点】

1. 用药前应详细询问患者病史及食物过敏史，对过敏性体质者慎用。

2. 输液时速度不宜太快，静滴时应密切观察用药后有无反应，并做好各种抢救用物和药物的准备。

3. 对首次静滴的患者，用药初始时护士不要立即离开患者，应仔细观察5～10分钟，并注意滴速控制在30滴/分之内，防止因短时间内药液大量输入体内而引起不良反应。

4. 用药过程中，护士应加强巡视，主动询问患者有无不适，以便及时发现过敏反应的早期症状（如皮肤瘙痒等），及时停药及对症处理，防止发生严重的迟发型过敏反应，以确保患者用药期间安全。

【应急处理】　发生过敏反应，应立即停药，同时报告医生，迅速采取相应的抢救措施，遵医嘱给予抗过敏治疗，并严密观察患者生命体征等病情变化。

奥　硝　唑
（Ornidazole）

【作用与用途】　用于治疗由敏感厌氧菌所引起的多种感染性疾病，包括：盆腔感染（如子宫内膜炎、子宫肌炎、输卵管或卵巢脓肿、盆腔软组织感染）、嗜血杆菌阴道炎等。

【用法用量】

静脉滴注：成人起始剂量为0.5～1g，然后每12小时静滴0.5g，连用3～6天。如患者症状改善，建议改用口服制剂。

口服：成人500mg，每日2次。

【注意事项】

1. 以下情况禁用。对此类药物过敏的患者；脑和脊髓发生病变的患者；癫痫及各种器官硬化症患者；对本药及其他硝基咪唑类药物过敏的患者；造血功能低下患者；慢性乙醇中毒患者。

2. 妊娠早期和哺乳期妇女慎用。

3. 肝损伤患者用药每次剂量与正常用量相同，但用药间隔时间要加倍，以免药物蓄积。

4. 使用过程中，如有异常神经症状反应即停药，并进一步观察治疗。

5. 本药溶液显酸性，与其他药物合用时注意本药低 pH 值对其他药物的影响。

6. 本药与半合成抗生素类及头孢类药合用时应单独给药，两者不能使用同一稀释液稀释，应分别溶解稀释，分别滴注。

【不良反应】 本药通常具有良好的耐受性，用药期间会出现下列反应：

1. 消化系统　包括轻度胃部不适、胃痛、口腔异味等。

2. 神经系统　包括头痛及困倦、眩晕、颤抖、四肢麻木、痉挛和精神错乱等。

3. 过敏反应　如皮疹、瘙痒等。

4. 局部反应　包括刺感、疼痛等。

5. 其他　白细胞减少等。

【观察要点】、【应急处理】　参见替硝唑。

三、抗真菌感染药物

咪 康 唑 栓

(Miconazole Suppositories)

【作用与用途】 局部治疗念珠菌性外阴阴道病和革兰阳性细菌引起的重感染。

【用法用量】 阴道给药，洗净后将栓剂置于阴道深处。每晚 1 次，一次 1 枚。连续 7 日为一疗程。也可采用三日疗法：第 1 日晚 1 枚，随后 3 日早晚各 1 枚。即使症状迅速消失，也要完成治疗疗程，在月经期应持续使用。

【注意事项】

1. 对本药过敏者禁用，过敏体质者、孕妇及哺乳期妇女慎用。

2. 无性生活史的女性应在医师指导下使用。

3. 用药期间注意个人卫生，防止重复感染，避免房事。

4. 给药时应洗净双手或戴指套或手套。

5. 用药部位如有烧灼感、瘙痒、红肿等情况应停药，并将局部药物洗净，必要时向医师咨询。

【不良反应】 偶见过敏反应，多数较轻微。常见的不良反应是局部刺激、瘙痒和烧灼感，尤其是在治疗开始时。盆腔痉挛、荨麻疹、皮肤丘疹也有发生。非常罕见的不良反应包括：血管神经性水肿、湿疹、阴道刺激、阴道分泌物和给药部位不适。

【观察要点】 应观察是否出现药物过敏反应；用药期间是否有轻度外阴、阴道烧灼感等。

【应急处理】

1. 立即停药，若为外用药，则立即用清水冲洗局部。

2. 遵医嘱使用抗过敏药物，并注意观察用药效果。

克霉唑栓
(Clotrimazole Suppositories)

【作用与用途】 用于念珠菌性外阴阴道病。

【用法用量】 阴道给药，洗净后将栓剂置于阴道深处。每晚1次，一次1粒。连续7日为一疗程。

【注意事项】

1. 对本药过敏者禁用，过敏体质者慎用。

2. 孕妇、哺乳期妇女及无性生活史的女性应在医师指导下使用。

3. 使用本药时应避开月经期。

4. 用药部位如有烧灼感、红肿等情况应停药，并将局部药物洗净，必要时向医师咨询。

5. 用药期间注意个人卫生，防止重复感染，使用避孕套或避免房事。

6. 给药时应洗净双手或戴指套或手套。

【不良反应】 偶见局部刺激,如瘙痒或烧灼感。

【观察要点】、【应急处理】 参见咪康唑栓。

制霉菌素栓

(Nysfungin Suppositories)

【作用与用途】 用于念珠菌性外阴阴道病。

【用法用量】 外用。每晚1枚(20万U),患者洗净手及外阴部,采取平卧体位,戴上配套的医用手套,将栓剂放入阴道深部。7天为一疗程,慢性患者可延长使用1~3个疗程。

【注意事项】

1. 用药1个疗程后,症状未缓解,应咨询医师或药师。

2. 其他注意事项参见咪康唑栓。

【不良反应】 偶有过敏反应、灼烧感及发痒。

【观察要点】、【应急处理】 参见咪康唑栓。

伊曲康唑

(Itraconazole)

【作用与用途】 可用于治疗妇科外阴阴道念珠菌病。

【用法用量】

念珠菌性阴道炎:一次200mg,一日2次,服1日,或一次200mg,一日1次,连服3日。

【注意事项】

1. 对持续用药超过1个月的患者,以及治疗过程中如出现畏食、恶心、呕吐、疲劳、腹痛或尿色加深的患者,建议检查肝功能。如果出现异常,应停止用药。

2. 伊曲康唑绝大部分在肝脏代谢,因而肝功能异常患者慎用。

3. 当发生神经系统症状时应终止治疗。

4. 对肾功能不全的患者,本药的排泄减慢,建议监测本药的血药浓度以确定适宜的剂量。

【不良反应】 常见胃肠道不适,如畏食、恶心、腹痛和便秘。

较少见的副作用包括头痛、可逆性氨基转移酶升高、月经紊乱、头晕和过敏反应（如瘙痒、红斑、风团和血管性水肿）。有个例报告出现了 Stevens-Johnson 综合征（重症多形性红斑）。已有潜在病理改变并同时接受多种药物治疗的大多数患者，在接受伊曲康唑长疗程治疗时可见低钾血症、水肿、肝炎和脱发等症状。

【观察要点】

1. 片剂和口服溶液不能相互替换。口服药液时，不要吃食物，而服用片剂时应在用餐时服药。

2. 肝脏毒性反应。伊曲康唑主要是在肝脏代谢，从而产生毒性反应。若临床上常出现乏力、食欲减退、肝功能障碍表现，应及时通知医师。

【应急处理】

1. 出现不良反应，立即停药，同时注意观察病情变化。

2. 遵医嘱给予不良反应的对症处理。如出现明显的恶心、呕吐消化道症状，给予甲氧氯普胺等。

氟　康　唑
（Fluconazole）

【作用与用途】　可用于治疗播散性念珠菌病，包括尿路感染等；亦可用于治疗念珠菌外阴阴道炎。

【用法用量】

口服：治疗成人播散性念珠菌病，首次剂量 0.4g，以后一次 0.2g，一日 1 次，至少 4 周，症状缓解后至少持续 2 周。念珠菌外阴阴道炎，单剂量 0.15g，一次服。预防念珠菌病，0.2 ~ 0.4g，一日 1 次。

【注意事项】

1. 本药与其他吡咯类药物可发生交叉过敏反应，对吡咯类药物过敏者禁用本药。

2. 由于本药主要自肾排除，因此治疗中需定期检查肾功能。用于肾功能减退患者需减量应用。

3. 治疗过程中可发生轻度一过性血清氨基转移酶升高，偶可出现肝毒性症状。因此用本药治疗开始前和治疗中均应定期检查肝功能，如肝功能出现持续异常，或肝毒性临床症状时均需立即停用本药。

4. 本药与肝毒性药物合用、需服用本药2周以上或接受多倍于常用剂量的本药时,可使肝毒性的发生率增高,故需严密观察,在治疗前和治疗期间每2周进行1次肝功能检查。

5. 肾功能损害者需要调整剂量。

【不良反应】

1. 常见消化道反应,表现为恶心、呕吐、腹痛或腹泻等。

2. 过敏反应。可表现为皮疹,偶可发生严重的剥脱性皮炎(常伴随肝功能损害)、渗出性多形红斑。

3. 肝毒性。治疗过程中可发生轻度一过性血清氨基转移酶升高,偶可出现肝毒性症状。

4. 可见头晕、头痛。

5. 有严重基础疾病(如艾滋病和癌症)的患者,可能出现肾功能异常、周围血象一过性中性粒细胞减少和血小板减少等血液学检查指标改变。

【观察要点】

1. 控制静脉给药滴速。一般输注速度为10~20滴/分,以减轻药液对静脉的刺激和恶心、腹痛、腹泻、皮疹及胃肠胀气等副作用。

2. 防止静脉炎发生。宜经常交换注射部位,保护血管,拔针后3~4小时,局部热敷,防止静脉炎发生。

3. 观察有无肝功能损害。要定期检查肝功能、尿常规,记24小时尿量,观察脉搏的频率、节律,发现异常及时报告。

4. 观察过敏反应。使用药物期间,易出现皮疹、剥脱性皮炎、渗出性多形红斑、严重过敏性休克。

【应急处理】

1. 病情观察 监测生命体征的同时,注意血、尿及生化检查,必要时进行血气DIC检查。

2. 抗休克治疗 遵医嘱补充血容量、使用血管活性药物、纠正酸中毒。

3. 其他抢救措施 无出血倾向者,应早期、短期食用糖皮质激素,可保护脏器,防止器官功能障碍。危重患者可考虑血液透析。

四、其他药物

硝酸银软膏

(Silver Nitrate Ointment)

【作用与用途】 消毒防腐药。具有杀菌、收敛和促进创面愈合的作用,作用强度与浓度和作用时间成正比。本药对淋病奈瑟菌特别敏感,对化脓性肺炎球菌、金黄色葡萄球菌、铜绿假单胞菌、变形杆菌、感冒杆菌及沙眼衣原体具有较强的抗菌活性。

【用法用量】 外用,均匀涂布于创面,厚0.2~0.4cm,一日1~2次,一次不超过500g。

【注意事项】

1. 换药前必须将创面上原有的药膏清除干净。
2. 如刺激性强烈持久应停止应用。
3. 长期应用可产生银沉着症。
4. 本药腐蚀性较强,使用时勿与健康组织接触。
5. 本药见光易析出金属银,故应避光保存。

【不良反应】 可出现局部红斑、充血、烧灼感等皮肤刺激症状。

【观察要点】

1. 皮肤黏膜接触浓缩硝酸银,可发生溃疡及变色。注意观察患者是否出现局部刺激反应症状。

2. 告知患者使用方法,以免误服。硝酸银可引起黏膜的腐蚀性溃疡以及腹痛、呕吐,并可出现呼吸困难、休克等全身反应。

【应急处理】

1. 皮肤黏膜直接接触硝酸银,可及时用生理盐水冲洗。

2. 银质沉着症,可用12%硫代硫酸钠及2%铁氰化钾溶液等量混合,做患部皮内或局部黏膜下注射治疗。

(韩玉芳 张媛媛)

第四章

妊娠期安全用药

第一节 胎盘早剥安全用药

一、疾病概况、临床特点及治疗原则

（一）疾病概况

妊娠20周后或分娩期，正常位置的胎盘在胎儿娩出前，部分或全部从子宫壁剥离，称为胎盘早剥。胎盘早剥是妊娠晚期出血的主要原因之一，是妊娠期一种严重的并发症，具有起病急、发展快的特点，若处理不及时，可危及母儿生命。妊娠期高血压疾病、慢性肾病、妊娠期腹部外伤、宫腔内压力骤减、子宫静脉压突然升高等是胎盘早剥的危险因素。

（二）临床特点

根据病情严重程度，胎盘早剥可分为三度：

Ⅰ度：多见于分娩期，胎盘剥离面积小，患者常无腹痛或腹痛轻微，贫血体征不明显。腹部检查见子宫软，大小与妊娠周数相符，胎位清楚，胎心率正常。产后检查见胎盘母体面有凝血块及压迹可诊断。

Ⅱ度：胎盘剥离面为胎盘面积1/3左右，主要症状为突然发生持续性腹痛、腰酸或腰背痛，疼痛的程度与胎盘后积血量成正比；无阴道流血或流血量不多，贫血程度与阴道流血量不相符。腹部检查见子宫大于妊娠周数，子宫底随胎盘后血肿增大而升高；胎盘附着处压痛明显（胎盘位于后壁则不明显），宫缩有间歇，胎位可

扪及，胎儿存活。

Ⅲ度：胎盘剥离面超过胎盘面积1/2，临床表现较Ⅱ度重。患者可出现恶心、呕吐、面色苍白、四肢湿冷、脉搏细数、血压下降等休克症状，且休克程度大多与阴道流血量不成正比。腹部检查见子宫硬如板状，于宫缩间歇时不能松弛，胎位扪不清，胎心消失。

（三）治疗原则

纠正休克、及时终止妊娠。胎盘早剥一旦确诊，必须及时终止妊娠，终止妊娠的方法根据早剥的严重程度、胎儿宫内状况、宫口开大情况而定。同时，应积极预防凝血功能障碍、产后出血、急性肾衰等并发症。

二、常用药物

纤维蛋白原

（Fibrinogen）

【作用与用途】　促凝血药，用于产后大出血和因大手术、外伤、内出血等引起的纤维蛋白原缺乏而造成的凝血障碍，以及弥散性血管内凝血等获得性纤维蛋白原减少症。

【用法用量】

用量：应根据病情及临床检验结果决定，一般首次给1～2g。

用法：使用前先将药物及灭菌注射用水预温至30～37℃，然后按瓶签标示量注入预温的灭菌注射用水，置30～37℃水浴中，轻轻摇动使药物全部溶解。用带有滤网装置的输液器进行静脉输注，输注速度以每分钟60滴左右为宜。

【注意事项】

1. 本药专供静脉输注，输注速度以每分钟60滴左右为宜。

2. 配制药液时切忌剧烈振摇以免蛋白变性。

3. 本药溶解后为澄清略带乳光的溶液，允许有少量细小的蛋白颗粒存在，因此需用带有滤网装置的输液器静脉输注，但如有大量或大块不溶物，则不可使用。

4. 在寒冷季节溶解本药，或刚从冷处取出、温度较低的情况下,应特别注意先使药物和溶解液的温度升高到30~37℃,然后进行溶解。温度过低往往造成溶解困难,并导致蛋白变性。

5. 一旦溶解,应尽快使用。

6. 不可与其他药物同时合用。

【不良反应】 一般无不良反应,仅少数过敏体质患者会出现过敏反应,严重反应者应采取应急处理措施。

【观察要点】

1. 纤维蛋白原需用注射用水溶解、配制成1%~2%浓度的溶液后静脉滴注,注意控制滴速,一般40~60滴/分,需使用带有滤网装置的输液器,滴注过程中应加强巡视,如发现有大块不溶物则不可继续使用。

2. 寒冷季节应用时,需先将药物和溶解液的温度升高至30~37℃,然后进行溶解,温度过低可造成溶解困难,并导致蛋白变性。

3. 输液过程中注意观察产妇的体温变化。

【应急处理】

1. 应用纤维蛋白原后出现高热,可物理降温或遵医嘱给予退热药物。

2. 出现过敏反应,立即停药,可遵医嘱给予肾上腺皮质激素类药物,如氢化可的松、泼尼松、地塞米松等。

3. 严密监测生命体征,每15分钟测1次血压、脉搏、呼吸、体温,至病情缓解。

4. 注意保暖,安定患者情绪。

肝素钠

(Heparin Sodium)

【作用与用途】 抗凝血药,用于防治血栓形成或栓塞性疾病以及各种原因引起的弥散性血管内凝血(DIC)。

【用法用量】

静脉注射:首次5000~10 000U,之后按体重每4小时100U/kg,用氯化钠注射液稀释后应用。

静脉滴注:一日20 000~40 000U,加至氯化钠注射液1000ml中持续滴注。滴注前可先静脉注射5000U作为初始剂量。

深部皮下注射：首次5000～10 000U，以后每8小时8000～10 000U或每12小时15 000～20 000U；每24小时总量约30 000～40 000U，一般均能达到满意的效果。

预防性治疗：高危血栓形成患者，大多是用于腹部手术之后，以防止深部静脉血栓。在外科手术前2小时先给5000U肝素钠皮下注射，但麻醉方式应避免硬膜外麻醉，然后每隔8～12小时5000U，共约7日。

【注意事项】

1. 对肝素过敏、产后出血、有自发出血倾向、血液凝固迟缓（如紫癜、血小板减少）、溃疡病、创伤、严重肝功能不全者禁用本药。

2. 妊娠后期和产后用药，有增加母体出血危险，须慎用。

3. 每次注射前和用药期间应定时测定凝血时间。

4. 皮下注射应深至脂肪层，并不断更换注射部位，注射完毕应经常观察注射部位的皮肤情况以及黏膜、伤口有无出血。

5. 应用本药偶可引起过敏反应及血小板减少，常发生在用药初5～9日，故开始治疗1个月内应定期监测血小板计数。

6. 过量可致自发性出血倾向，可用1%硫酸鱼精蛋白溶液缓慢滴注中和肝素作用，每1mg鱼精蛋白可中和100U的肝素钠。

7. 与下列药物合用时可加重本药出血危险。香豆素及其衍生物、阿司匹林及非甾体消炎镇痛药、双嘧达莫、右旋糖酐、肾上腺皮质激素、促肾上腺皮质激素、依他尼酸、组织纤溶酶原激活物（t-PA）、尿激酶、链激酶等。

8. 与碳酸氢钠、乳酸钠等纠正酸中毒的药物同用，可促进本药的抗凝作用。

【不良反应】　主要不良反应是用药过多可致自发性出血，偶可引起过敏反应及血小板减少，偶见一次性脱发和腹泻，尚可引起骨质疏松和自发性骨折。肝功能不良者长期使用可引起抗凝血酶-Ⅲ耗竭而血栓形成倾向。

【观察要点】

1. 临床按活化部分凝血活酶时间（APTT）调整肝素钠用量，要求APTT保持在治疗前的1.5～2.5倍，故用药期间应注意监测凝血常规,以减少自发性出血。

2. 肝素钠偶可引起过敏反应及血小板减少,常发生在用药初5~9日,故开始治疗1个月内应定期监测血小板计数。

3. 肝素钠皮下注射应深至脂肪层,并不断更换注射部位,注射完毕注意经常观察注射部位的皮肤情况以及黏膜、伤口有无出血。

4. 对动物蛋白质过敏者,可先给予肝素6~8mg作为测试剂量,注射后半小时内注意观察,无特殊反应再给予治疗全量。

5. 注意观察有无一次性脱发、腹泻、骨质疏松、自发性骨折等不良反应。

【应急处理】

1. 出现中毒症状,立即停药,排除毒物,静滴液体可加速药物排泄和分解。

2. 用药过量有出血倾向时,根据最后一次肝素用量,按1mg鱼精蛋白中和100U肝素的比例给予1%硫酸鱼精蛋白溶液静滴,必要时重复使用。

3. 必要时输新鲜血液,或补充凝血因子。

4. 出现过敏反应,立即停药,遵医嘱应用抗组胺药或肾上腺皮质激素。

5. 伴消化道出血者,可口服云南白药一次0.25~0.3g,一日3次;脑出血者,绝对卧床休息,并降低颅内压治疗。

氨甲苯酸

(Aminomethylbenzoic Acid)

【作用与用途】 抗纤维蛋白溶解药,用于原发性纤维蛋白溶解过度引起的出血,如妇产科意外、肿瘤、白血病、严重肝病出血等。

【用法用量】

静脉注射或静脉滴注:一次0.1~0.3g,一日不超过0.6g。

口服给药:一次0.25~0.5g,一日2~3次,一日总量2g。

【注意事项】

1. 本药一般不单独用于弥散性血管内凝血所致的继发性纤

溶性出血,如有必要,应在肝素化的基础上应用,因为可能影响脏器功能,特别是急性肾衰。

2. 应用本药有诱发血栓形成、继发肾盂和输尿管凝血块阻塞的可能,因此有血栓形成倾向患者、血友病或肾盂实质病变发生大量血尿时要慎用。

3. 本药与其他凝血因子(如因子Ⅸ)等合用,应警惕血栓形成。一般认为在凝血因子使用后8小时再用本药较为妥善。

4. 宫内死胎所致低纤维蛋白原血症出血,肝素治疗较本药安全。

5. 本药与青霉素或尿激酶等溶栓剂有配伍禁忌;与口服避孕药、雌激素或凝血酶原复合物合用,有增加血栓形成的危险。

6. 慢性肾功能不全者应用本药剂量酌减,因为本药在尿液中浓度常较高。

【不良反应】 极少见,长期应用未见血栓形成,偶有头昏、头痛、腹部不适。

【观察要点】

1. 用药后注意观察有无血尿出现,大量应用时注意有无血栓形成。

2. 对胎盘早剥、DIC所致的继发性纤溶性出血,应在肝素化的基础上应用本药,用药过程中注意观察脏器功能。

3. 用药过程中,注意监测血压变化。

4. 静脉注射速度应缓慢,快速给药可引起直立性低血压、心动过缓。

【应急处理】

1. 出现血尿,立即停药观察。

2. 血压过低时,遵医嘱应用升压药物。

氨基己酸

(Aminocaproic Acid)

【作用与用途】 抗纤维蛋白溶解药,用于预防和治疗血纤维蛋白溶解亢进引起的各种出血,包括子宫外伤或手术出血、弥散性血管内凝血晚期防止继发性纤溶亢进症等。

【用法用量】

静脉滴注:对外科手术出血或内科大量出血者,初始剂量可取4~6g本药溶于100ml生理盐水或5%~10%葡萄糖溶液中,于15~30分钟滴完。持续剂量每小时1g,可口服也可注射,维持12~24小时或更久,依病情而定。

口服给药:一次2g,一日3~4次,依病情用7~10日或更久。

【注意事项】

1. 有血栓形成倾向或过去有血管栓塞患者忌用本药;尿道手术后出血、肾功能不全和孕妇慎用本药。

2. 本药排泄快,需持续给药才能维持稳定的有效血浓度,故一般采用静脉滴注。

3. 本药可对抗链激酶或尿激酶的作用,故可作为后者过量时的解救用药。

4. 使用避孕药或雌激素的妇女,服用本药时可增加血栓形成的倾向。

5. 滴注过程中应严格控制滴速,滴注过快可引起明显血压降低、心动过速和心律失常。

6. 本药即刻止血作用较差,对急性大出血需与其他止血药物配伍应用。

7. 不宜与酚磺乙胺(止血敏)混合注射。

【不良反应】

1. 常见不良反应为恶心、呕吐和腹泻,其次为眩晕、瘙痒、头晕、耳鸣、全身不适、鼻塞、皮疹、红斑等。当一日剂量超过16g时,尤易发生。

2. 快速静滴可出现低血压、心动过速、心律失常,少数人可发生惊厥及心脏或肝脏损害。

3. 大剂量或疗程超过4周可产生肌痛、软弱、疲劳、肌红蛋白尿,甚至肾衰竭等,停药后可缓解恢复。

4. 本药从尿排泄快,尿药浓度高,能抑制尿激酶的纤溶作用,可形成血凝块,阻塞尿路。

5. 易发生血栓和心、肝、肾功能损害,有血栓形成倾向或有栓塞性血管病史者禁用或慎用。

【观察要点】

1. 用药期间注意观察血压及心电图的变化，出现血压下降、心律失常或心动过速，及时通知医生。

2. 监测脉搏变化，出现脉搏明显加快，减慢静滴速度直至脉搏恢复正常。

3. 观察用药后是否有血尿发生，定期检测肝、肾功能。

【应急处理】

1. 出现血压下降、心动过速、心律失常，立即停药。针对低血压，可适当使用血管活性药物，维持血压在正常范围内。

2. 出现血尿，立即停药观察。

呋　塞　米
（Furosemide，速尿）

【作用与用途】　强效利尿剂，用于高血压、水肿性疾病及各种原因所致的急、慢性肾功能衰竭的预防与治疗，包括充血性心力衰竭、肝硬化、肾脏疾病、失水、休克、中毒、麻醉意外、循环功能不全等；可与其他药物合用治疗急性肺水肿、脑水肿等。

【用法用量】

静脉给药：

治疗水肿性疾病：紧急情况或不能口服者可静脉注射，开始20～40mg，必要时每2小时追加剂量，直至出现满意疗效。维持用药阶段可分次给药。

治疗急性左心衰竭：起始40mg静脉注射，必要时每小时追加80mg，直至出现满意疗效。

治疗急性肾衰：可用200～400mg加于氯化钠注射液100ml内静脉滴注，滴注速度每分钟不超过4mg。有效者可按原剂量重复应用或酌情调整，一日总剂量不超过1g。利尿效果差时不宜再增加剂量，以免出现肾毒性，对急性肾衰功能恢复不利。

治疗高血压危象：起始40～80mg静注，伴急性左心衰竭或急性肾衰时，可酌情增加剂量。

【注意事项】

1. 本药可通过胎盘屏障，且对妊娠期高血压疾病无预防作用,孕妇尤其是妊娠前3个月应尽量避免应用;可经乳汁分泌,哺乳期妇女慎用。

2. 下列情况慎用。无尿或严重肾功能损害;糖尿病;高尿酸血症或有痛风病史;严重肝功能损害;急性心肌梗死;胰腺炎或有此病史;有低钾血症倾向,尤其是应用洋地黄类药物或有室性心律失常。

3. 本药注射剂为钠盐注射液,碱性较高,静脉注射时应使用氯化钠注射液稀释,不宜用葡萄糖注射液。

4. 存在低钾血症或低钾血症倾向时,应注意补充钾盐。少尿或无尿患者应用最大剂量后24小时仍无效时应停药。

5. 肠道外用药宜采取静脉给药,不主张肌内注射。常规剂量静脉注射时间应超过1~2分钟,大剂量静脉滴注时每分钟不超过4mg。

6. 交叉过敏。对磺胺药和噻嗪类利尿药过敏者,对本药可能亦过敏。

7. 对诊断的干扰。本药可致血糖升高、尿糖阳性,尤其是糖尿病或糖尿病前期患者;过度脱水可使血尿酸和尿素氮水平暂时性升高,血Na^+、Cl^-、K^+、Ca^{2+}和Mg^{2+}浓度下降。用药期间应随访检查:血电解质、血压、肝肾功能、血糖、血尿酸、酸碱平衡及听力。

8. 本药与多种药物存在相互作用,可引起耳肾毒性增加、肌肉酸痛、电解质紊乱加重、血压升高或降低、中毒等不良反应,应尽量避免联合应用。这些药物包括:两性霉素、头孢菌素、氨基糖苷类等抗生素;锂;抗组胺药物;肾上腺素、盐皮质激素、促肾上腺皮质激素、雌激素;碳酸氢钠、巴比妥类、麻醉药、水合氯醛等。

9. 本药与下列药物联合应用时需注意调整剂量。①与治疗痛风的药物、降压药合用,后者剂量应作适当调整;②非甾体类、拟交感神经药、抗惊厥药能减弱本药利尿作用;③含乙醇制剂和可引起血压下降的药物能增强本药的利尿和降压作用;④本药能降低降血糖药的疗效及抗凝药物和抗纤溶药物的作用。

10. 应用其他利尿药治疗水肿性疾病效果不佳时,应用本类药物仍可能有效。

11. 本药一般不作为治疗原发性高血压的首选药物，但当噻嗪类药物疗效不佳，尤其当伴有肾功能不全或出现高血压危象时，本类药物尤为适用。

【不良反应】

常见不良反应：与水、电解质紊乱有关，尤其是大剂量或长期应用时，如直立性低血压、休克、低钾血症、低氯血症、低氯性碱中毒、低钠血症、低钙血症以及与此有关的口渴、乏力、肌肉酸痛、心律失常等。

少见不良反应有：过敏反应（皮疹、间质性肾炎甚至心脏骤停）、消化道症状（食欲缺乏、恶心、呕吐、腹痛、腹泻）、头晕、头痛、胰腺炎、光敏感、视觉模糊、骨髓抑制导致粒细胞减少、血小板减少性紫癜、再生障碍性贫血、肌肉强直、指（趾）感觉异常、肝功能损害、高糖血症、尿糖阳性、原有糖尿病加重、高尿酸血症等。耳鸣、听力障碍多见于大剂量静脉快速注射时（每分钟剂量大于4～15mg），多为暂时性，少数为不可逆性，尤其与其他有耳毒性的药物同时应用时。

【观察要点】

1. 使用本药剂量应个体化，从最小有效剂量开始，用药期间注意观察利尿反应，根据尿量调整用量，以减少水、电解质紊乱等不良反应发生。

2. 用药期间注意观察有无水电解质紊乱、食欲减退、胃肠道不适等不良反应发生，大剂量应用时还应密切观察有无眩晕、耳鸣、听力减退、暂时性耳聋等。

3. 监测血压、肝功能、电解质、血糖、血尿酸、听力及心电图的变化。

4. 注意观察有无低钾血症或低钾血症倾向，及时补充钾盐。

5. 本药与多巴胺药物合用时，利尿作用加强，用药后注意观察尿量变化。

6. 本药与巴比妥类、麻醉药合用时，易引起直立性低血压，用药后注意观察。

7. 告诉患者应用此类药物后不要突然站起，最好静卧1～2小时，站立后如感头晕，应继续卧床休息；在起立或起床时动作应缓慢，做些轻微的四肢准备活动，有助于促进静脉血向心脏回流，站立时做交叉双腿的动作有助于增高血压。

【应急处理】

1. 用药后出现水电解质紊乱、心律失常等，立即停药并补充血容量。

2. 出现血压、心电图、电解质、肾功能、听力等异常改变，立即停药。

3. 出现低血压且血容量不足时，首先纠正血容量，预防急性肾衰。

4. 一旦发生低血钾，立即减量或停药，根据低血钾严重程度予以口服或静脉补钾。血钾浓度在3.0～3.5mmol/L时，可在停用利尿药或减量的同时口服补钾，常用15%氯化钾溶液10～15ml，一日3次。血钾浓度低于3.0mmol/L时，应予静脉补钾，将10%氯化钾注射液10～15ml加入5%葡萄糖液1000ml中缓慢静滴。

5. 出现直立性低血压，立刻将患者抬放在空气流通处，将头放低，松解衣领，适当保温，患者会很快恢复。

甘 露 醇
(Mannitol)

【作用与用途】 组织脱水药、渗透性利尿药，用于各种原因引起的脑水肿以降低颅内压；肾前性因素或急性肾衰引起的少尿；以及预防急性肾小管坏死。

【用法用量】

利尿：常用量为按体重1～2g/kg，一般用20%溶液250ml静脉滴注，并调整剂量使尿量维持在每小时30～50ml。

脑水肿、颅内高压：按体重0.25～2g/kg，配制成15%～25%浓度的溶液于30～60分钟内静脉滴注。当患者衰弱时，剂量应减小至0.5g/kg，严密随访肾功能。

预防急性肾小管坏死：先给予12.5～25g，10分钟内静脉滴注，若无特殊情况，再给50g，1小时内静脉滴注，若尿量能维持在每小时50ml以上，则可继续应用5%溶液静滴，若无效则立即停药。

【注意事项】

1. 下列情况禁用。已确诊为急性肾小管坏死的无尿患者，包括对试用甘露醇无反应者;严重失水者;颅内活动性出血者(颅内手术除外);急性肺水肿或严重肺瘀血。

2. 明显心肺功能损害、高钾血症或低钠血症、低血容量、严重肾衰竭、对甘露醇不能耐受的患者慎用。

3. 甘露醇遇冷易结晶,用前应仔细检查,如有结晶,可置热水中或用力振荡,待结晶完全溶解后再使用。当甘露醇浓度高于15%时,应使用有过滤器的输液器。

4. 根据病情选择合适的浓度,避免不必要地使用高浓度和大剂量。使用低浓度和含氯化钠溶液的甘露醇,能降低过度脱水和电解质紊乱的发生机会。

5. 大剂量应用甘露醇时如未出现利尿反应,可使血浆渗透浓度显著升高,应警惕血高渗发生。

6. 随访检查血压、肾功能、尿量和血电解质浓度,尤其是 Na^+ 和 K^+。

7. 甘露醇可增加洋地黄毒性作用,与低钾血症有关。

8. 可增加利尿药及碳酸酐酶抑制剂的利尿和降眼内压作用,合用应调整剂量。

9. 可采用穿刺肢体加温、湿敷扩张血管等有效的防护措施,减轻甘露醇对外周静脉的损害。

10. 不能与其他药物混合静滴。

【不良反应】 水和电解质紊乱最常见:①快速大量静注可引起心力衰竭、稀释性低钠血症,偶可致高钾血症;②不适当的过度利尿可导致血容量减少,加重少尿;③大量细胞内液转移至细胞外可致组织脱水,引起中枢神经系统症状。

其他不良反应包括:寒战、发热,排尿困难,血栓性静脉炎,头晕、视力模糊。甘露醇外渗可致组织水肿、皮肤坏死,过敏引起皮疹、荨麻疹、呼吸困难、过敏性休克,高渗引起口渴。渗透性肾病主要见于大剂量快速静脉滴注时,出现尿量减少甚至急性肾衰。

【观察要点】

1. 注意有无过敏反应。

2. 注意观察静注部位组织局部有无红肿、沿静脉走行的皮肤是否变红或变红的范围,询问患者的自觉症状,有无酸、麻、胀、痛感觉等，以尽早发现药液外渗，避免水肿或血栓性静脉炎的发生。

3. 密切观察尿量及颜色，准确记录24小时出入液量，每日检查肾功能、电解质（尤其是Na^+和K^+）及尿量。

4. 对昏迷患者，应插尿管记录尿量，并注意脉搏、呼吸变化，监测血清电解质。

5. 严密观察生命体征，重点观察心率、血压的变化，以尽早预见甘露醇对心脏的损害，加强预见性治疗。

【应急处理】

1. 应用甘露醇前，做好各种应对措施，发现异常，及时报告医生并配合处理。

2. 肾损害一经发现，立即停药，应用其他利尿剂并对症治疗；伴有酸中毒或急性肾衰的重症患者，分别给予纠正酸中毒及血液透析等治疗。

3. 出现精神萎靡、躯干和四肢肌肉无力、腱反射减弱或消失、手足抽搐等症状，提示有低钾、低镁等电解质紊乱，立即停药，报告医生，及时处理。

4. 发现甘露醇溶液外渗现象，立即拔针，给予相应处理。可采用50%硫酸镁局部湿敷、0.01%酚妥拉明溶液浸湿纱布湿敷、烫伤膏外敷等，以改善微循环，消除水肿，防止组织坏死；如外渗伴有局部瘀血，可用普鲁卡因局部封闭注射，以降低局部血管的脆性，减轻或阻止液体外渗及疼痛反应，缓解血管痉挛、改善缺血缺氧状态，利于渗出物的吸收和减轻局部损伤。

【案例分析】 患者，女，产后出院1周，夏天，居住条件差，因“发热2天，体温40℃，头痛、头晕、胸闷、口渴、恶心”入院，诊断为产褥中暑。给予改变高温环境、降温、补充水分、纠正脑水肿及电解质紊乱治疗。护士在甘露醇滴注结束时发现注射部位甘露醇外渗，局部皮肤颜色发紫，面积约7cm×6cm，立即拔针，换肢体静脉穿刺，报告医生，遵医嘱给予硫酸镁局部湿敷，一日2次，3天后好转。

分析点评：本案例中，护士巡视、观察不到位，未及时发现药液外渗导致药液外渗时间长，以及对甘露醇溶液外渗引起的严重后果认识不足，未注意防范，是造成患者出现局部皮肤及皮下组织坏死的主要原因。

提示:甘露醇溶液外渗可致组织水肿、皮肤坏死。因此在输液过程中,护士应加强护理责任心,注意加强巡视。若发现甘露醇外渗,应立即停止输液,及时汇报医生,局部采用硫酸镁湿敷。另外应加强对常用药物不良反应与观察要点的学习,对特别需要注意的事项,应采用醒目标志提醒注意。

缩　宫　素
(Oxytocin,催产素)

【作用与用途】 子宫收缩药,用于引产、催产、产后及流产后因宫缩无力或缩复不良而引起的子宫出血,以及了解胎盘储备功能。

【用法用量】

引产或催产:一次2.5~5U,用氯化钠注射液稀释至每1ml中含有0.01U静脉滴注。开始时每分钟不超过0.001~0.002U,每15~30分钟增加0.001~0.002U,至达到宫缩与正常分娩期相似,最快每分钟不超过0.02U,通常为每分钟0.002~0.005U。

控制产后出血:每分钟静滴0.02~0.04U,胎盘排出后可肌内注射5~10U。

【注意事项】

1. 下列情况禁用。骨盆过窄;产道受阻;明显头盆不称及胎位异常;有剖宫产史;子宫肌瘤剔除术史;脐带先露或脱垂、前置胎盘、胎儿窘迫、宫缩过强、子宫收缩乏力长期用药无效;产前出血(包括胎盘早剥);多胎妊娠;子宫过大(包括羊水过多);严重的妊娠期高血压疾病。

2. 下列情况慎用。心脏病;临界性头盆不称;宫腔内感染史;宫颈曾经手术治疗;宫颈癌;早产;胎头未衔接;孕妇年龄已超过35岁。用药时应警惕胎儿异常及子宫破裂的可能。

3. 骶管阻滞时用缩宫素,可发生严重的高血压,甚至脑血管破裂。

4. 用药前及用药时需检查及监护子宫收缩的频率、持续时间及强度,孕妇的脉搏、血压,胎儿心率,静止期间子宫肌张力,胎儿成熟度,骨盆大小与胎先露下降情况,出入液量平衡(尤其是长时间使用者)。

5. 环丙烷等碳氢化合物吸入全麻时,使用缩宫素可导致产妇出现低血压、窦性心动过缓或(和)房室节律紊乱。恩氟烷浓度>1.5%、氟烷浓度>1.0%吸入全麻时,子宫对缩宫素的效应减弱;恩氟烷浓度>3.0%可消除反应,并可导致子宫出血。

6. 与其他宫缩药同时用,可使子宫张力过高,产生子宫破裂或(和)宫颈撕裂。

【不良反应】 偶有过敏反应、恶心、呕吐、心率加快或心律失常;大剂量应用可引起高血压或水钠滞留。

【观察要点】

1. 用于催产和引产时,剂量过大可发生胎儿宫内窒息或子宫破裂,故需严格掌握剂量及适应证,一般从8滴/分开始,根据宫缩情况、胎心情况调节滴数。

2. 胎儿娩出前用缩宫素增强子宫收缩强度时,需将缩宫素稀释后静脉滴注,严禁肌内注射大剂量缩宫素,以免引起子宫收缩过强、子宫破裂、胎儿窘迫甚至胎死宫内。

3. 胎儿娩出后用缩宫素促进子宫缩复时,注意观察子宫收缩及阴道流血情况。

4. 大剂量使用缩宫素可能出现尿潴留,应注意。

【应急处理】

1. 一旦出现胎儿宫内窘迫、强直性子宫收缩,立即停药,给予25%硫酸镁缓解子宫收缩,吸氧。

2. 大量长时间持续静脉滴注缩宫素可致尿潴留,一旦发生,应限制水量,补充钾盐、生理盐水、镁盐等。

【案例分析】 患者既往体健,孕7产3,入院诊断"G_7P_3,17^{+1}周宫内孕死胎"。处理如下:青霉素静滴抗感染治疗;次日,给予5%葡萄糖注射液500ml加缩宫素5U静滴,10~15滴/分,间隔6小时重复1次,共滴入缩宫素10U,期间无详细病程记录;第2次滴完后,患者腹痛加剧,拒按,阴道流血约80ml,宫口开大3cm,触及柔软组织,给予输液止血治疗,仍未见胎儿娩出;第3日晨,行B超检查,提示"腹腔妊娠",患者一般情况差,生命体征尚正常,查体“腹部压痛、反跳痛明显，移动性浊音（－）”，诊断为“腹腔妊娠，子宫破裂待查”。遂在持续硬膜外麻醉下行剖腹探查术，术中发现子宫下段不完全破裂，肌层有7cm长横裂口，胎儿及附属物被子宫浆膜层包裹，取出胎儿、胎盘，行子宫修补术。术后诊断“$G_7P_3^{+3}$，17^{+1}周宫内孕死胎，子宫下段不完全破裂”，术后经抗感染、止血、支持治疗，痊愈出院。

分析点评：缩宫素引产不适用于妊娠次数≥5的患者，因易导致子宫破裂，本例患者孕7产3人流3，属禁忌证。此外，缩宫素引产具有作用强、个体差异大的特点，对于床边密切观察的要求更为严格，而本例患者缩宫素静滴2次10U却无详细记录及床旁观察，违背原则。

提示：严格掌握各种引产方式的适应证、禁忌证及并发症是做出正确分析和判断的前提。护士在执行医生医嘱前，应对患者的孕产史、既往用药史以及将使用引产药物的适应证、禁忌证等有所了解，发现问题及时与医生沟通。护士应对即将采取的治疗措施或使用药物的注意事项、巡视要求等有所了解，对不甚了解的问题可通过向年资深的护士请教、阅读操作规程或药品说明书等加强学习，确保在执行医嘱前对将使用的药物、措施等有较深的认识，以保障患者的用药安全。

第二节　前置胎盘安全用药

一、疾病概况、临床特点及治疗原则

（一）疾病概括

胎盘正常附着于子宫体部的后壁、前壁或侧壁。若胎盘附着于子宫下段，甚至胎盘下缘达到或覆盖宫颈内口，其位置低于胎先露部，称为前置胎盘。前置胎盘是妊娠晚期的严重并发症，是妊娠晚期出血的主要原因之一，处理不当可危及母儿生命。其多见于经产妇及多产妇，发生率为0.24%～1.57%，可能与子宫内膜病变或损伤、胎盘异常、胎盘面积过大、受精卵发育迟缓等

因素有关。

（二）临床特点

前置胎盘的典型症状是妊娠晚期或临产时发生无诱因、无痛性反复阴道流血。阴道流血发生迟早、反复发生次数、出血量多少与前置胎盘类型有关。完全性前置胎盘初次出血时间早，多在妊娠28周左右，出血频繁，流血量较多。边缘性前置胎盘出血多发生在妊娠晚期和临产后，出血量较少。部分性前置胎盘初次出血时间、出血量及反复出血次数介于两者之间。由于反复多次或大量阴道流血，患者常出现贫血，出血严重者可发生休克，还可能导致胎儿缺氧、宫内窘迫甚至死亡。由于子宫下段有胎盘占据，影响胎先露部入盆，故先露不高浮，易并发胎位异常。

（三）治疗原则

抑制宫缩、止血、纠正贫血、预防感染。根据孕妇的一般情况、孕期、胎儿成熟度、阴道流血量以及产道条件等综合分析，制定方案。

二、常用药物

硫　酸　镁

（Magnesium Sulfate）

【作用与用途】　子宫平滑肌松弛药，用于妊娠高血压、先兆子痫、子痫、早产的治疗，亦可作为抗惊厥药，或局部湿热敷用于产褥期急性乳腺炎伴乳房肿胀明显或有肿块形成者以促进炎症消退。

【用法用量】　治疗中重度妊娠高血压征、先兆子痫和子痫：首次剂量为2.5～4g，用25%葡萄糖注射液20ml稀释后，5分钟内缓慢静脉注射，以后每小时1～2g静脉滴注维持。24小时总量为30g，根据膝腱反射、呼吸次数和尿量监测。

治疗早产、妊娠期高血压疾病：首次负荷量为4g，用25%葡萄糖注射液20ml稀释后5分钟内缓慢静脉注射，以后用25%硫酸镁注射液60ml加于5%葡萄糖注射液1000ml中静脉滴注，速度为每小时2g，直到宫缩停止后2小时，以后口服β肾上腺素受体激动药维持。

局部湿敷：常用50%硫酸镁溶液，每次湿敷15～20分钟，每天3次。

抗惊厥：一次1g，肌内注射；一次1～2.5g，以5%葡萄糖注射液稀释到浓度为1%后缓慢滴注。一日用量根据病情而定。

【注意事项】

1. 应用硫酸镁注射液前须查肾功能，如肾功能不全应慎用，用药量应减少。

2. 有心肌损害、心脏传导阻滞时应慎用或不用。

3. 每次用药前和用药过程中，定时做膝腱反射检查，测定呼吸次数，观察排尿量，查血镁浓度；出现膝腱反射明显减弱或消失，呼吸次数每分钟少于14～16次，每小时尿量少于25～30ml或24小时尿量少于600ml，应及时停药。

4. 用药过程中突然出现胸闷、胸痛、呼吸急促，应及时听诊，必要时胸部X线摄片，以便及早发现肺水肿。

5. 如出现急性镁中毒现象，可用钙剂静注解救，常用的为10%葡萄糖酸钙注射液10ml缓慢静脉注射。

6. 使用硫酸镁保胎治疗时，不宜与肾上腺素β受体激动药如利托君同时使用，否则容易引起心血管不良反应。

7. 孕妇慎用硫酸镁导泻，哺乳期妇女禁用硫酸镁。

8. 与本药有配伍禁忌的药物有多粘菌素B、链霉素、葡萄糖酸钙、多巴酚丁胺、普鲁卡因、四环素、青霉素和萘夫西林。

【不良反应】

1. 静脉注射硫酸镁常引起潮红、出汗、口干等症状，快速静脉注射可引起恶心、呕吐、心慌、头晕，个别出现眼球震颤，减慢注射速度症状可消失。

2. 肾功能不全，用药剂量大，可发生血镁积聚，血镁浓度达5mmol/L时，可出现肌肉兴奋性受抑制，感觉反应迟钝，膝腱反射消失，呼吸开始受抑制；血镁浓度达6mmol/L时可发生呼吸停止和心律失常，心脏传导阻滞；浓度进一步升高，可使心脏停搏。

3. 连续使用硫酸镁可引起便秘，部分患者可出现麻痹性肠梗阻，停药后好转。

4. 极少数患者出现血钙降低，再现低钙血症。少数孕妇出现肺水肿。

5. 镁离子可自由透过胎盘，造成新生儿高镁血症，表现为肌张力低、吸吮力差、不活跃、哭声不响亮等，少数有呼吸抑制现象。

【观察要点】

1. 静脉注射硫酸镁速度宜缓慢。

2. 用药过程中定时检查膝腱反射是否减弱或消失，以预防硫酸镁中毒。

3. 用药过程中注意测定呼吸次数，每分钟应不少于16次。

4. 用药过程中注意观察排尿量，每小时不应少于25ml或24小时不少于600ml。

5. 静脉注射或连续滴注时应监测血压，并注意监测血镁浓度。

6. 静脉注射或滴注前，应检查肾功能，肾功能不全者应减少用药剂量。

7. 孕妇用药时应监测胎心。

8. 湿敷后注意观察乳房硬结大小以及肿胀是否减轻，并协助产妇排空乳房，减轻乳胀，防止乳汁淤积。

【应急处理】

1. 出现硫酸镁中毒症状，立即停药，氧气吸入。立即给予10%葡萄糖酸钙注射液10ml缓慢静脉注射，静注时间应在3分钟以上，并注意患者的呼吸和血压，必要时可每小时重复1次，直至呼吸、排尿和神经抑制恢复正常，但24小时内不应超过8次。对肾功能正常者，可用5%葡萄糖氯化钠注射液1000～2000ml静脉滴注，同时静注呋塞米20～40mg，促进镁盐排泄并维持体液平衡。

2. 出现胸闷、胸痛、呼吸急促等肺水肿症状，立即协助医生确诊，并给予强心、利尿、扩容、氧疗等紧急处理。

【案例分析】　孕妇，28岁，妊娠36周，因“反复无痛性阴道流血、门诊B超检查示部分性前置胎盘”入院。查体：子宫大小与停经月份一致，胎心音142次/分，耻骨联合上方可闻及胎盘血管杂音。孕妇有不规律宫缩,遂给予硫酸镁保胎治疗。治疗期间,护士未对硫酸镁的入量进行认真控制,滴速过快,孕妇出现呼吸困难、胸闷、憋气等症状,经及时抢救,得到改善。

分析点评:该孕妇出现典型的急性硫酸镁中毒症状,造成中毒的原因在于硫酸镁静脉滴注速度过快,引起血镁积聚。硫酸镁的治疗浓度和中毒浓度相近,使用时应严格控制入量并观察毒性反应。

提示:应用硫酸镁时应严格控制滴注速度,通常主张以 1g/h 为宜,不超过 2g/h,每日维持用量 15~20g。在硫酸镁保胎治疗前及过程中,护士均应监测孕妇血压,同时注意观察膝腱反射是否存在、呼吸次数不少于 16 次/分、尿量不少于 25ml/h、24 小时尿量不少于 600ml。如有膝反射减弱或消失、呼吸抑制应及时通知医生,给予对症处理。出现急性镁中毒现象可用钙剂静注解救,方法为 10% 葡萄糖酸钙 10ml 缓慢静脉注射,静注时间在 3 分钟以上。

维生素 C
(Vitamin C)

【作用与用途】 维生素类药,用于防治维生素 C 缺乏症,各种急慢性传染性疾病、紫癜的辅助治疗,慢性铁中毒、特发性高铁血红蛋白血症的治疗,以及妊娠期、哺乳期、营养不良等对维生素 C 需要量增加的情况。

【用法用量】

肌内或静脉注射:一次 100~250mg,一日 1~3 次;必要时,一次 2~4g,一日 1~2 次。

口服给药:饮食补充,一日 50~100mg。维生素 C 缺乏,一次 100~200mg,一日 3 次,至少服 2 周。特发性高铁血红蛋白血症,一日 300~600mg,分次服。

【注意事项】

1. 维生素 C 可通过胎盘,可分泌入乳汁,孕妇大剂量应用,可产生婴儿维生素 C 缺乏症。

2. 维生素 C 具有还原性,与维生素 K_3(氧化性)配伍,可产生氧化还原反应,使两者疗效减弱或消失。

3. 维生素C不宜与碱性药物(如氨茶碱、碳酸氢钠、谷氨酸钠等)、维生素B_2、铜、铁离子(微量)的溶液配伍,以免影响疗效。

4. 长期大量服用维生素C突然停药,可能出现维生素C缺乏症症状,故应逐渐减量停药。

5. 药物过量 一日1~4g,可引起腹泻、皮疹、胃酸增多、胃液反流,有时可见泌尿系结石、尿内草酸盐与尿酸盐排出增多、深静脉血栓形成、血管内溶血或凝血等,有时可导致白细胞吞噬能力降低。一日用量超过5g,可致溶血,重者可致命。

6. 过量应用维生素C咀嚼片可致牙釉质损坏。

7. 大剂量维生素C可干扰抗凝药的抗凝效果,与肝素或华法林并用可引起凝血酶原时间缩短。

8. 与左旋多巴合用,可降低左旋多巴的药效;与巴比妥、扑米酮、水杨酸类药合用,维生素C排泄增加。

9. 大量应用将影响以下诊断性试验的结果。①大便隐血可致假阳性;②能干扰血清乳酸脱氢酶和血清转氨酶浓度的自动分析结果;③尿糖(硫酸铜法)、葡萄糖(氧化酶法)均可致假阳性。

10. 半胱氨酸尿症、痛风、高草酸盐尿症、草酸盐沉积症、尿酸盐性肾结石、糖尿病、葡萄糖-6-磷酸脱氢酶缺乏症、血色病、铁粒幼细胞性贫血或地中海贫血、镰形红细胞贫血患者慎用本药。

【不良反应】 长期应用一日2~3g可引起停药后维生素C缺乏症。长期应用大剂量偶可引起尿酸盐、半胱氨酸盐或草酸盐结石。快速静脉注射可引起头晕、昏厥。大量服用(一日用量1g以上)可引起腹泻、皮肤红而亮、头痛、尿频、恶心呕吐、胃痉挛。

【观察要点】

1. 用药期间,观察患者有无腹泻、头痛、恶心、呕吐、胃痉挛等不良反应发生。

2. 限制每日用药剂量,每日用量超过5g时可致溶血,严重者可致命。

3. 过量应用维生素C咀嚼片可致牙釉质损坏,临床应注意观察。

4. 注意观察孕妇胎心率的改变,孕妇大量摄入维生素C,可产生婴儿维生素C缺乏症。

5. 长期应用维生素C应逐渐减量停药。

【应急处理】

1. 出现头痛、恶心、呕吐、尿频、胃痉挛等不适症状，立即停药。

2. 药物过量，可应用5%碳酸氢钠250ml静滴，一日1~2次，以碱化尿液，增加药物的排出。

3. 水杨酸类能增加维生素C的排泄。

沙丁胺醇
(Salbutamol)

【作用与用途】 子宫平滑肌松弛药，用于预防早产，治疗先兆流产、早产等。

【用法用量】

预防早产：①外伤、妊娠期各种手术刺激均可诱发早产，可于手术前半小时口服4.8mg，如手术时间超过6小时，首次服药6小时后再服4.8mg；②预防某些高危妊娠并发早产，如多胎妊娠、前置胎盘、妊娠期高血压疾病及妊娠合并子宫畸形或发育不良等，一般在妊娠28~30周时，常规预防性服用2.4mg，每隔6小时1次，直至妊娠37周停药。

治疗先兆流产、早产：适用于妊娠20~36周、胎膜完整、宫口开大3~4cm以内、子宫收缩持续时间不超过30秒、间歇时间为10分钟以上者。口服给药，首先口服4.8mg，服药后观察15~30分钟，若宫缩的频率或强度减弱，即按4.8mg口服给药，每隔6小时服用1次，直至宫缩停止后停药。若用药后30分钟宫缩未见减弱，可以加服2.4~4.8mg，以后仍按4.8mg，每隔6小时服用1次。

【注意事项】

1. 甲状腺功能亢进者、哺乳期妇女不宜使用本药。

2. 心血管功能紊乱、青光眼、高血压、糖尿病、嗜铬细胞瘤、有动脉瘤病史患者和对拟交感神经药物异常敏感者慎用本药。

3. 肾上腺素β-受体阻断剂能拮抗本药的支气管扩张作用，两者不宜合用。

4. 与其他肾上腺素受体激动药合用时，本药疗效增加，但不良反应也可能增加。

5. 与氟烷在产科手术中合用时，可加重子宫收缩无力，导致大出血。

6. 谷维素可消除本药所致的自主神经紊乱。单胺氧化酶抑制药、三环类抗抑郁药、抗组胺药、左旋甲状腺素等可能增加本药的不良反应。

7. 本药可增强泮库溴铵、维库溴铵所引起的神经肌肉阻滞的程度；与洋地黄类药合用时，可增加洋地黄类药诱发心律失常的危险性；与降血糖药合用时，血糖反而升高。

8. 与皮质类固醇、利尿药等合用时，可加重血钾浓度降低的程度。与磺胺类药物合用时，可降低磺胺类药物的吸收。与甲基多巴合用时，可出现严重的急性低血压反应。

【不良反应】 过敏反应表现为异常支气管痉挛、血管神经性水肿、荨麻疹、低血压和晕厥。少数患者可见恶心、头痛、头晕、心悸、手指震颤等不良反应。剂量过大时，可发生心动过速、肌肉痉挛、血压波动、低钾血症等，一般减量即可恢复，严重时应停药。大量静脉应用时，可发生呕吐、肺水肿及严重的心脏和代谢方面的不良反应。长期应用，支气管平滑肌肾上腺素 β_2 受体被持续性地兴奋，对内源性肾上腺素能介质产生拮抗性，反而可加重支气管哮喘症状，因此需遵医嘱使用。

【观察要点】

1. 用药期间，注意观察孕妇的血压、脉搏、心率等变化，警惕中毒反应。

2. 过量中毒早期，可有胸痛、头晕、持续头痛、心率加快、烦躁不安等表现，临床上应注意观察。

3. 不宜长期反复使用，一般治疗须掌握剂量，以防不断增加剂量对心血管造成损害。

【应急处理】

1. 出现心率加快、恶心呕吐、烦躁不安等，立即停药。

2. 对症治疗。出现血管中毒症状时，可用非选择性 β-受体阻断剂如普萘洛尔；出现心绞痛时，可口服硝苯地平；过敏反应者，可应用氯苯那敏或阿司咪唑。

利　托　君
(Ritodrine)

【作用与用途】　子宫平滑肌松弛药,用于预防妊娠20周以后的早产。

【用法用量】　最初静脉滴注,随后口服维持治疗,密切监测子宫收缩和副作用以确定最佳用量。

静脉滴注:100mg利托君用500ml 5%葡萄糖溶液(糖尿病患者可用生理盐水稀释液)稀释为0.2mg/ml浓度后缓慢静脉滴注。静滴时应保持左侧姿势,滴速开始时控制在5滴/分,每10分钟增加5滴/分,直至达到预期效果。通常保持在15~35滴/分,待宫缩停止,继续输注至少12~18小时。

口服给药:静脉滴注结束前30分钟开始口服治疗,最初24小时口服剂量为每2小时10mg,此后每4~6小时10~20mg,一日总量不超过120mg。每天常用维持剂量在80~120mg之间,平均分次给药。

【注意事项】

1. 静脉滴注时,应密切监测孕妇的血压、脉搏及胎儿心跳速率。

2. 密切关注胎儿情况,特别是用于急性胎儿窘迫时,如果胎儿情况恶化,需立即停药。胎儿心跳每分钟可能增加25次以上,但通常很少见。

3. 为预防由腔静脉综合征引起的低血压,输注时应保持左侧卧位。

4. 避免用于心脏病或潜在的心脏患者。

5. 在延长输液期间,密切监测有尿糖患者或排钾利尿患者的生化指标变化。因利托君可以升高血糖及降低血钾,故糖尿病患者及使用排钾利尿剂的患者慎用。

6. 本药治疗后曾有孕妇发生肺水肿的报道,原因包括患有心脏病、持续性心动过速(超过140次/分)、子痫以及与皮质类固醇并用,因此要严密监测患者,避免体液过多。如发生肺水肿立即停止用药。

7. 持续滴注需定期进行血液检查。

8. 滴注药量超过 0.2mg/min 可能会增加不良反应,应加强监护。

9. 应密切监测对心血管的作用,当给药后出现持续性的心动过速,超过 140 次/分,表明已接近肺水肿的可能,应立即停药。

10. 禁用于妊娠不足 20 周的孕妇以及延长妊娠对孕妇和胎儿构成危险的情况,包括:分娩前任何原因的大出血,特别是前置胎盘及胎盘剥落;子痫及严重的先兆子痫;胎死腹中;绒毛膜羊膜炎;孕妇有心脏病及危及心脏功能的情况;肺性高血压;孕妇甲状腺功能亢进;未控制的糖尿病;重度高血压。

11. 溶媒应用 5% 葡萄糖溶液,对糖尿病患者可用生理盐水;配制输注液变色,有沉淀物、颗粒物或配制时间超过 48 小时,不得使用。

12. 在分娩之前用药的情况下,建议避免分娩后立即哺乳。

13. 避免与 β 受体激动剂和抑制剂同时使用。

14. 同时使用皮质类激素可导致肺水肿。

15. 与下列药物同时使用,可加重对心血管的影响,特别是心律失常或低血压:硫酸镁、二氮嗪、哌替啶、强效麻醉剂。

16. 在副交感神经阻滞剂如阿托品存在下可导致高血压。

17. 用药过量的症状是过度的 β-肾上腺素兴奋作用,包括药理作用加强,最突出的为心动过速(孕妇和胎儿)、心悸、心律不齐、高血压、呼吸困难、神经过敏、颤抖、恶心、呕吐。当静脉给予利托君出现过量症状时,应停止给药,用适当的 β-受体阻断剂作为解毒剂。盐酸利托君是可透析的。

【不良反应】 本药不良反应与 β-交感神经作用有关,通常可以通过调整剂量来控制。

1. 严重不良反应 ①横纹肌溶解症,典型表现为肌肉痛、无力感、CPK 升高、血和尿中肌红蛋白升高;②新生儿肠闭塞、因 β_2-受体激动剂所致的血清钾低下;③静脉输注还可能引起肺水肿、肺水肿合并心功能不全、白细胞减少、粒细胞缺乏症、心律不齐、新生儿心室中隔肥大、休克、黄疸等。

2. 其他不良反应 ①心血管系统：如室上性心动过速、心悸、心动过速、面色潮红、胸痛、呼吸困难以及胎儿心动过速、心律不齐等；②肝脏：有时可有肝功能损害；③血液系统：罕见血小板减少；④精神神经系统：有时出现震颤、麻木感、头痛、四肢末端发热感、无力感，罕见出汗、眩晕；⑤消化系统：有时有恶心感、呕吐、便秘、伴淀粉酶升高的唾液腺肿胀；⑥过敏症：有时出现皮疹、瘙痒，罕见红斑、肿胀；⑦给药部位：有时会有血管痛、静脉炎出现；⑧其他：一过性血糖升高、CPK 升高、尿糖、发热等，罕见出冷汗。

【观察要点】

1. 静脉输注时保持左侧卧位以减少低血压风险，用药期间注意血压变化。

2. 严密监测孕妇的心率、血压及胎心率，持续心动过速（>140 次/分）可能为肺水肿的前兆，立即停药；出现胸痛或心口发紧，立即停药并作心电图检查。

3. 静脉注射时心血管反应更常见，故治疗前应做基线心电图。

4. 认真记录液体出入量，避免摄入过多液体。

【应急处理】 一旦出现肺水肿症状，立即采取以下措施：

1. 立即给予氧气吸入，50% 乙醇湿化，持续或间断吸入。

2. 严重缺氧者可用面罩加压给氧，吸入氧浓度 40% ~60%，如 PaO_2 低于 60mmHg 或 $PaCO_2$ 进行性升高，可采用气管内插管或机械通气。

3. 尽快减轻心脏负荷，立即协助患者取端坐位，双腿下垂，遵医嘱给予吗啡 5 ~10mg 皮下或肌内注射，必要时 15 分钟可重复 1 次。

4. 应用利尿剂。呋塞米 40mg 静脉注射，用药 30 分钟无效者可加大剂量重复注射。

5. 应用血管扩张药。

6. 监测血气分析及电解质变化。

7. 密切观察患者神志、呼吸、心率、血压、尿量、面色等变化，及时记录。

地 塞 米 松

(Dexamethasone)

【作用与用途】 肾上腺皮质激素,抗感染、抗过敏、免疫抑制作用,用于过敏性与自身免疫性炎症性疾病,以及妊娠期出现羊水栓塞、胎膜早破、前置胎盘、胎儿生长受限需终止妊娠时,以促胎肺成熟,减少产后新生儿呼吸窘迫综合征的发生。

【用法用量】

静脉给药:静脉注射,一次 2 ~ 20mg;静脉滴注,应以 5% 葡萄糖注射液稀释,可 2 ~ 6 小时重复给药至病情稳定,但大剂量连续给药一般不超过 72 小时。

肌内注射:一次 1 ~ 8mg,一日 1 次。

口服给药:开始剂量为一次 0.75 ~ 3mg,一日 2 ~ 4 次,维持量视病情而定,约一日 0.75mg。

【注意事项】

1. 结核病、急性细菌性或病毒性感染患者应用时,必须给予适当的抗感染治疗。

2. 长期使用,应逐渐减量停药。

3. 高血压、血栓症、胃与十二指肠溃疡、精神病、电解质代谢异常、心肌梗死、内脏手术、青光眼等患者一般不宜使用。

4. 糖尿病、骨质疏松症、肝硬化、肾功能不良、甲状腺功能低下患者慎用。

5. 妊娠期妇女使用可增加胎盘功能不全、新生儿体重减少或死胎的发生率,应权衡利弊使用;哺乳者接受大剂量给药,则不应哺乳,防止药物经乳汁排泄,造成婴儿生长抑制、肾上腺皮质功能抑制等不良反应。

6. 药物过量可引起类肾上腺皮质功能亢进综合征。

7. 与巴比妥类、苯妥英、利福平同服,本药代谢促进作用减弱;与水杨酸类药合用,可降低水杨酸盐的血药浓度。

8. 本药可减弱抗凝血剂、口服降糖药作用,应调整剂量;与利尿剂(保钾利尿剂除外)合用可引起低钾血症,应注意用量。

【不良反应】

1. 长期使用可引起以下不良反应：医源性库欣综合征面容和体态、体重增加、下肢水肿、紫纹、易出血倾向、创口愈合不良、痤疮、月经紊乱、肱或股骨头缺血性坏死、骨质疏松及骨折、肌无力、肌萎缩、低血钾综合征、胃肠道刺激（恶心、呕吐）、胰腺炎、消化性溃疡或穿孔，儿童生长受到抑制、青光眼、白内障、良性颅内压升高综合征、糖耐量减退和糖尿病加重。

2. 患者可出现精神症状如欣快感、激动、谵妄、不安、定向力障碍，也可表现为抑制。

3. 并发感染为肾上腺皮质激素的主要不良反应，以真菌、结核菌、葡萄球菌、变形杆菌、铜绿假单胞菌和各种疱疹病毒为主。

4. 糖皮质激素停药综合征。有时患者在停药后出现头晕、昏厥倾向、腹痛或背痛、低热、食欲减退、恶心、呕吐、肌肉或关节疼痛、头疼、乏力、软弱。

【观察要点】

1. 注意患者有无过敏反应，观察有无精神症状如欣快感、激动、谵妄、不安、定向力障碍等发生。

2. 地塞米松可诱发或加剧胃、十二指肠溃疡，对患有胃部疾病者应注意胃肠道反应。

3. 长期应用可引起青光眼，应定期进行裂隙灯检查。

【应急处理】

1. 出现消化道症状及溃疡病，及时给予相应的处理，如口服胃黏膜保护剂、抗酸剂或解痉剂等。

2. 出现急性肾上腺皮质功能不全，临床以头晕、呕吐、休克、低血糖性昏迷等类似肾上腺危象的表现，一旦发生即按肾上腺危象抢救，以 GCs 治疗为主，辅以补液、抗休克及对症治疗。

【案例分析】　某孕妇，停经 7^+ 个月，阴道流液 5 小时入院，诊断：妊娠 29 周，G_1P_0，胎膜早破。护士执行医嘱：地塞米松 10mg 肌内注射，在已抽吸好药液准备注射时，因临时有其他紧急事情，请其他护士给患者注射，注射前进行查对时发现抽吸好药品是缩宫素，查看医嘱及治疗本，发现治疗护士执行医嘱时未严格核对药名，导致抽吸药液错误。

分析点评:地塞米松是保胎促进胎儿肺成熟药,缩宫素是促进子宫收缩药物,两种药物的作用截然不同,缩宫素注射后可引起孕妇子宫强直性收缩,发生子宫破裂、胎儿宫内窘迫甚至死亡,严重危及孕妇及胎儿生命。

提示:规范科室工作流程,严格执行查对制度和护理操作规程,认真执行操作前、操作中、操作后的查对。在操作过程中若有药品交接,执行者必须再次进行认真查对。遇到质疑,护士应高度重视,暂停操作,仔细查对医嘱无误后方可执行。

硫酸亚铁
(Ferrous Sulfate)

【作用与用途】 抗贫血药,用于各种原因如慢性失血、妊娠、营养不良等引起的缺铁性贫血。

【用法用量】 饭后口服,预防用一次 0.3g,一日 1 次;治疗用一次 0.3g,一日 3 次。

【注意事项】

1. 以下情况禁用。肝肾功能严重损害,尤其是伴有未经治疗的尿路感染者;铁负荷过高、血色病或含铁血黄素沉着症患者;非缺铁性贫血(如地中海贫血)患者。

2. 用于日常补铁时,应采用预防量。

3. 宜在饭后或饭时服用,以减轻胃部刺激,且不应与茶、咖啡同时服用,影响铁的吸收。

4. 不得长期使用,治疗期间应定期检查血象和血清铁水平。

5. 乙醇中毒、肝炎、急性感染、肠道炎症、胰腺炎等患者;胃与十二指肠溃疡、溃疡性肠炎患者及过敏体质者慎用。

6. 本药与维生素 C 同服,有利于吸收;与磷酸盐类、四环素类及鞣酸等同服,可妨碍铁的吸收;可减少左旋多巴、卡比多巴、甲基多巴及喹诺酮类药物的吸收。

7. 服用本药可能产生黑便,是由于铁未完全吸收所致,不影响用药。

【不良反应】 可见胃肠道不良反应,如恶心、呕吐、上腹疼痛、便秘、黑便等。

【观察要点】

1. 观察有无恶心、胃部不适、轻度腹泻或便秘、排黑便等不良反应。

2. 用药期间定期检查血象、血清铁、血红蛋白水平。

【应急处理】　出现铁剂中毒时,应采取下列措施积极处理:

1. 建立静脉通道,输注生理盐水扩充血容量,必要时输血。

2. 用生理盐水或1%～2%的碳酸氢钠溶液1000～2000ml洗胃。

3. 对出现低血压或休克患者,适当使用血管活性药物,维持血压在正常范围。

4. 对症治疗,并注意保护肝脏。

5. 个别患者口服铁剂后,药片可能嵌入胃肠黏膜内,洗胃不能完全清除,引起消化道大出血,继发胃穿孔、腹膜炎等严重后果,应及早进行手术,取出药片。

6. 适时进行血液透析或活性炭血液灌流,也会取得较好效果。

第三节　胎儿生长受限安全用药

一、疾病概况、临床特点及治疗原则

(一)疾病概况

胎儿生长受限是指胎儿受各种不利因素影响,未能达到其潜在所应有的生长速率,表现为足月胎儿出生体重<2500g,或胎儿体重低于同孕龄平均体重的两个标准差,或低于同孕龄正常体重的10%。我国胎儿生长受限的发病率平均6.39%,胎儿生长受限的围生儿患病率和死亡率均高于正常体重儿,对远期体格与智能发育也有一定影响。营养因素、妊娠期疾病、多胎妊娠导致胎儿生长空间和营养摄取的限制、子宫发育畸形、宫内感染等是胎儿生长受限的常见原因。

(二) 临床特点

胎儿生长受限根据其发生时间、胎儿体重以及病因分三类:

内因性均称型胎儿生长受限:属原发性胎儿生长受限,在受孕时或胚胎早期,抑制生长因素即发生作用,使胎儿生长、发育严重受限,胎儿在体重、头围、身长三方面均受限,小于该胎龄正常值。胎儿出生缺陷发病率高,围生儿病死率高。

外因性不均称型胎儿生长受限:属继发性生长发育不良,胚胎早期发育正常,至妊娠晚期才受到有害因素的影响,如妊娠期高血压疾病、糖尿病、过期妊娠,致使胎盘功能不全,胎儿的宫高和体重不受影响,但体重下降。

外因性均称型胎儿生长受限:为上述两型的混合型,病因有母儿双方因素,多为缺乏重要生长因素如叶酸、氨基酸、微量元素所致,在整个妊娠期间均发生影响。新生儿身长、体重、头径均小于该孕龄正常值,新生儿的生长与智力发育常常受到影响。

(三) 治疗原则

关键在于寻找病因、及时治疗,治疗越早效果越好,早于 32 周开始治疗疗效佳,孕 36 周后疗效差。此外,应加强营养,卧床休息,左侧卧位增加子宫胎盘血流量;对患有各种疾病的孕妇,积极治疗纠正原发病,改善微循环,补充维生素和微量元素,改善胎儿营养。

二、常用药物

维生素 C
(Vitamin C)

详见本章第二节前置胎盘安全用药。

脂 肪 乳
(Fat Emulsion)

【作用与用途】 静脉营养药,为需要进行静脉营养的患者提供能量和必需脂肪酸,也为经口服途径不能维持和恢复正常必需脂肪酸水平的患者提供必需脂肪酸。30%注射液更适合输液量受限制和能量需求高度增加的患者。

【用法用量】　静脉滴注,按脂肪量计,每天最大推荐剂量为3g(三酰甘油)/kg,提供的能量可占总能量的70%。10%、20%注射液500ml的输注时间不少于5小时,30%注射液250ml的输注时间不少于4小时。

用法:可单独输注或用于配制含葡萄糖、脂肪、氨基酸、电解质、维生素和微量元素等的"全合一"营养混合液,也可与葡萄糖注射液或氨基酸注射液通过Y型管道混合后输入体内(适用于中心静脉和外周静脉)。

【注意事项】

1. 对大豆蛋白过敏者慎用,使用前必须做过敏试验。

2. 休克和严重脂质代谢紊乱(如高脂血症)患者禁用。

3. 脂肪代谢功能减退者慎用,输注时密切观察血清三酰甘油浓度,包括肝肾功能不全、糖尿病酮中毒、胰腺炎、甲状腺功能低下(伴高脂血症)和败血症患者。

4. 使用1周以上必须做脂肪廓清试验。当发现患者脂肪廓清能力降低时,最好再查血清三酰甘油。

5. 只有在可配伍性得到保证的前提下,才能将其他药物加入本药内。在无菌操作条件下,维他利匹特和水乐维他可加入本药内。

6. 不可将电解质溶液直接加入脂肪乳中,以防乳剂破坏,使凝聚脂肪进入血液。

【不良反应】　可引起体温升高,偶见发冷、畏寒、恶心、呕吐,其他不良反应较罕见,包括:

1. 即刻和早期不良反应　高过敏反应(过敏反应、皮疹、荨麻疹);呼吸影响(如呼吸急促);循环影响(如高、低血压);溶血、网状红细胞增多、腹痛、头痛、疲倦、阴茎异常勃起等。

2. 迟发不良反应　长期静脉营养,即使不用本药也会有短暂的肝功能指标异常。

3. 患者脂肪廓清能力减退时,尽管输注速度正常仍可能导致脂肪超载综合征，表现为高脂血症、发热、脂肪浸润、脏器功能紊乱等，一般停止输注可消退。

【观察要点】

1. 静滴速度最初10分钟为每分钟20滴，若无不良反应出现，30分钟后维持在40~60滴/分。一般认为，250ml滴注时间在8小时以上，以免引起急性症状。

2. 注意输液局部皮肤的变化，如静脉炎、血管疼痛、静脉血栓形成等。

【应急处理】

1. 出现恶心、呕吐等不良症状，减慢滴速或停药。

2. 出现中枢神经系统功能异常反应，立即停药，遵医嘱给予镇静药物，如氯丙嗪、异丙嗪等可缓解。

维生素 B_1

(Vitamin B_1)

【作用与用途】 维生素类药，用于维生素 B_1 缺乏症的预防和治疗，以及妊娠期、哺乳期、营养不良、妊娠剧吐时维生素 B_1 的补充。

【用法用量】

肌内注射：一次100~200mg，一日1~2次。

口服给药：维生素 B_1 缺乏症，一次5~10mg，一日3次，至症状改善；妊娠期因维生素 B_1 缺乏致神经炎，一日5~10mg。

【注意事项】

1. 注射时偶见过敏反应，临床应用时需注意，过敏体质者慎用维生素 B_1。

2. 维生素 B_1 在碱性溶液中易分解，与碱性药物如碳酸氢钠、枸橼酸钠配伍易引起变质。

3. 维生素 B_1 一般可由正常食物中摄取，较少发生单一维生素 B_1 缺乏。如有缺乏症状表现，使用复合维生素B制剂为宜。

【不良反应】 大剂量注射时，需注意过敏反应，表现为吞咽困难，皮肤瘙痒，面、唇、眼睑水肿，喘鸣等。

【观察要点】

1. 用药期间，注意监测血压及心电图的变化。

2. 注射给药可发生过敏反应，如接触性皮炎、荨麻疹、红斑及支气管哮喘等，大量静脉注射可能发生过敏性休克，临床上应注意观察。

3. 注意保暖，氧气吸入，防止过敏性休克的发生。

【应急处理】

1. 出现过敏反应，立即停药，必要时应用抗组胺药物或肾上腺皮质激素。

2. 可采用催吐、洗胃、导泻、补液等处理，加速药物排出体外。

复方氨基酸

(Compound Amino Acid)

【作用与用途】　氨基酸类药，用于改善患者的营养状况，尤其适用于蛋白质摄入不足、吸收障碍等氨基酸不能满足机体代谢需要的患者。

【用法用量】

5%复方氨基酸注射液：静脉滴注，一次250～500ml。

12%复方氨基酸注射液：静脉缓慢滴注，一次250ml，滴速为20～30滴/分。

【注意事项】

1. 严格控制剂量和滴注速度。

2. 大量应用或并用电解质输液时，应注意电解质与酸碱平衡。

3. 用前必须详细检查药液，如发现瓶身有破裂、漏气、变色、发霉、沉淀、变质等异常现象时绝对不应使用；开瓶药液一次用完，剩余药液不宜贮存再用。

4. 遇冷可能出现结晶，可将药液加热到60℃，缓慢摇动使结晶完全溶解后再用。

5. 严重肝肾功能不全、严重尿毒症和对氨基酸有代谢障碍的患者禁用。严重酸中毒、充血型心力衰竭患者慎用。

6. 为防止静脉炎的发生，在输注高浓度氨基酸时最好并用

5%或10%葡萄糖注射液，主要是为了降低渗透压。

【不良反应】　可致疹样过敏反应，一旦发生应停止用药。偶有恶心、呕吐、胸闷、心悸、发冷、发热、头痛等。

【观察要点】

1. 严格控制剂量及滴注速度，一次250ml，滴速20～30滴/分。

2. 本药为盐酸盐，大量输入可能导致酸碱失衡，故大量应用或并用电解质输液时，注意电解质和酸碱平衡。

3. 观察有无恶心、呕吐、胸闷、心悸、发冷及皮疹等过敏反应。

4. 长期输注时，应避开原注射部位，两侧肢体交替，注意观察有无局部刺激反应。

【应急处理】

1. 出现恶心、呕吐、心悸等不适症状，立即停药或减慢滴速。

2. 出现过敏反应，立即停药，必要时应用抗组胺药物或肾上腺皮质激素；出现过敏性休克，给予抗休克治疗。

3. 严密监测生命体征，每15分钟测血压、脉搏、呼吸、体温1次，至病情缓解。

4. 密切观察患者神志、意识改变，询问患者有无自觉症状，及时报告医生。

5. 对症处理。

右旋糖酐-40
(Dextran-40)

【作用与用途】　血容量扩充剂，用于抗休克，预防术后血栓形成，以及心绞痛、脑血栓形成、脑供血不足、血栓闭塞性脉管炎等血管栓塞性疾病；妊娠期常作为扩容剂用于胎儿生长受限、羊水栓塞的治疗。

【用法用量】

常用量：一次250～500ml静脉滴注，24小时内不超过1000～1500ml。

抗休克：用量可较大，速度可快，滴注速度为20～40ml/min，第1天最大剂量可用至20ml/kg，在使用前必须纠正脱水。

【注意事项】

1. 首次输用本药，开始滴入时应缓慢静滴，并在注射开始后严密观察5～10分钟，出现所有不正常征象（寒战、皮疹等）都应马上停药。过敏体质者用前应做皮试。

2. 禁用于少尿患者，一旦使用中出现少尿或无尿应停用。伴有急性脉管炎者，不宜使用本药，以免炎症扩散。脱水患者，应同时纠正水、电解质平衡紊乱。某些手术创面渗血较多的患者，不应过多使用本药，以免增加渗血。

3. 不应与维生素C、维生素B_{12}、维生素K、双嘧达莫在同一溶液中混合给药。

4. 一日用量不宜超过1500ml，否则易引起出血倾向和低蛋白血症。

5. 重度休克时，如大量输注右旋糖酐，应同时给予一定数量的全血，以维持血液携氧功能，否则易出现低蛋白血症；但不宜与全血混合输注，以免引起血细胞凝集。

6. 本药具有强抗原性，而正常肠道中有产生本药的细菌，故即使初次注射本药，部分患者也有过敏反应发生，主要为皮肤、黏膜过敏反应。

7. 本药能吸附于细胞表面，与红细胞形成假凝集，干扰血型鉴定，因此，输血患者的血型检查和交叉配血试验应在使用右旋糖酐前进行，以确保输血安全。

8. 不可在分娩时与止痛药或硬膜外麻醉一起作为预防或治疗之用。因产妇对右旋糖酐过敏或发生类过敏性反应时，可导致子宫张力过高使胎儿缺氧，有致死性危险或造成婴儿神经系统严重伤害的后果。

9. 与肝素合用时，由于有协同作用而增加出血可能；与庆大霉素、巴龙霉素合用会增加肾毒性。

10. 过量可出现低蛋白血症、出血倾向等。

【不良反应】

1. 少数患者可出现过敏反应，表现为皮肤瘙痒、荨麻疹、恶心、呕吐、哮喘、腹痛、腹胀；重者口唇发绀、虚脱、血压剧降、支气管痉挛，个别患者甚至出现过敏性休克，直至死亡。

2. 偶见发热、寒战、淋巴结肿大、关节炎等。

3. 可引起凝血障碍，使出血时间延长，该反应常与剂量有关。

【观察要点】

1. 用药前详细询问患者过敏史，对过敏体质者，用药前应做皮试。

2. 用药期间，注意观察有无发热、荨麻疹等过敏反应。

3. 监测血压变化，注意有无血压下降、呼吸困难等严重不良反应发生。

4. 右旋糖酐可引起凝血障碍、出血时间延长，故用药期间应严密观察患者有无出血倾向。

5. 本药可能导致少尿或肾衰竭，对严重肾功能不全患者严密观察尿量。

【应急处理】

1. 出现所有不正常征象，如寒战、皮疹、皮肤瘙痒等过敏反应，立即停药，并给予抗过敏药物。

2. 发生急性肺水肿，给予吸氧，并准备好气管切开包，做好气管插前的准备。

3. 出现高热，给予物理降温，并注意保暖。

4. 严密监测生命体征，每 15 分钟测血压、脉搏、呼吸和体温 1 次，至病情缓解。

5. 观察患者神志、意识、皮肤黏膜色泽，询问患者自觉症状，及时报告医生。

6. 监测出、凝血时间及尿量，防止发生急性肾衰。

7. 监测血糖、电解质及血气分析，防止发生水、电解质及酸碱平衡紊乱。

复方丹参注射液

【作用与用途】 复方制剂，具有减慢心率、镇静、安眠和短暂降压作用，用于心绞痛、心肌梗死、脑血栓后遗症、脑缺氧、脑栓塞、神经衰弱等。

【用法用量】

肌内注射：一次 2g（以丹参含量计），一日 1～2 次，2～4 周为一疗程。

静脉注射：用 50% 葡萄糖注射液 20ml 稀释，一次 4g（以丹参含量计），一日 1 次。

静脉滴注：一次 4～40g（以丹参含量计），一日 1 次，2～4 周为一疗程。

【注意事项】

1. 本药注射液不宜与其他药物在同一容器内配伍使用。

2. 不宜与抗癌药、止血药、抗酸药、阿托品、细胞色素 C、维生素 B_1、维生素 B_6、麻黄碱等药物合用。

3. 静脉滴注时如用小剂量包装规格的注射液，需先将药液加入到 5% 葡萄糖注射液 100～500ml 中。

4. 与抗生素（如喹诺酮类、氨基糖苷类）、维生素 C、肝素、东莨菪碱、酚妥拉明及硫酸镁等合用，有协同效应。

5. 对本药过敏者、对本类药物有严重不良反应病史者、严重贫血者及有出血倾向者禁用。

6. 肝功能异常者、肾功能异常者及过敏体质者慎用。

【不良反应】　偶见过敏反应；可引起血清谷丙转氨酶升高，停药后恢复正常；少数患者可出现恶心、呕吐等胃部不适症状。

【观察要点】

1. 注意观察胃肠道反应，少数患者可出现恶心、呕吐等胃部不适症状。

2. 观察有无皮疹、瘙痒、荨麻疹等过敏反应发生。

【应急处理】　发生过敏反应，及时采取以下措施：

1. 立即停止输液，遵医嘱给予盐酸异丙嗪 25mg 肌内注射或静脉推注地塞米松 5mg。

2. 注意保暖，取平卧位，氧气吸入。

3. 保持呼吸道通畅，防止过敏性休克的发生。

4. 严密监测生命体征，每 15 分钟测血压、脉搏、呼吸和体温 1 次，至病情缓解。

第四节　母儿血型不合安全用药

一、疾病概况、临床特点及治疗原则

（一）疾病概括

母儿血型不合溶血病是孕妇和胎儿之间血型不合而产生的同族血型免疫疾病，可发病于胎儿或新生儿早期。当胎儿从父方遗传下来的显性抗原恰为母方所缺少时，通过妊娠、分娩，此抗原可进入母体，刺激母体产生免疫抗体；当此抗体又通过胎盘进入胎儿的血液循环时，可使其红细胞凝集破坏，引起胎儿或新生儿免疫性溶血症。母儿血型不合对孕妇无影响，但病儿可因严重贫血、心衰而死亡，或因大量胆红素渗入脑细胞引起胆红素脑病而死亡，即使幸存，其神经细胞和智力发育以及运动功能等都将受到影响。母儿血型不合常见的有 Rh 血型不合和 ABO 血型不合两种类型。

（二）临床特点

母儿血型不合症状的轻重取决于抗体的多少、新生儿成熟度及代偿性造血能力等。轻症者多无特殊症状；溶血严重者，可出现胎儿水肿、流产、早产甚至死胎；胎儿娩出后，主要表现为贫血、水肿、肝脾大、黄疸及胆红素脑病。

（三）治疗原则

包括治疗高胆红素血症，预防胆红素脑病发生；纠正贫血，防止心衰；去除免疫抗体，阻止继续发生溶血。常用药物有维生素 C、维生素 E 及苯巴比妥等。

二、常用药物

维生素 E
(Vitamin E)

【作用与用途】 维生素类药,用于心、脑血管疾病及习惯性流产、不孕症的辅助治疗。

【用法用量】 口服给药,一次 10~100mg,一日 2~3 次。

【注意事项】

1. 因维生素 K 缺乏引起低凝血酶原血症、缺铁性贫血、过敏体质的患者慎用。

2. 降低或影响脂肪吸收的药物,如考来烯胺、新霉素、硫糖铝等,可干扰维生素 E 的吸收,不宜同服。

3. 与雌激素合用,如用量大、疗程长,可诱发血栓性静脉炎。

4. 与双香豆素及其衍生物同用,易致低凝血酶原血症发生,应避免。

5. 口服避孕药可加速维生素 E 代谢,导致维生素 E 缺乏。

6. 对维生素 K 缺乏患者,长期应用可引起出血倾向,有发生血栓性静脉炎或栓塞的危险。

【不良反应】 长期过量服用可引起恶心、呕吐、眩晕、头痛、视力模糊、皮肤皲裂、唇炎、口角炎、腹泻、乳腺肿大、乏力。

【观察要点】

1. 用药期间,观察孕妇有无视物模糊、乳腺肿大、腹泻、头晕、流感样症状、恶心及胃痉挛等不良反应发生。

2. 维生素 E 可降低白细胞对细菌的杀伤能力,使孕妇发生感染机会增加,用药期间注意观察白细胞变化。

3. 维生素 E 可引起低血糖,服药期间注意监测血糖变化。

【应急处理】

1. 出现不良反应,立即停药。

2. 催吐、洗胃、导泻、静脉输液等,促进药物排出。

3. 因维生素 E 中毒引起的出血,可用维生素 K 纠正。

苯巴比妥

(Phenobarbital,鲁米那)

【作用与用途】 长效巴比妥类,用于焦虑、失眠(用于睡眠时间短、早醒患者)、癫痫及运动障碍,是治疗癫痫大发作及局限性发作的重要药物;也可用作抗高胆红素血症药。

【用法用量】 口服给药;催眠,30~100mg 晚上一次顿服;镇静,一次 15~30mg,一日 2~3 次;抗癫痫,一次 15~30mg,一日 3 次;抗惊厥,一日 90~180mg,可在晚上一次顿服,或一次 30~60mg,一日 3 次;极量一次 250mg,一日 500mg;抗高胆红素血症,一次 30~60mg,一日 3 次。

肌内注射:催眠,一次 50~100mg;镇静、抗癫痫,一次 15~30mg,一日 3 次;抗惊厥与癫痫持续状态,一次 100~200mg,必要时可 4~6 小时重复 1 次。

静脉注射:缓慢注射,一次 100~200mg,必要时可 4~6 小时重复一次。

【注意事项】

1. 下列情况禁用。严重肺功能不全、肝硬化、血卟啉病史、贫血、哮喘史、未控制的糖尿病、过敏等。

2. 下列情况慎用。轻微脑功能障碍(MBD)症、低血压、高血压、贫血、甲状腺功能低下、肾上腺功能减退、心肝肾功能损害、高空作业、驾驶员、精细和危险工种作业者等。

3. 长期用药可产生精神或躯体的药物依赖性,停药需逐渐减量,以免引起撤药症状。

4. 肝功能不全者,用量应从小量开始。

5. 本药可通过胎盘,妊娠期长期服用,可引起依赖性及致新生儿撤药综合征;可能由于维生素 K 含量减少引起新生儿出血。妊娠晚期或分娩期应用,由于胎儿肝功能尚未成熟引起新生儿(尤其是早产儿)的呼吸抑制,可能对胎儿产生致畸作用。哺乳期应用可引起婴儿的中枢神经系统抑制。

6. 本药为肝药酶诱导剂,长期用药可加速其他药物(如氟烷、恩氟烷、甲氧氟烷、氯胺酮等麻醉剂;口服抗凝药;口服避孕药;皮质激素；洋地黄类；土霉素；三环类抗抑郁药；奎尼丁；布洛芬类等）的代谢，使这些药物药效降低或不良反应增加。

7. 与口服抗凝药合用时应定期测定凝血酶原时间，决定是否调整抗凝药的用量。

8. 与奎尼丁合用，增加奎尼丁的代谢而减弱其作用，应按需调整后者的用量。

9. 与氟哌啶醇合用治疗癫痫，可引起癫痫发作形式改变，需调整用量。

10. 与吩噻嗪类和四环类抗抑郁药合用时可降低抽搐阈值，增加抑制作用；与其他中枢抑制药合用，对中枢产生协同抑制作用，应注意。

11. 作抗癫痫药应用时，可能需 10 ~ 30 天才能达到最大效果，需按体重计算药量，如有可能应定期测定血药浓度，以达最大疗效。

12. 经口服中毒者，在 3 ~ 5 小时内可用高锰酸钾（1∶2000）溶液洗胃，用 10 ~ 15g 硫酸钠溶液导泻（禁用硫酸镁）。为加速排泄可给甘露醇等渗透压利尿药，如肾功能正常可用呋塞米。可用碳酸氢钠、乳酸钠碱化尿液加速排泄，严重者可透析。

13. 服药后可发生后遗效应，如出现头晕、困倦、嗜睡、精神不振、定向障碍等。

14. 短期内反复服用巴比妥类可产生耐受性；反复长期连续服用可发生依赖性，停药后出现戒断症状，如兴奋失眠、焦虑、震颤。

15. 催眠量的巴比妥类对正常人呼吸影响不明显，大剂量或静脉注射速度过快，可引起急性中毒，对呼吸中枢有明显的抑制作用，所以用药期间注意观察呼吸的变化。

【不良反应】

1. 抗癫痫时最常见的不良反应为镇静，但随着疗程的持续，镇静作用逐渐变得不明显。

2. 可能引起微妙情感变化，出现认知和记忆的缺损。罕见巨幼红细胞性贫血和骨软化。

3. 长期用药偶见叶酸缺乏和低钙血症。大剂量时可产生眼球震颤、共济失调和严重的呼吸抑制。长时间使用可发生药物依赖,停药后易发生停药综合征。

4. 1% ~3%的患者用药后出现皮肤反应,多见皮疹,严重者可出现剥脱性皮炎和多形红斑(或 Stevens-Johnson 综合征),中毒性表皮坏死极为罕见。

5. 可出现肝炎和肝功能紊乱。

【观察要点】

1. 用药期间,注意观察呼吸变化,如出现呼吸减慢或变浅、不规则,或出现潮式呼吸、发绀等,立即通知医生。

2. 观察血压及脉搏变化,轻度中毒时,血压正常或略降低;重度中毒时,脉搏细速,血压明显降低,甚至发生休克。

3. 观察消化系统症状,轻度中毒可出现恶心、呕吐,重度中毒可发生中毒性肝炎,出现黄疸、出血及肝功能损害。

4. 注意观察有无过敏反应发生,如荨麻疹、血管神经性水肿等。

【应急处理】

1. 呼吸深度抑制是巴比妥类药物中毒致死的主要原因,对急性中毒者采取积极的抢救措施,以对症和支持治疗为主,早期主要是呼吸支持及抗休克,后期是防止昏迷所致的并发症。

2. 排除毒物,采用洗胃、灌肠、透析疗法、输液、利尿等措施。5%碳酸氢钠或11.2%乳酸钠静滴,能碱化尿液,促进药物排出。

3. 纳洛酮能与内啡肽竞争阿片受体,使患者的昏迷和呼吸抑制状况趋于恢复,效果明显。纳洛酮0.4 ~0.8mg 肌内或静脉注射,10 ~15 分钟可重复1次。

4. 维持呼吸与循环功能。清除口咽部分泌物,防止舌后坠,防止吸入性肺炎引起窒息;保持呼吸道通畅,吸氧,必要时人工呼吸,甚至气管切开;遵医嘱应用中枢兴奋药,如阿托品、去甲肾上腺素等。

5. 维持水电解质平衡及酸碱平衡,注意保暖,避免受凉。

（韩玉芳　王玉杰　赵慧栋　纪文君　邹晓蕾）

第五章

妊娠期合并疾病安全用药

第一节　妊娠期高血压疾病安全用药

一、疾病概况、临床特点及治疗原则

（一）疾病概况

妊娠期高血压疾病是妊娠期特有疾病，强调发生高血压、水肿、蛋白尿等症状与妊娠的关系，是孕产妇及围生儿死亡的重要原因之一，在我国孕产妇死亡原因中居第 2 位。妊娠期高血压疾病的发病原因至今尚未明确，可能与异常滋养层细胞侵入子宫基层、免疫机制、胎盘浅着床、血管内皮细胞受损、遗传因素、营养缺乏、胰岛素抵抗有关。

（二）临床特点

妊娠 20 周后出现高血压、水肿、蛋白尿综合征，严重者出现抽搐、昏迷、心肾衰竭，甚至母婴死亡。分类如下：

妊娠期高血压：BP≥140/90mmHg，妊娠期首次出现，于产后 12 周恢复正常，尿蛋白（－），患者可伴有上腹部不适或血小板减少，产后方可确诊。

子痫前期：轻度，BP≥140/90mmHg，孕 20 周后出现，尿蛋白≥300mg/24h 或（＋），可伴有上腹部不适、头痛等症状；重度，BP≥160/110mmHg，尿蛋白≥2.0g/24h 或（＋＋），血肌酐＞106μmol/L，血小板＜100×10^9/L，微血管病性溶血（血 LDH 升高），血清 ALT 或 AST 升高，持续性头痛或其他脑神经障碍，持续

性上腹不适。

子痫:子痫前期孕妇抽搐不能用其他原因解释。

慢性高血压并发子痫前期:高血压孕妇妊娠20周以前无蛋白尿,若出现尿蛋白≥300mg/24h;或高血压孕妇妊娠20周前突然尿蛋白增加,血压进一步升高或血小板 $<100\times10^9/L$,可确诊。

妊娠合并慢性高血压:BP≥140/90mmHg,孕前或孕20周以前或孕20周后首次诊断高血压并持续到产后12周后。

(三)治疗原则

总的治疗原则为争取母体可以完全康复,胎儿出生后可以存活,以对母儿影响最小的方式终止妊娠。

妊娠期高血压:可住院也可在家治疗,保证充足的休息,密切监护母儿;间断吸氧,精神紧张者可服用适量镇静剂,如地西泮;高蛋白、高热量饮食。

子痫前期:应住院治疗,防止子痫及其他并发症的发生,治疗原则为休息、镇静、解痉、降压、合理扩容和必要时利尿,密切监测母胎状态,适时终止妊娠。一般不主张扩容,严重的低蛋白血症、贫血,可用清蛋白、血浆、全血等。一般不主张使用利尿药,仅用于全身性水肿、急性心力衰竭、肺水肿、血容量过多且伴有潜在性水肿者,常用药有呋塞米、甘露醇。

子痫:治疗原则为控制抽搐,纠正缺氧和酸中毒。控制血压,抽搐控制后2小时可终止妊娠。常用硫酸镁控制抽搐,并用甘露醇降低颅内压。

二、常用药物

呋塞米、甘露醇详见第四章第一节胎盘早剥安全用药。硫酸镁详见第四章第二节前置胎盘安全用药。

哌　替　啶
(Pethidine,杜冷丁)

【作用与用途】　强效镇痛药,适用于各种剧痛,包括创伤性疼痛、手术后疼痛、分娩镇痛等，对内脏绞痛应与阿托品配伍应用，可与氯丙嗪、异丙嗪组成人工冬眠合剂。

【用法用量】

镇痛：肌内注射，常用量一次25～100mg，一日100～400mg；极量一次150mg，一日600mg。静脉注射，一次按体重以0.3mg/kg为限。分娩镇痛：阵痛开始时肌内注射，常用量25～50mg，每4～6小时按需重复，极量一次以50～100mg为限。

【注意事项】

1. 室上性心动过速、颅脑损伤、颅内占位性病变、慢性阻塞性肺疾患、支气管哮喘、严重肺功能不全等禁用；肝功能损伤、甲状腺功能不全者慎用。

2. 本药能通过胎盘屏障及分泌入乳汁，分娩镇痛及哺乳期使用时剂量酌减。

3. 严禁与单胺氧化酶抑制剂同用，务必在单胺氧化酶抑制剂停用14天以上方可给药，且应先试用小剂量（1/4常用量）。

4. 切勿将药液注射到外周神经干附近，否则产生局麻或神经阻滞。

5. 本药注射液不能与氨茶碱、巴比妥类药钠盐、肝素钠、碘化物、碳酸氢钠、苯妥英钠、磺胺嘧啶、磺胺甲噁唑、甲氧西林配伍，否则发生浑浊。

6. 与芬太尼因化学结构有相似之处，可有交叉敏感；能促进双香豆素、茚满二酮等抗凝药物增效，并用时后者应按凝血酶原时间而酌减用量。

7. 过量中毒时，口服者应尽早洗胃以排出胃中毒物，并进行人工呼吸、吸氧，给予升压药提高血压、β-肾上腺素受体阻断剂减慢心率、补充液体维持循环功能。静脉注射纳洛酮0.4mg，亦可用烯丙吗啡作为拮抗剂。若中毒出现兴奋惊厥等症状，拮抗剂可使其症状加重，只能用地西泮或巴比妥类药物解除。必要时可行血液透析促进排泄毒物。

8. 严格掌握用药适应证、剂量及持续时间，不能连续使用，以免出现成瘾性；不应与异丙嗪多次合用，易引起呼吸抑制、休克等不良反应。

【不良反应】 哌替啶治疗剂量时可出现轻度的眩晕、出汗、口干、恶心、呕吐、心动过速及直立性低血压等。静脉注射后可出现外周血管扩张，血压下降。

【观察要点】

1. 用药期间，观察有无眩晕、出汗、口干、恶心、呕吐、心动过速、直立性低血压等不良反应。

2. 给药期间，严密监测患者生命体征，尤其是注意呼吸频率和幅度，备好氧气，如有呼吸抑制，立即使用。

3. 哌替啶可分泌入乳汁，哺乳期间用量应酌减，并观察婴儿有无嗜睡、喂养困难、体重减轻等症状。

4. 注意观察患者精神状况以及注射部位有无红肿、疼痛等。

【应急处理】 出现血压下降、呼吸抑制、发绀或精神症状，立即给予紧急处理，包括：

1. 出现呼吸、循环抑制，保持呼吸道通畅，吸氧，必要时气管插管行人工呼吸，注意循环功能的稳定。

2. 对症及支持治疗，遵医嘱给予升压、补液、维持循环功能等治疗。

3. 纳洛酮是麻醉性镇痛剂的特效拮抗剂。一次静脉注射0. 4 ~0. 8mg 后，按每小时 3. 6μg/kg 静脉滴注或每隔 15 ~30 分钟重复注射，成人一次 0. 4mg。

4. 快速输液以促进药物排泄，并保持电解质、酸碱平衡。

5. 口服吸毒者，立即用高锰酸钾洗胃，继而直肠灌入活性炭混悬液，再用甘露醇导泻。

异 丙 嗪

(Promethazine)

【作用与用途】 吩噻嗪类抗组胺药，还具有镇吐、抗晕动、镇静催眠作用。用于皮肤黏膜过敏，如长期的季节性过敏性鼻炎、血管运动性鼻炎、过敏性结膜炎、荨麻疹、血管神经性水肿、对血液或血浆制品的过敏反应、皮肤划痕症等；晕动病；麻醉和手术前后的辅助治疗，包括镇静、催眠、镇痛、止吐；以及防治放射病性或药源性恶心、呕吐。

【用法用量】

肌内注射：过敏，一次25mg，必要时2小时后重复，严重过敏时可用肌注25～50mg，最高量不得超过100mg；止吐，12.5～25mg，必要时每4小时重复1次；镇静催眠，一次25～50mg。在特殊紧急情况下，可用灭菌注射用水稀释至0.25%，缓慢静脉注射。

【注意事项】

1. 对吩噻嗪类药高度过敏的人，也对本药过敏。

2. 下列情况应慎用。急性哮喘、膀胱颈部梗阻、骨髓抑制、心血管疾病、昏迷、闭角型青光眼、肝功能不全、高血压、胃溃疡、幽门或十二指肠梗阻、呼吸系统疾病、癫痫、黄疸、各种肝病以及肾功能衰竭、Reye综合征等。

3. 孕妇使用本药后，可诱发婴儿的黄疸和锥体外系症状，因此，孕妇在临产前1～2周应停用此药。哺乳期妇女应用本药时需权衡利弊。

4. 乙醇或其他中枢神经抑制剂，特别是麻醉药、巴比妥类、单胺氧化酶抑制剂或三环类抗抑郁药与本药同用时，可增加异丙嗪或(和)这些药物的效应，用量要另行调整。

5. 抗胆碱类药物，尤其是阿托品类和异丙嗪同用时，后者的抗毒蕈碱样效应增加。

6. 溴苄铵、胍乙啶等降压药与异丙嗪同时用时，前者的降压效应增强。肾上腺素与异丙嗪同用时肾上腺素的α受体作用可被阻断，使β受体作用占优势。

7. 顺铂、巴龙霉素及其他氨基糖苷类抗生素、水杨酸制剂和万古霉素等耳毒性药与异丙嗪同用时，其耳毒性症状可被掩盖。

8. 不宜与氨茶碱混合注射。

9. 口服时，可与食物或牛奶同时服，以减少对胃黏膜的刺激。

【不良反应】

1. 较常见的有嗜睡；较少见的有视力模糊或色盲(轻度)、头晕目眩、口鼻咽干燥、耳鸣、皮疹、胃痛或胃部不适感、反应迟钝、晕倒感(低血压)、恶心或呕吐，甚至出现黄疸。

2. 增加皮肤对光的敏感性，多噩梦，易兴奋，易激动，幻觉，中毒性谵妄，儿童易发生锥体外系反应。

3. 可见血压增高,偶见血压轻度降低。白细胞减少、粒细胞减少症及再生不良性贫血则属少见。

【观察要点】

1. 观察中枢神经系统反应,如嗜睡、镇静、乏力等中枢抑制症状。

2. 注意观察有无消化道反应,如口干、畏食、恶心、呕吐等。

3. 注意观察有无粒细胞减少或溶血性贫血发生。

4. 监测血压情况,避免注射过快引起血压下降,注意观察注射部位有无红肿、疼痛。

【应急处理】

1. 出现中毒症状,立即停药,催吐,1%碳酸氢钠溶液洗胃。

2. 给予吸氧、静脉输液。

3. 可对症给予地西泮和毒扁豆碱注射。

4. 支持治疗,维持呼吸、循环功能。

5. 必要时可作血液透析。

6. 其他对症治疗。

【案例分析】　产妇,35岁,妊娠38周,孕2产1,2年前曾行剖宫产,此次为妊娠晚期,子宫张力过大致使子宫下段变薄,B超提示瘢痕处子宫厚度小于3mm,以先兆子宫破裂入院。入院后,护士遵医嘱给予"(异丙嗪50mg、氯丙嗪50mg、哌替啶100mg)1/2量+5%葡萄糖注射液500ml"静滴,护士调节滴速过快,滴注过程中产妇出现血压骤降(85/60mmHg)、头晕、恶心、胸闷、心跳加快、焦虑等症状;护士立即报告医生,遵医嘱立即停药,并给予"多巴胺20mg+5%葡萄糖注射液500ml"静滴,氧气吸入,同时安定产妇情绪,对症处理,半小时后测血压110/65mmHg,产妇胸闷、头晕、恶心症状较前缓解。

分析点评:本案例中产妇使用异丙嗪后出现血压骤降等不良反应,与异丙嗪静脉滴注速度过快有关。临床使用异丙嗪时,应注意监测血压情况,以避免注射过快引起血压下降。

提示:护士应了解所使用药物的注意事项、不良反应与观察要点,不应盲目地执行医嘱;用药过程中应加强巡视,密切观察患者用药后反应,确保用药安全。

肼 屈 嗪
(Hydralazine)

【作用与用途】 烟酸类衍生物,用于治疗高血压和心力衰竭。

【用法用量】 口服,一次 10mg,一日 4 次,饭后服用。2~4 天后,加至 25mg,一日 4 次,共 1 周;第 2 周后增至一次 50mg,一日 4 次。最大剂量不超过一日 300mg。

【注意事项】

1. 对中度原发性高血压,肼屈嗪合并应用利尿药和 β-受体阻断剂可以获得良好疗效,但本药不宜单独应用。

2. 有主动脉瘤、脑卒中、严重肾功能障碍、心动过速、心绞痛者应视为禁忌证。

3. 长期给药可产生血容量增大、液体潴留,反射性交感兴奋而心率加快、心排血量增加,使本药的降压作用减弱。

4. 缓慢增加剂量或合用 β-受体阻断剂可使副作用减少。

5. 使用本药须缓慢减量,以免血压突然升高。

6. 食物可增加其生物利用度,故宜在餐后服用。

7. 与非甾体类抗炎镇痛药同用可使降压作用减弱。与拟交感胺类同用,本药降压作用降低。与二氮嗪或其他降压药同用,可使降压作用加强。

【不良反应】

1. 常见头痛、恶心、呕吐、腹泻、心悸、心动过速等。

2. 少见便秘、低血压、脸潮红、流泪、鼻塞。

3. 罕见免疫变态反应所致,可引起皮疹、瘙痒、胸痛、淋巴结肿大、周围神经炎、水肿、红斑性狼疮综合征。

【观察要点】

1. 用药期间注意监测血压,重度妊娠高血压患者应根据血压调整剂量,使舒张压始终维持在 90~100mmHg 之间。

2. 用药期间监测血常规、抗核抗体,出现红斑狼疮等不良反应时应停药。

3. 用药期间注意观察有无恶心、呕吐、腹泻、心悸、心动过速等不良反应。

【应急处理】 用药过量致血压下降，立即停药，将胃排空，可对症给予升压药；若有休克，给予扩容治疗。

硝 苯 地 平

(Nifedipine，心痛定)

【作用与用途】 钙拮抗剂，单独或与其他降压药联合用于高血压的治疗，亦可用于变异型、不稳定型、慢性稳定型心绞痛的治疗。

【用法用量】 从小剂量开始服用，一般起始剂量一次 10mg，一日 3 次口服；常用的维持剂量为口服一次 10～20mg，一日 3 次。部分有明显冠脉痉挛的患者，可用至一次 20～30mg，一日 3～4 次。最大剂量不宜超过一日 120mg。如果病情紧急，可嚼碎服或舌下含服 10mg，根据患者对药物的反应，决定再次给药。

【注意事项】

1. 硝苯地平可分泌入乳汁，哺乳期妇女使用时应停止哺乳。

2. 用药期间尤其是合用其他降压药时，应监测血压，以防出现严重低血压。

3. 10%的患者用药后发生轻中度外周水肿，多初发于下肢末端，可用利尿剂治疗。

4. 肝肾功能不全、正在服用 β-受体阻断剂者慎用本药，使用时宜从小剂量开始，以防诱发或加重低血压，增加心绞痛、心力衰竭甚至心肌梗死的发生率。

5. 长期给药不可骤停，以避免发生停药综合征而出现反跳现象。

6. 与西咪替丁同用，本药的血浆峰浓度增加，注意调整剂量。

7. 本药可能增加血中地高辛的药物浓度，在初次使用、调整剂量或停用本药时应监测地高辛的血药浓度。

8. 与硝酸酯类合用控制心绞痛发作，有较好的耐受性。

9. 药物过量导致临床上出现低血压的患者，应及时给予心血管支持治疗，包括心肺监测、抬高下肢、注意循环血容量和尿量。若无禁忌，可用血管收缩药(去甲肾上腺素)恢复血管张力和血压。血液透析不能清除硝苯地平。

10. 蛋白结合率高的药物,如双香豆素类、苯妥英钠、奎尼丁、奎宁、华法林等与本药同用时,游离浓度常发生改变。

【不良反应】

1. 常见不良反应有外周水肿、头晕、头痛、恶心、乏力、面部潮红、一过性低血压、心悸、胸闷、便秘、腹泻、腹胀、关节僵硬、精神紧张、睡眠紊乱、视力模糊等。

2. 少见不良反应有贫血、白细胞减少、血小板减少、紫癜、过敏性肝炎、齿龈增生、红斑性肢痛、抑郁、偏执、血药浓度峰值时瞬间失明、抗核抗体阳性、关节炎等。

3. 可能产生的严重不良反应有心肌梗死、充血性心力衰竭、肺水肿、心律失常、传导阻滞。

4. 过敏者可出现过敏性肝炎、皮疹,甚至剥脱性皮炎等。

【观察要点】

1. 用药期间,注意观察有无心率减慢、房室传导减弱、心肌收缩力降低或诱发哮喘等不良反应。

2. 长期服药时,定期监测血压,不能骤然停药、漏服,因为可能引起血压升高或心肌梗死。

3. 用药过程中,注意监测心率、血压、心电图等,避免孕妇血压过低,影响胎盘血液灌注。

4. 注意观察有无外周水肿以及皮肤持续反应。

【应急处理】

1. 口服或误服大量者,立即催吐、洗胃,给予活性炭口服。

2. 出现血压下降,取平卧位,下肢抬高,补充血容量,可给予肾上腺素、异丙肾上腺素、多巴胺等升压药物。

3. 心动过缓、房室传导阻滞,可遵医嘱给予阿托品。窦性停搏、Ⅲ度房室传导阻滞,应安置心脏起搏器。

4. 水肿者,可遵医嘱应用利尿剂。

拉贝洛尔

(Labetalol)

【作用与用途】 α、β-肾上腺素受体拮抗剂,可治疗各种类型的高血压,包括妊娠期高血压。

【用法用量】

静脉推注:一次 25~50mg 加 10% 葡萄糖注射液 20ml,于 5~10 分钟内缓慢推注,如降压效果不理想可于 15 分钟后重复 1 次,直至产生理想的降压效果。总剂量不应超过 200mg,一般推注后 5 分钟内出现最大作用,约维持 6 小时。

静脉滴注:100mg 加到 5% 葡萄糖注射液或 0.9% 氯化钠注射液 250ml 中静脉滴注,速度为 1~4mg/min,直至取得较好效果,然后停止滴注,有效剂量为 50~200mg。

口服给药:一次 100mg,一日 2~3 次,2~3 天后根据需要加量。常用维持量为 200~400mg,一日 2 次。饭后服,极量一日 2400mg。

【注意事项】

1. 静脉用药应取卧位,滴注时切勿过速,以防降压过快;注射完毕应静卧 10~30 分钟。

2. 下列情况禁用本药。支气管哮喘、心源性休克、心传导阻滞(Ⅱ~Ⅲ度房室传导阻滞)、重度或急性心力衰竭、窦性心动过缓等。

3. 下列情况慎用本药。过敏史、充血性心力衰竭、糖尿病、肺气肿或非过敏性支气管炎、肝功能不全、甲状腺功能低下、雷诺综合征或其他周围血管疾病、肾功能减退。

4. 少数患者可在服药后 2~4 小时出现直立性低血压,因此用药剂量应逐渐增加,若降压过低,可用去氧肾上腺素或阿托品予以拮抗。

5. 与维拉帕米类钙拮抗剂联用时需十分谨慎;与三环抗抑郁药同时应用可产生震颤;可减弱硝酸甘油的反射性心动过速,但降压作用可协同;可增强氟烷对血压的作用。

【不良反应】 偶有头昏、胃肠道不适、疲乏、感觉异常、哮喘加重等症。个别患者有直立性低血压。

【观察要点】

1. 静脉滴注应取卧位,滴注速度不可过快,以防急剧降压;用药完毕,嘱患者静卧 15~30 分钟,观察血压变化。

2. 用药期间监测血压、心电图，长期用药者定期检查肝功能、视力。

3. 用药后注意观察不良反应，如头晕、乏力、呕吐、幻觉及胃肠道功能障碍等。

4. 长期使用不可突然停药，应逐渐减量停药，至少经过 3 天，一般为 2 周。

【应急处理】

1. 出现一般不良反应，应注意休息；胃肠不适时，饮食宜清淡；呕吐时，注意体位，预防吸入性肺炎发生。

2. 发生直立性低血压，立即卧床休息。

3. 出现心动过缓，可给予阿托品。

4. 心力衰竭时，给予吸氧、洋地黄类药或利尿药。

5. 低血压时，输液，并给予升压药如多巴胺等。

6. 支气管痉挛时，可给予 β_2-受体激动剂。

甲基多巴

（Methyldopa）

【作用与用途】　芳香氨酸脱羧酶抑制剂，用于治疗高血压。

【用法用量】　口服，250mg，一日 2～3 次，每 2 天调整剂量 1 次，至达预期疗效。一般晚上加量以减少药物的过度镇静作用。若与噻嗪类利尿药合用需减量，起始剂量控制在一日 500mg，但利尿药剂量可不变。维持量一日 0.5～2g，分 2～4 次口服，最大剂量不宜超过一日 3g。

【注意事项】

1. 甲基多巴作用时间较短，停药后 48 小时内需给予其他降压治疗，用药 2～3 个月后可产生耐药性，给利尿剂可恢复疗效。

2. 用药过程中若发生溶血性贫血，应立即停药，通常贫血很快好转，否则应使用皮质类固醇激素治疗，该类患者不能再次使用甲基多巴。

3. 有肝脏疾病、肝功能不全、肾功能不全的患者和嗜铬细胞瘤者慎用本药。

4. 服用本药出现水肿或体重增加的患者，可用利尿剂治疗，一旦水肿进行性加重或有心衰迹象应停服。

5. 在必要的情况下甲基多巴可用于孕妇,哺乳妇女慎用。

6. 本药可增加口服抗凝药、中枢神经抑制剂的作用;与其他抗高血压药合用有协同作用;可使血泌乳激素浓度增高并干扰溴隐亭的作用。

7. 三环类抗抑郁药、拟交感胺类药和非甾体抗炎镇痛药可减弱本药的降压作用。

8. 本药与左旋多巴合用可加强中枢神经毒性作用;与麻醉药合用须减少麻醉药的剂量;与锂剂合用时须防备锂剂的毒性作用。

【不良反应】

1. 镇静、头疼和乏力多于开始用药和加量时出现,通常为一过性。

2. 较常见的有水钠潴留所致的下肢水肿、口干。

3. 较少见的有药物热或嗜酸性粒细胞增多,肝功能变化,精神改变,性功能减退,腹泻,乳房增大,恶心,呕吐,晕倒。

4 偶有加重心绞痛和心力衰竭。

5. 少见的有延长颈动脉窦敏感性和直立性低血压时间,体重增加,肝功能损害,胰腺炎,结肠炎,唾液腺炎,舌痛或舌黑,便秘,腹胀,排气,高泌乳素血症,骨髓抑制,血小板减少,溶血性贫血,白细胞减少,抗核抗体、LE 细胞、类风湿因子阳性,直接抗球蛋白(Coombs)试验阳性,心肌炎,心包炎,血管炎,狼疮样综合征,帕金森症,反应迟钝,不自觉舞蹈症,脑血管供血不足症状,精神异常如多梦、镇静、衰弱、感觉异常,尿素氮升高,关节痛,可伴关节肿胀,肌肉痛,鼻塞,表皮坏死,皮疹,闭经,泌乳。

6. 罕见的有粒细胞减少症,停药后即恢复正常;致命性肝细胞坏死。

【观察要点】

1. 注意观察给药后的不良反应,如下肢水肿、口干、头痛、乏力、嗜睡、直立性低血压等。

2. 用药前和用药过程中定期检查血压、血常规、Coombs 试验和肝功能。

3. 注意观察用药后有无水肿或体重增加现象。

【应急处理】

1. 出现水肿或体质量增加,可用利尿药治疗。一旦水肿进行性加重或有心衰迹象,应停止用药。

2. 药物过量可产生急性低血压伴脑和胃肠道功能紊乱的各种反应,应对症治疗,必要时采用透析方法清除药物。

酚妥拉明

(Phentolamine)

【作用与用途】 α-肾上腺素受体阻断剂,用于诊断嗜铬细胞瘤及治疗其所致的高血压发作,包括手术切除时出现的高血压;治疗左心室衰竭;治疗去甲肾上腺素静脉给药外溢,用于防止皮肤坏死。妇产科中,酚妥拉明常作为解痉药用于妊娠期羊水栓塞时,以解除肺血管痉挛、降低肺动脉阻力、消除肺动脉高压、改善低氧血症。

【用法用量】

用于酚妥拉明试验:静脉注射 5mg,也可先注入 1mg,若反应阴性,再给 5mg,如此假阳性的结果可以减少,也减少血压剧降的危险性。

用于嗜铬细胞瘤手术:术时如血压升高,可静脉注射 2 ~ 5mg 或滴注 0.5 ~ 1mg/min,以防肿瘤手术时出现高血压危象。

用于心力衰竭时减轻心脏负荷:静脉滴注 0.17 ~ 0.4mg/min。

【注意事项】

1. 严重动脉硬化及肾功能不全者,低血压、冠心病、心肌梗死、胃炎或胃溃疡以及对本药过敏者禁用。

2. 孕妇和哺乳期妇女需权衡利弊后再慎用。

3. 用于酚妥拉明试验时,在给药前、静脉给药后 3 分钟内每 30 秒、以后 7 分钟内每 1 分钟测 1 次血压,或在肌内注射后 30 ~ 45 分钟内每 5 分钟测 1 次血压。降压药、巴比妥类、阿片类镇痛药、镇静药都可以造成酚妥拉明试验假阳性,故试验前 24 小时应停用;用降压药必须待血压回升至治前水平方可给药。

4. 药物过量可引起低血压、心律失常、全身静脉血量增加、休克、头痛、视力障碍、呕吐、低血糖等,必要时用升血压药。

5. 忌与铁剂配伍。

6. 与胍乙啶同用，直立性低血压或心动过缓的发生率增高。

7. 苯巴比妥类、格鲁米特等加强本药降压作用。

8. 与拟交感胺类药同用，使后者的周围血管收缩作用抵消或减弱。

【不良反应】　较常见的有直立性低血压、心动过速或心律失常、鼻塞、恶心、呕吐等；晕厥和乏力较少见；突然胸痛（心肌梗死）、神志模糊、头痛、共济失调、言语含糊等极少见。

【观察要点】

1. 用药过程中注意监测血压、脉搏变化，根据血压变化调整滴速以免中毒，以防直立性低血压的发生。

2. 注意观察有无面色潮红、心律失常、直立性低血压、头晕等不良反应。

【应急处理】

1. 出现低血压，立即停药，患者取平卧位。

2. 可给予去甲肾上腺素 1～2mg 加入 5% 葡萄糖注射液 250ml 中静脉注射，并严密监测血压、心电图变化。

3. 抗休克、扩容、对症治疗。

第二节　妊娠期急性脂肪肝安全用药

一、疾病概况、临床特点及治疗原则

（一）疾病概况

妊娠期急性脂肪肝又称产科急性假性黄色肝萎缩，是妊娠晚期特有的致命性少见疾病，具有起病急、病情变化速度快的特点，临床表现与暴发性肝炎相似。妊娠期急性脂肪肝的病因尚不明确，可能与妊娠期激素代谢紊乱、营养不良等有关。目前认为，曾患妊娠期急性脂肪肝的患者，再次妊娠仍有复发的可能。

（二）临床特点

妊娠期急性脂肪肝好发生于年轻初产妇，大多发生在 23～30

岁的初产妇。发病时间集中在妊娠 28～40 周,平均 36 周。肝大为最常见的表现,典型症状和体征有突然剧烈、持续性的呕吐,右上腹区或中腹上区疼痛,肝区有压痛、反跳痛,数日后出现黄疸、发热、白细胞计数增高,酷似急腹症表现;亦可出现维生素缺乏的表现,如周围神经炎、舌炎、口角炎、皮肤瘀斑、角化过度等。实验室检查常见清蛋白、球蛋白比值倒置,总蛋白降低,丙氨酸氨基转移酶升高;B 超检查为脂肪肝波形,体检或辅助检查可发现黄疸、高血压、腹水、水肿及肾衰竭,肝脏体积可正常或缩小。

（三）治疗原则

一经确诊,应迅速终止妊娠,提高母婴存活率。宫颈条件差或胎位异常者,应在局麻或硬膜外麻醉下行剖宫产术。胎死宫内、宫颈条件差、短期内不能经阴分娩者,也应立即行剖宫产术。术后卧床休息,注意水电解质平衡,保肝治疗,应用抗生素预防感染。

二、常用药物

复方氨基酸

(Compound Amino Acid)

【作用与用途】　氨基酸类药,用于改善患者的营养状况,尤其适用于蛋白质摄入不足、吸收障碍等氨基酸不能满足机体代谢需要的患者。

【用法用量】、【注意事项】、【不良反应】、【观察要点】、【应急处理】　见第四章第三节胎儿生长受限安全用药。

第三节　妊娠期肝内胆汁淤积症安全用药

一、疾病概况、临床特点及治疗原则

（一）疾病概况

妊娠期肝内胆汁淤积症是妊娠中、晚期特发性疾病,临床上以

皮肤瘙痒、黄疸为特征，病理上以胆汁淤积为特征，主要危及胎儿，引起围生儿发病率和死亡率增高。目前该病病因尚不清楚，可能与女性激素水平、遗传和环境等因素有关。

（二）临床特点

几乎所有妊娠期肝内胆汁淤积症患者的首发症状均为晚孕期出现无皮肤损伤的瘙痒，程度不一，常呈持续性，日间轻、夜间加重，甚至全身严重瘙痒，分娩后数小时或数日内瘙痒症状迅速消失。瘙痒严重时可引起失眠、恶心、呕吐、食欲减退等症状。20%～50%的患者在瘙痒发生后数日或数周内出现黄疸，部分患者与瘙痒同时发生，分娩后数日内消失。伴有黄疸症状的妊娠期肝内胆汁淤积症，在胎儿娩出后，新生儿窒息和围生儿死亡率显著增高。妊娠期肝内胆汁淤积症患者对维生素K的吸收减少，易致凝血功能异常，发生产后出血，也可发生糖、脂代谢紊乱。而且，由于胆汁的酸性作用，围生儿的发病率和死亡率亦明显升高，可发生胎膜早破、宫内窘迫、自发性早产、羊水胎粪污染等。

（三）治疗原则

积极对症处理，加强胎儿监护，适时终止妊娠，改善妊娠结局。

二、常用药物

腺苷蛋氨酸
（Ademetionine）

【作用与用途】　氨基酸类药，适用于妊娠期肝内胆汁淤积以及肝硬化前和肝硬化所致肝内胆汁淤积。

【用法用量】

初始治疗：使用注射用丁二磺酸腺苷蛋氨酸，一日500～1000mg，肌内或静脉注射，共2周。

维持治疗：使用丁二磺酸腺苷蛋氨酸肠溶片，一日1000～2000mg，口服。

【注意事项】

1. 注射用冻干粉针须在临用前用所附溶剂溶解,静脉注射必须非常缓慢。

2. 肠溶片剂必须整片吞服,不得嚼碎;为使更好吸收和发挥疗效,建议在两餐之间服用。

3. 有血氨增高的肝硬化前及肝硬化患者必须在医生指导下服用,并注意血氨水平。

【不良反应】　对本药特别敏感的个体,偶可引起昼夜节律紊乱,睡前服用催眠药可减轻。

【观察要点】

1. 用药后注意观察有无上腹部不适、昼夜节律紊乱、恶心、腹泻等不良反应。

2. 对有血氨增高的患者,注意监测其血氨水平。

【应急处理】　发生不良反应后一般无需中断治疗,对昼夜节律紊乱的患者睡前服用催眠药可减轻症状。

考来烯胺
(Colestyramine)

【作用与用途】　降血脂药,可用于胆管不完全阻塞所致的瘙痒以及妊娠期肝内胆汁淤积症,缓解瘙痒症状。

【用法用量】　口服给药,维持量一日 2 ~ 24g,用于止痒为 16g,分 3 次于饭前服或与饮料拌匀服用。

【注意事项】

1. 对考来烯胺过敏的患者、胆道完全闭塞的患者禁用;便秘患者慎用。

2. 可能影响孕妇及哺乳期妇女对维生素及其他营养物质的吸收,对胎儿和乳儿产生不利影响。

3. 本药可降低血浆总胆固醇和低密度脂蛋白浓度,对血清三酰甘油浓度无影响或使之轻度升高,因此,对单纯三酰甘油升高者无效。

4. 长期服用应注意出血倾向;年轻患者用较大剂量易产生高氯性酸中毒。

5. 长期服用同时应补充脂溶性维生素(以肠道外给药途径为佳)。

6. 为避免药物相互作用的发生,应在本药服用前1小时或服用后4~6小时再服用其他药物。因为考来烯胺可延缓或降低与之同服药物的吸收,特别是酸性药物,包括噻嗪类利尿药、普萘洛尔、地高辛和其他生物碱类药物、洛哌丁胺、保泰松、巴比妥酸盐类、雌激素、孕激素、甲状腺激素、华法林及某些抗生素。

7. 少数人用后可以出现便秘、腹胀、嗳气和食欲减退等,一般在2周后可消失,若便秘过久,应停药。

【不良反应】　不良反应多发生于服用大剂量的患者,较常见的有便秘,通常程度较轻、短暂性,但可能很严重,引起肠梗阻;其他如反酸、消化不良、恶心、呕吐、胃痛。较少见的不良反应有胆石症、胰腺炎、胃肠出血或胃溃疡、脂肪泻或吸收不良综合征、嗳气、肿胀、眩晕、头痛。长期服用偶可致骨质疏松。

【观察要点】

1. 用药前询问是否有考来烯胺过敏史,用药后注意观察有无皮肤瘙痒、皮疹、荨麻疹等过敏反应发生。

2. 注意观察有无便秘、腹胀、嗳气、食欲减退等不良反应。

3. 长期用药应注意观察有无出血倾向。

【应急处理】

1. 出现过敏反应,立即停药,必要时遵医嘱对症处理。

2. 出现便秘、腹胀、嗳气或食欲减退,且维持时间长(>2周),应停药。

熊去氧胆酸

(Ursodeoxycholic Acid)

【作用与用途】　利胆药,用于胆汁淤积性肝病以及胆汁反流性胃炎的治疗。

【用法用量】

胆汁淤积性肝病:一日10mg/kg,早、晚或早、中、晚进餐时分次给予。

胆汁反流性胃炎:一日250mg,晚上睡前吞服。必须定期服用，一般服用 10～14 天，遵从医嘱决定是否继续服药。

【注意事项】

1. 下列情况禁用本药。严重肝功能减退；急性胆囊炎和胆管炎；胆道阻塞；胆囊不能在 X 线下被看到、胆石症钙化、胆囊不能正常收缩或经常性的胆绞痛等。

2. 妊娠前 3 个月内不宜服用；哺乳期建议不要服用。

3. 治疗前 3 个月必须每 4 周检查 1 次肝功能如 AST、ALT 和 γ-GT 等，以后每 3 个月检查 1 次。

4. 不应与考来烯胺、考来替泊、氢氧化铝和(或)氢氧化铝-三硅酸镁等药同时服用。如果必须合用，服药时间应至少间隔 2 小时。

5. 熊去氧胆酸可以增加环孢素在肠道的吸收，服用环孢素的患者应做环孢素血清浓度的监测，必要时要调整服用环孢素的剂量。

6. 长期使用可增加外周血小板的数量。

【不良反应】　本药一般不引起腹泻，其他偶见的不良反应有便秘、过敏、头痛、头晕、胰腺炎和心动过速等。

【观察要点】

1. 用药期间，注意观察有无腹泻、头痛、头晕、心动过速等不良反应。

2. 长期使用可增加外周血小板数量，临床上注意观察。

3. 长期使用应定期监测肝脏酶学指标及进行 B 超检查。

【应急处理】　用药过量最严重的表现为腹泻，可用不少于 1L 的考来烯胺或活性炭洗胃，再口服氢氧化铝混悬液 50ml。

第四节　妊娠剧吐安全用药

一、疾病概况、临床特点及治疗原则

(一) 疾病概况

部分孕妇早孕反应严重，频繁恶心、呕吐，不能进食，以致发生体液失衡及新陈代谢障碍，甚至危及孕妇生命，称妊娠剧吐。其发

病率在0.35%～0.47%，多见于年轻初产妇。目前认为，妊娠剧吐是一种多因素疾病，可能与内分泌因素及精神神经因素有关，与体内hCG的含量成正比。另有研究发现，妊娠剧吐还可能与甲状腺激素、促肾上腺皮质激素和肾上腺皮质激素有关。

（二）临床特点

妊娠剧吐多见于年轻初产妇，一般于停经40天左右出现早孕反应，反应逐渐加重至出现频繁呕吐、不能进食，呕吐物中有胆汁或咖啡样物质。严重呕吐可引起失水和电解质紊乱，动用体内脂肪，导致中间产物丙酮聚积，引起代谢性酸中毒。患者出现体重明显减轻、面色苍白、皮肤干燥、脉搏细数、尿量减少，严重时出现血压下降；由于血浆蛋白及纤维蛋白原减少，孕妇出血倾向增加，可发生骨膜下出血，甚至视网膜出血；病情继续发展，可出现嗜睡、意识模糊、谵妄甚至昏迷。辅助检查见：尿量少、尿比重升高、尿酮体阳性；血红细胞计数及血细胞比容、血红蛋白含量均上升；血钾、钠、氯和二氧化碳结合力下降；血尿素氮、尿酸、肌酐、谷氨酸转氨酶、胆红素和血酮体升高，必要时测pH；眼底检查偶可见视神经炎和视网膜出血。

（三）治疗原则

1. 妊娠剧吐、孕妇尿中酮体阳性者，应住院治疗。

2. 镇静、休息。精神紧张者给予镇静剂，补充营养，纠正水、电解质紊乱及酸碱失衡。

3. 心理安慰与精神支持，以减轻、解除孕妇的思想顾虑。

4. 下列情况应考虑终止妊娠。持续黄疸、蛋白尿；体温升高，持续38℃以上；心率超过120次/分；多发性神经炎；伴发Wernicke脑病等，危及孕妇生命时。

二、常用药物

复方氨基酸

（Compound Amino Acid）

详见第四章第三节胎儿生长受限安全用药。

维生素 C
(Vitamin C)

详见第四章第二节前置胎盘安全用药。

氯 化 钾
(Potassium Chloride)

【作用与用途】 电解质补充药，用于预防和治疗各种原因引起的低钾血症，如进食不足、呕吐、严重或慢性腹泻、应用排钾性利尿药、长期应用糖皮质激素或补充高渗葡萄糖等。

【用法用量】 静脉制剂，用于严重低钾血症或不能口服者。一般用法为10%氯化钾注射液10～15ml加入5%葡萄糖注射液500ml中滴注，忌直接静脉滴注或推注。补钾剂量、浓度和速度根据临床病情和血钾浓度及心电图缺钾图形改善而定。要求：钾浓度不超过3.4g/L(45mmol/L)，补钾速度不超过0.75g/h(10mmol/h)，每日补钾量为3～4.5g(40～60mmol)。

【注意事项】

1. 高钾血症、急性或慢性肾功能不全者禁用。

2. 用药期间随访检查血钾；心电图；血镁、钠、钙；酸碱平衡；肾功能和尿量。

3. 静脉制剂不可单独静滴或静注。普通片剂和糖衣片对胃肠道有强烈的刺激作用，最好溶解成溶液后服用。缓释型钾盐能抑制肠道对维生素 B_{12} 的吸收。

4. 胃肠道梗阻、慢性胃炎、溃疡病、食管狭窄、肠张力缺乏、溃疡性肠炎者不宜口服补钾，因为此时钾对胃肠道的刺激增加，可加重病情。

5. 下列情况慎用。代谢性酸中毒伴有少尿时；急性脱水；慢性或严重腹泻；肌肉创伤、严重感染、大手术后24小时和严重溶血；肾上腺性异常综合征伴盐皮质激素分泌不足。

6. 肾上腺糖皮质激素类药尤其是具有较明显盐皮质激素作用者、肾上腺盐皮质激素和促肾上腺皮质激素与本药合用时降低钾盐疗效。

7. 非甾体类抗炎镇痛药、抗胆碱药物加重口服钾盐的胃肠道反应。肝素可使胃肠道出血机会增多。

8. 与肝素、血管紧张素转换酶抑制剂、环孢素 A、库存血、含钾药物和保钾利尿药合用时，发生高钾血症的机会增多，尤其是有肾损害者。

【不良反应】

1. 静脉滴注浓度较高、速度较快或静脉较细时，易刺激静脉内膜引起疼痛。

2. 滴注速度较快或原有肾功能损害时，应注意发生高钾血症。一旦出现高钾血症，应紧急处理。

3. 口服补钾可有胃肠道刺激症状，如恶心、呕吐、咽部不适、胸痛、腹痛、腹泻，甚至消化性溃疡及出血。在空腹、剂量较大及原有胃肠道疾病者更易发生。

【观察要点】

1. 口服氯化钾，注意观察用药后有无上腹部不适、恶心、呕吐、腹痛、胃或十二指肠穿孔等不良反应。

2. 静脉补钾，注意观察注射部位有无红肿、疼痛、渗出等，避免静脉炎的发生。

3. 静脉滴注时速度需缓慢，一般要求滴速每小时不超过 1g。常用葡萄糖注射液或葡萄糖氯化钠注射液稀释成 0.2% ~ 0.4% 浓度静脉滴注，滴注过程中加强巡视，注意调节滴速，观察有无高钾血症的发生。

4. 用药期间注意监测血电解质、肾功能、尿量、心电图以及酸碱平衡指标。

【应急处理】 出现高钾血症，立即给予紧急处理，包括如下措施：

1. 停止补钾，避免进食含钾饮食、药物以及保钾利尿药；给予吸氧、心电监护。

2. 静滴高浓度葡萄糖和胰岛素。

3. 纠正酸碱平衡。

4. 应用钙剂对抗钾离子的心脏毒性；应用袢利尿剂；必要时同时补充生理盐水。

5. 监测生命体征变化,必要时行心肺复苏。

6. 必要时行血液透析或腹膜透析。

【案例分析】　孕妇,25 岁,停经 40 天出现早孕反应,频繁呕吐,不能进食,呕吐物中有胆汁及咖啡样物质,面色苍白,体重明显减轻,以妊娠剧吐收入院,给予补充营养、纠正水电解质紊乱与酸碱失衡等治疗。护士遵医嘱给予"10% 氯化钾 15ml + 5% 葡萄糖 500ml,静滴",滴速 85 滴/分;当液体滴入约 50ml 时,孕妇出现憋气、胸闷不适、呼吸困难,立即停药,报告医生;给予氧气吸入,10% 葡萄糖酸钙 20ml 静脉推注,10 分钟后孕妇症状逐渐好转。

分析点评:本案例中孕妇因氯化钾静滴速度过快引起高钾血症,出现胸闷、憋气现象,原因是护士未根据药物性质调节输液速度,滴速过快,使得大量钾离子在短时间内进入孕妇体内,造成血钾过高。

提示:大量钾离子短时间进入体内,会对机体造成心搏骤停等严重不良后果,故静脉补钾只能缓慢滴注,严禁静脉注射。护士应掌握静脉补钾原则,钾溶液浓度不应超过 3.4g/L,补钾速度不应超过 0.75g/h,一日补钾量为 3 ~ 4.5g(40 ~ 60mmol),严格控制输液速度和入量,以免造成不良后果。

维生素 B_6

(Vitamin B_6)

【作用与用途】　维生素类药,用于维生素 B_6 缺乏的预防和治疗,包括妊娠期、哺乳期、营养不良、妊娠呕吐、发热、进行性体重下降时维生素 B_6 的补充。

【用法用量】　皮下、肌内或静脉注射:一次 50 ~ 100mg,一日 1 次。

口服给药:对维生素 B_6 缺乏症,一日 10 ~ 20mg,共 3 周,以后一日 2 ~ 3mg,持续数周。

【注意事项】

1. 孕妇接受大量维生素 B_6,可致新生儿维生素 B_6 依赖综合征。

2. 服用雌激素时应增加维生素 B_6 用量。

3. 氯霉素，环丝氨酸，乙硫异烟胺，盐酸肼屈嗪，免疫抑制剂包括肾上腺皮质激素、环磷酰胺、环孢素、异烟肼、青霉胺等药物可拮抗维生素 B_6 或增加维生素 B_6 经肾排泄，可引起贫血或周围神经炎。

【不良反应】 维生素 B_6 在肾功能正常时几乎不产生毒性。罕见过敏反应。若每天应用 200mg，持续 30 天以上，可致维生素 B_6 依赖综合征。一日应用 2～6g，持续几个月，可引起严重神经感觉异常、进行性步态不稳至足麻木、手不灵活，停药后可缓解，但仍软弱无力。

【观察要点】

1. 注意观察用药后有无过敏反应如皮疹、荨麻疹、皮肤瘙痒等。

2. 注意监测孕妇每日用量，孕妇接受大量维生素 B_6，可致新生儿维生素 B_6 依赖综合征。

【应急处理】 出现维生素 B_6 依赖综合征，应立即停药，可缓解部分临床症状。误服大量时，可给予催吐、洗胃、导泻、补液处理促进排出体外。必要时对症处理。

第五节　妊娠合并贫血安全用药

一、疾病概况、临床特点及治疗原则

（一）疾病概况

贫血是妊娠期最常见的并发症，属高危妊娠范畴，在妊娠各期对母儿均可造成一定危害，在贫血严重的国家和地区，是孕产妇死亡的重要原因之一。WHO 资料表明，50% 以上的孕妇合并贫血，以缺铁性贫血最为常见。由于妊娠期血液系统的生理变化，妊娠期贫血的诊断标准不同于非妊娠妇女，常以血红蛋白浓度作为诊断标准。一般血红蛋白 $<100g/L$、红细胞计数 $<3.5\times10^{12}/L$ 或血细胞比容 <0.30，可诊断妊娠期贫血。

（二）临床特点

轻度贫血者多无明显症状，严重贫血者可表现为头晕、乏力、耳鸣、心悸、气短、面色苍白、倦怠、食欲减退、腹胀、腹泻，皮肤黏膜苍白、毛发干燥无光泽、指（趾）甲扁干、脆薄易裂或反甲（指甲呈勺状）以及口腔炎、舌炎等，甚至出现贫血性心脏病、妊娠期高血压疾病性心肌病、胎儿生长受限、胎儿窘迫、早产、死胎、死产等疾病的临床症状。部分孕妇可出现脾脏轻度肿大，血象呈小细胞低色素性贫血，贫血降低孕产妇的抵抗力，更易并发感染。

（三）治疗原则

解除病因，治疗并发症，补充铁剂。当血红蛋白＜60g/L、接近预产期或短期内需行剖宫产术者，宜少量多次输血，以浓缩红细胞为最好，以避免因加重心脏负担诱发急性左心衰竭。此外，积极预防产后出血和产褥感染。

二、常用药物

维生素C
（Vitamin C）

详见第四章第二节前置胎盘安全用药。

硫 酸 亚 铁
（Ferrous Sulfate）

【作用与用途】　抗贫血药，用于各种原因如慢性失血、营养不良、妊娠等引起的缺铁性贫血。

【用法用量】、【注意事项】、【不良反应】、【观察要点】、【应急处理】　见第四章第二节前置胎盘安全用药。

多糖铁胶囊
（Polyferose Capsules）

【作用与用途】　铁元素补充剂，用于单纯性缺铁性贫血。

【用法用量】　口服给药，成人一日1次，一次1～2粒。

【注意事项】

1. 孕妇及哺乳期妇女是主要服用人群，治疗剂量的铁对胎儿和哺乳无不良影响。

2. 不得长期使用，在医师确诊为缺铁性贫血后使用，治疗期间定期检查血象和血清铁水平。

3. 宜在饭后或饭时服用，以减轻胃部刺激。不应与茶、咖啡同时服用，否则影响铁的吸收。

4. 服用本药可能产生黑便，是由于铁未完全吸收所致，不影响用药。

5. 肝肾功能严重损害，尤其是伴有未经治疗的尿路感染者；铁负荷过高、血色病或含铁血黄素沉着症患者；非缺铁性贫血（如地中海贫血）患者禁用。

6. 乙醇中毒、肝炎、急性感染、肠道炎症、胰腺炎、胃与十二指肠溃疡、溃疡性肠炎以及过敏体质者慎用。

7. 与维生素C同服，有利于吸收。与磷酸盐类、四环素类及鞣酸等同服，可妨碍铁的吸收。

8. 可减少左旋多巴、卡比多巴、甲基多巴及喹诺酮类药物的吸收。

【不良反应】　极少出现胃刺激或便秘。

【观察要点】

1. 用药期间，定期检查血象和血清铁水平，以观察用药效果。

2. 观察是否有胃部刺激症状。

3. 嘱患者用药期间可能出现黑便，为正常现象，不影响用药。

【应急处理】　应在饭后或饭时服用，以减轻胃部刺激。

叶　酸

(Folic Acid)

【作用与用途】　维生素类药，用于各种原因引起的叶酸缺乏及叶酸缺乏所致的巨幼红细胞贫血，以及妊娠期、哺乳期妇女预防给药。

【用法用量】

口服给药：常用量一次 5～10mg，一日 15～30mg，直至血象恢复正常；妊娠期、哺乳期妇女预防用药，一次 0.4mg，一日 1 次。

肌内注射：用注射用水 1～2ml 溶解后（浓度为≤15mg/ml）肌内注射，一日 5～10mg，或遵医嘱。通常用药 3～4 周可纠正贫血。

【注意事项】

1. 维生素 B_{12} 缺乏引起的巨幼细胞贫血、恶性贫血及疑有维生素 B_{12} 缺乏的患者，不单独用叶酸，因为纠正贫血的同时会加重维生素 B_{12} 缺乏所致的神经系统症状。

2. 静脉注射较易致不良反应，不宜采用；肌内注射时，不宜与维生素 B_1、维生素 B_2、维生素 C 同管注射。

3. 大剂量使用叶酸后，可以影响微量元素锌的吸收。

4. 营养性巨幼红细胞性贫血常合并缺铁，应同时补充铁，并补充蛋白质及其他 B 族维生素。

5. 除患肠道吸收不良的患者，一般不用维持治疗。

6. 大剂量叶酸能拮抗苯巴比妥、苯妥英钠和扑米酮的抗癫痫作用，可使癫痫发作的临界值明显降低，并使敏感患者的发作次数增多。

7. 甲氨蝶呤、乙胺嘧啶可终止叶酸的治疗作用；反之，大剂量叶酸也会影响甲氨蝶呤疗效。

【不良反应】　不良反应较少，罕见过敏反应。长期用药可以出现畏食、恶心、腹胀等胃肠症状。大剂量给药时，可使尿液呈黄色。

【观察要点】

1. 个别患者长期大剂量服用叶酸可出现畏食、腹胀等胃肠道症状，应注意观察。

2. 大剂量服用叶酸时，可出现黄色尿液，服药后注意观察。

3. 用药期间，注意观察患者有无恶心、呕吐等症状。

【应急处理】

1. 口服叶酸出现剧烈恶心、呕吐、吸收不良等，可选用叶酸注射液、复方叶酸注射液行肌内注射。

2. 过量中毒，立即停药，给予催吐、洗胃、导泻、补液等处理促进排出体外，并对症处理。

维生素 B_{12}

(Vitamin B_{12})

【作用与用途】 抗贫血药,用于内因子缺乏所致的巨幼细胞性贫血,以及亚急性联合变性神经系统病变如神经炎的辅助治疗。

【用法用量】

肌内注射:一日 0.025 ~ 0.1mg 或隔日 0.05 ~ 0.2mg。用于神经炎时,用量可酌增,也可用于穴位封闭。

口服:一日 25 ~ 100μg 或隔日 50 ~ 200μg,分次服用或遵医嘱。

【注意事项】

1. 本药可致过敏反应,甚至过敏性休克。

2. 治疗巨幼细胞性贫血,在起始 48 小时,宜查血钾,以便及时发现可能出现的严重低血钾。

3. 维生素 B_{12} 缺乏可同时伴有叶酸缺乏,如以维生素 B_{12} 治疗,血象虽能改善,但可掩盖叶酸缺乏的临床表现;对该类患者宜同时补充叶酸,才能取得较好疗效。

4. 氨基水杨酸、氯霉素可减弱维生素 B_{12} 的作用。

【不良反应】 肌注偶可引起皮疹、瘙痒、腹泻及过敏性哮喘,极个别有过敏性休克的发生。口服用药后可引起低血钾及高尿酸血症。

【观察要点】

1. 肌内注射维生素 B_{12} 偶可引起皮疹、皮肤瘙痒、腹泻及过敏性哮喘等,用药后注意观察。

2. 治疗巨细胞性贫血时,在口服后 48 小时内应检查血钾,以防低钾血症。

3. 用药期间注意监测血清钾浓度,有条件时监测血中维生素 B_{12} 浓度。

【应急处理】

1. 出现过敏反应,立即停药;出现休克症状,给予抗休克治疗。

2. 对症处理。

右旋糖酐铁

(Iron Dextran)

【作用与用途】　抗贫血药，用于慢性失血、营养不良、妊娠等引起的缺铁性贫血。

【用法用量】

深部肌内注射：一次 50～100mg(Fe)，1～3 日 1 次。

口服给药：一次 50～100mg(Fe)，一日 1～3 次，饭后服。

静脉注射或静脉滴注：一日 100～200mg(Fe)，根据补铁总量确定，一周 2～3 次。用 0.9% 氯化钠溶液或 5% 葡萄糖溶液 10～20ml 稀释后静脉注射，或 100ml 稀释后静脉滴注。

【注意事项】

1. 本药注射剂适用于不能耐受口服铁剂的缺铁性贫血，或需迅速纠正缺铁患者。

2. 注射给药后血红蛋白未见逐步升高者，应立即停药。

3. 其余同多糖铁胶囊。

4. 应经常更换注射部位，并深部肌内注射，避免局部不良反应发生。

【不良反应】　注射后可产生局部疼痛及色素沉着。口服后可见胃肠道不良反应，如恶心、呕吐、上腹疼痛、便秘；可减少肠蠕动，引起便秘，并排黑便。

【观察要点】

1. 首次使用本药，滴注速度宜慢，滴注过程中应严密观察，注射用药时注意观察有无急性过敏反应发生，主要表现为呼吸困难、潮红、胸痛和低血压。

2. 口服用药者，用药后注意观察有无恶心、呕吐、上腹部不适、腹泻、便秘等不良反应。严重反应者表现为气促、胸前压迫感、心动过速、大量出汗、过敏反应等。

3. 注意观察注射部位有无皮下结节、色素沉着等局部不良反应。

【应急处理】

1. 出现急性过敏反应，立即停药，应用抗过敏药物；出现过敏性休克时,立即给予盐酸肾上腺素0.5~1ml皮下注射,保持呼吸道通畅,维持呼吸循环功能,注意保暖。

2. 氧气吸入,密切观察生命体征变化,做好护理记录。

【案例分析】 孕妇,30岁,妊娠20周,既往体健,近2周以来出现乏力、心悸、头晕、皮肤干燥,实验室检查:血红蛋白65g/L,红细胞(2.0~3.0)$\times 10^{12}$/L,白细胞及血小板计数均在正常范围,门诊以缺铁性贫血收入院。孕妇口服铁剂有严重的胃肠道反应,改用右旋糖酐铁50mg肌内注射,一日1次。一位年轻护士值班,使用普通7号针头注射且进针过浅,注射后局部皮肤出现铁青色色素沉着,并有硬结、疼痛。

分析点评:护士未完全按照说明书给药方法进行操作,导致患者出现注射部位色素沉着、局部疼痛等不良反应。

提示:右旋糖酐铁注射液应做深部肌内注射,建议使用注射器吸药排好空气后更换注射用针头,以避免针头外的药液污染针道,注射时保持注射器直立,这样操作可减轻注射后产生的局部疼痛及色素沉着。

第六节 妊娠合并心脏病安全用药

一、疾病概况、临床特点及治疗原则

(一)疾病概况

心脏病是妊娠期严重的并发症,包括先天性心脏病、妊娠期高血压疾病性心脏病、围生期心脏病、病毒性心肌炎、各种心律失常等,是孕产妇死亡的重要原因之一,在我国孕产妇死亡原因中高居第2位。妊娠32~34周、分娩期及产后3日内是心力衰竭发生最危险的时期。

妊娠晚期子宫增大、膈肌升高,使心脏向上向左前移位,心尖冲动向左移位2.0~3.0cm,导致心脏大血管轻度扭曲,加之心率增快、心排血量增加,心脏负荷进一步加重,易使心脏病孕妇发生心力衰竭,危及生命。分娩期是孕妇血流动力学变化最显著的阶

段,加之机体能量、氧耗增加,是心脏负担最重的时期;产褥期尤其是产后3日内,子宫收缩和缩复使大量血液进入体循环,循环血量仍有一定程度的增加,仍需预防心衰的发生。

(二)临床特点

心脏代偿功能不同,决定了患者临床表现不同,心功能分为Ⅰ、Ⅱ、Ⅲ、Ⅳ级。早期心力衰竭的临床表现有轻微活动包括胸闷、心悸、气短,休息时每分钟心率超过110次、呼吸超过20次/分,夜间常因胸闷而需坐起、需到窗口呼吸新鲜空气,肺底少量持续性湿啰音、咳嗽后不消失,舒张期杂音、Ⅲ级以上收缩期杂音。左心衰竭时,呼吸困难是最严重的形势,常见咳嗽、咳痰、咯血、疲倦、乏力、头晕、少尿、肾功能症状如血尿素氮、肌酐升高、肾功能不全等,患者侧卧时下垂的一侧肺部湿啰音较多;右心衰时,常表现出腹胀、恶心、呕吐、食欲减退、劳力性呼吸困难、水肿、肝大、颈静脉反流征阳性,心脏可因右心室显著扩大而出现三尖瓣关闭不全的反流性杂音。辅助检查:胸部X线摄片显示心界扩大,心电图示心肌劳损、心律失常。

(三)治疗原则

对患心脏病的孕妇应由内科、产科协同检查处理,确定是否继续妊娠。心功能Ⅲ级以上、有心衰史、近期风湿活动期,宜早期终止妊娠;继续妊娠者,妊娠晚期需住院待产,视心脏情况决定分娩方式。加强产前检查,防止心力衰竭,正确处理好各产程,缩短第二产程,必要时助产;产前、产后防治心衰和抗感染。

二、常用药物

地　高　辛
(Digoxin)

【作用与用途】　洋地黄类强心苷,用于急、慢性心功能不全,控制伴有快速心室率的心房颤动、心房扑动的心室率,以及室上性心动过速。

【用法用量】

静脉注射:0.25~0.5mg,用5%葡萄糖注射液稀释后缓慢注射,以后可用0.25mg,每隔4~6小时按需注射,但一日总量不超过1mg;不能口服者需静脉注射,维持量0.125~0.5mg,一日1次。

口服给药:常用0.125~0.5mg,一日1次,7天可达稳态血药浓度;若达快速负荷量,可每6~8小时给药0.25mg,总剂量一日0.75~1.25mg;维持量,一日1次0.125~0.5mg。

【注意事项】

1. 下列情况禁用。任何洋地黄类制剂中毒;室性心动过速、心室颤动;梗阻性肥厚型心肌病(若伴收缩功能不全或心房颤动仍可考虑);预激综合征伴心房颤动或扑动。

2. 下列情况慎用。低钾血症;不完全性房室传导阻滞;高钙血症;甲状腺功能低下;缺血性心脏病;心肌梗死;心肌炎;肾功能损害。

3. 剂量应个体化,禁与钙注射剂合用,不宜与酸、碱类配伍。

4. 应用时注意监测地高辛血药浓度,注意随访检查血压;心率及心律;心电图;心功能;电解质尤其钾、钙、镁;肾功能。

5. 用药过量时,由于蓄积性小,一般于停药后1~2天中毒表现可以消退。

6. 本药可通过胎盘,妊娠后期母体用量可能增加,分娩后6周须减量;可排入乳汁,哺乳期妇女应用须权衡利弊。

7. 对肺源性心脏病、心肌严重缺血、活动性心肌炎及心外因素如严重贫血、甲状腺功能低下及维生素 B_1 缺乏症的心功能不全疗效差。

8. 洋地黄化时静脉用硫酸镁应谨慎,尤其是也静注钙盐时,可发生心脏传导阻滞。

9. 严重或完全性房室传导阻滞且血钾正常的患者应用洋地黄时不应同时应用钾盐;但与噻嗪类利尿剂同用时,常须给予钾盐,以防止低钾血症。

10. 与奎尼丁合用时应酌减地高辛用量1/2~1/3。

11. 血管紧张素转换酶抑制剂及其受体拮抗剂可使本药血药

浓度增高。维拉帕米、地尔硫䓬、胺碘酮、依酚氯胺可降低肾及全身对地高辛的清除率而提高其血药浓度，引起严重心动过缓。

12. 螺内酯可延长本药半衰期，需调整剂量或给药间期，随访监测本药的血药浓度。

13. 与抗心律失常药、钙盐注射剂、可卡因、泮库溴铵、萝芙木碱、琥珀胆碱或拟肾上腺素类药同用时，可因作用相加而导致心律失常。

14. β-受体阻断剂与本药同用，有导致房室传导阻滞发生严重心动过缓的可能，应重视。

15. 吲哚美辛可减少本药的肾清除，使半衰期延长，有中毒危险，需监测血药浓度及心电图。

16. 与两性霉素 B、皮质激素或失钾利尿剂如布美他尼、依他尼酸等同用时，可引起低血钾而致洋地黄中毒。

17. 与制酸药（尤其三硅酸镁）或止泻吸附药如白陶土、果胶、考来烯胺和其他阴离子交换树脂、柳氮磺吡啶或新霉素、对氨基水杨酸同用时，可抑制洋地黄强心苷吸收而导致强心苷作用减弱。

18. 红霉素可增加本药在胃肠道的吸收。

19. 甲氧氯普胺可减少地高辛的生物利用度，丙胺太林可提高其生物利用度。

【不良反应】

1. 常见促心律失常作用、胃纳不佳或恶心、呕吐、下腹痛、异常无力、软弱。

2. 少见视力模糊或“色视”，如黄视、绿视；腹泻、中枢神经系统反应如精神抑郁或错乱。

3. 罕见嗜睡、头痛及皮疹、荨麻疹（过敏反应）。

4. 在洋地黄的中毒表现中，心律失常最重要，最常见室性期前收缩（约 33%），其次为房室传导阻滞、阵发性或加速性交界性心动过速、阵发性房性心动过速伴房室传导阻滞、室性心动过速、窦性停搏、心室颤动等。

【观察要点】

1. 用药过程中注意观察有无不良反应发生，如心律失常、恶心、呕吐、下腹痛、腹泻、异常无力、软弱、视力模糊、黄视、绿视、精神抑郁或错乱、嗜睡、头痛及皮疹、荨麻疹等。

2. 监测患者血压、心率、心律、心电图、心功能、肾功能；电解质尤其是钾、钙、镁的改变。

3. 定期检查地高辛血药浓度，防止中毒。

【应急处理】

1. 出现中毒反应，立即停药。

2. 氯化钾静脉滴注有助于消除异位心律，但应注意滴注速度。

3. 利多卡因 50～100mg 加入葡萄糖注射液中静脉滴注，可消除室性心律失常，必要时可重复。

4. 对缓慢性心律失常者，可给予阿托品 0.5～2mg 皮下或静脉注射。

5. 心动过缓或完全房室传导阻滞有发生阿-斯综合征可能时，可植入临时起搏器，应用异丙肾上腺素提高缓慢的心率。

6. 苯妥英钠能与强心苷竞争性争夺 Na^+-K^+-ATP 酶，因而有解毒效应。

【案例分析】 某产妇，24 岁，患风湿性心脏病，心功能Ⅲ级，肾功能不全。口服地高辛一次 0.25mg，一日 1 次，7 天后一次 0.125mg，一日 1 次；住院用药过程中出现恶心，护士未注意，后来出现严重的呕吐、腹泻、复视等症状及心律失常，临床上确诊为洋地黄中毒。

分析点评：临床上应用地高辛使心肌收缩性增强，从而产生强心作用。但因个体差异，在应用地高辛时容易发生中毒导致心律失常。

提示：地高辛属洋地黄的中效抗心力衰竭药，长期以来，作为一种治疗慢性中、重度充血性心力衰竭的药物而广泛应用于临床。但其治疗量与中毒量之间安全范围较小，因此，中毒的发生率较高。特别是肾功能不全患者的发生率更高，护士在用药过程中应严密观察患者反应，发现问题及时报告医生，并配合医生救治。

去乙酰毛花苷

(Deslanoside,西地兰)

【作用与用途】　洋地黄类强心苷,用于心力衰竭,因其作用较快,尤其适用于急性心功能不全或慢性心功能不全急性加重的患者;亦可用于控制伴快速心室率的心房颤动、心房扑动患者的心室率。

【用法用量】　静脉注射,用5%葡萄糖注射液稀释后缓慢注射,首剂0.4～0.6mg,以后每2～4小时可给予0.2～0.4mg,总量1～1.6mg。

【注意事项】　同地高辛。

【不良反应】　同地高辛。

【观察要点】

1. 用药后注意观察心脏反应。如中毒最早出现的是室性期前收缩、房室传导阻滞、窦性心动过缓,如心率降至60次/分以下,可作为停药指征之一。

2. 注意观察胃肠道反应如畏食、恶心、呕吐等,剧烈呕吐时注意补钾。

3. 注意观察有无中枢神经系统反应及视觉异常,黄视、绿视是中毒先兆,也可作为停药指征。

【应急处理】　同地高辛。

呋　塞　米

(Furosemide,速尿)

【作用与用途】　强效利尿剂,用于高血压、水肿性疾病及各种原因所致的急、慢性肾衰的预防与治疗,包括充血性心力衰竭、肝硬化、肾脏疾病、失水、休克、中毒、麻醉意外、循环功能不全等;可与其他药物合用治疗急性肺水肿、脑水肿等。

【用法用量】、【注意事项】、【不良反应】、【观察要点】、【应急处理】　见第四章第一节胎盘早剥安全用药。

第七节　妊娠合并急性病毒性肝炎安全用药

一、疾病概况、临床特点及治疗原则

（一）疾病概况

病毒性肝炎是妊娠妇女肝病和黄疸最常见的原因，重型肝炎是我国孕产妇死亡的主要原因之一。目前明确的肝炎病毒有甲、乙、丙、丁、戊型5种，其中甲、戊型肝炎经粪-口途径传播，乙、丙、丁型肝炎通过血液传播，临床以乙型肝炎最为常见。妊娠期的某些生理变化可使肝脏疾病病情复杂化，发展为重症肝炎的几率较非孕期明显提高。妊娠早期患病毒性肝炎，胎儿畸形的发生率明显升高，流产、死胎、死产和新生儿死亡的发生率亦明显增加。妊娠期急性脂肪肝是妊娠期特发疾病，为肝细胞畸形脂肪变性引起肝功能障碍，临床表现与重症肝炎类似，死亡率较高。

（二）临床特点

孕妇出现不能用妊娠反应或其他原因解释的消化道症状，如食欲减退、恶心、厌油、肝区疼痛、频繁呕吐及肝臭味等，应考虑到病毒性肝炎的可能。同时，还可能出现皮肤、巩膜黄染，肝大、触痛、肝区叩击痛，腹胀、腹水、体温升高等体征以及肝功能、血清病原学及凝血功能异常。

（三）治疗原则

注意休息，加强营养，积极保肝治疗。

二、常用药物

门冬氨酸钾镁

(Potassium Magnesium Aspartate)

【作用与用途】　电解质补充药，用于低钾血症、低钾及洋地黄中毒引起的心律失常、病毒性肝炎、肝硬化和肝性脑病的治疗。

【用法用量】　一次10～20ml，加入5%或10%葡萄糖注射液500ml中缓慢静脉滴注，一日1次。

【注意事项】

1. 未经稀释不得注射，滴注速度应缓慢。
2. 用于防治低钾血症时，应同时注意血镁浓度。
3. 高血钾、高血镁、肾功能不全及房室传导阻滞者慎用。
4. 不宜与保钾利尿药合用。

【不良反应】　滴注太快可能出现恶心、呕吐、血管疼痛、面色潮红、血压下降等症状，极少数可出现心率减慢，减慢滴速或停药后可恢复。

【观察要点】

1. 滴注速度宜缓慢，过快可引起恶心、呕吐、面色潮红，血压下降等。
2. 用于防治低钾血症时，需同时观察血镁浓度变化。
3. 大剂量应用注意观察有无腹泻发生。

【应急处理】　过量使用可引起高钾血症和高镁血症，应立即停药，给予对症治疗，如静脉注射氯化钙，严重时采用透析治疗。

冻干人凝血酶原复合物

(Human Prothrombin Complex)

【作用与用途】　抗凝血药，用于先天性和获得性凝血因子Ⅱ、Ⅶ、Ⅸ、Ⅹ缺乏症的治疗，如肝病导致的凝血机制紊乱、抗凝剂过量、维生素K缺乏症或各种原因所致的凝血酶原时间延长而拟作外科手术者。

【用法用量】

用法：静脉输注。用前先将本药和灭菌注射用水或5%葡萄糖注射液预温至20～25℃，按瓶签标示量注入预温的灭菌注射用水或5%葡萄糖注射液，轻轻转动直至完全溶解（注意勿使产生很多泡沫）。可用0.9%氯化钠注射液或5%葡萄糖注射液稀释成50～100ml，然后用带有滤网装置的输血器进行静脉滴注，滴注速度开始要缓慢，15分钟后稍加快，一般每瓶200血浆当量单位（PE）在30～60分钟左右滴完。滴注时，医师要随时注意使用情况，若发现弥散性血管内凝血或血栓的临床症状和体征，要立即终止使用，并用肝素拮抗。

用量：随因子缺乏程度而异，一般每公斤体重输注10～20血浆当量单位，以后凝血因子Ⅶ缺乏者每隔6～8小时，凝血因子Ⅸ缺乏者每隔24小时，凝血因子Ⅱ和凝血因子Ⅹ缺乏者每隔24～48小时，可减少或酌情减少剂量输用，一般历时2～3天。在出血量较大或大手术时可根据病情适当增加剂量。凝血酶原时间延长患者如拟作脾切除者要先于手术前用药，术中和术后根据病情决定。

【注意事项】

1. 本药专供静脉输注，不得用于静脉外的注射途径。

2. 除肝病出血患者外，一般在用药前应确诊患者是缺乏凝血因子Ⅱ、Ⅶ、Ⅸ、Ⅹ方能对症下药。

3. 不可与其他药物合用。

【不良反应】 一般无不良反应，快速滴注时可引起发热、潮红、头疼等副作用，减缓或停止滴注，上述症状可消失。

【观察要点】

1. 快速滴注时，注意观察有无发热、头痛、潮红、寒战、荨麻疹等不良反应。

2. 用药期间监测凝血常规及血小板。

3. 用药期间密切观察患者有无血管内凝血或血栓的临床症状或体征。

【应急处理】 静脉滴注时，发现弥散性血管内凝血或血栓的临床症状和体征，要立即终止使用，同时用肝素拮抗。

精　氨　酸

(Arginine)

【作用与用途】　氨基酸类药，用于肝性脑病，适用于忌钠的患者。

【用法用量】

静脉滴注：一次15～20g，4小时内滴完，用5%葡萄糖注射液1000ml稀释。

口服给药：一次3～6片，一日3次。

【注意事项】

1. 用药期间应进行血气监测，注意患者的酸碱平衡。

2. 高氯性酸中毒、肾功能不全及无尿患者禁用。

3. 暴发性肝衰竭患者，因体内缺乏精氨酸酶不宜使用本药。

【不良反应】　可引起高氯性酸中毒，以及血中尿素、肌酸、肌酐浓度升高。静脉滴注速度过快会引起呕吐、流涎、皮肤潮红等。

【观察要点】

1. 用药期间宜进行血气监测，注意患者酸碱平衡。

2. 静脉滴注速度宜慢，过快可引起呕吐、流涎、皮肤潮红等不良反应，用药期间应注意观察。

【应急处理】　出现过敏反应，立即停药，可给予抗组胺药和肾上腺素。

左 旋 多 巴

(Levodopa)

【作用与用途】　拟多巴胺类抗帕金森病药，可用于治疗肝性脑病，但不能改善肝脏损害与肝功能。

【用法用量】

治疗肝性脑病：静脉滴注，一日300～400mg，加入5%葡萄糖溶液500ml中静滴，待完全清醒后减量至一日200mg，继续用药1～2日后停药；鼻饲，本药5g加入生理盐水100ml中鼻饲；灌肠，本药5g加入生理盐水100ml中灌肠。

【注意事项】

1. 严重精神疾患、严重心律失常、心力衰竭、青光眼、消化性溃疡和有惊厥史者禁用。孕妇及哺乳期妇女应禁用。

2. 高血压、心律失常、糖尿病、支气管哮喘、肺气肿、肝肾功能障碍、尿潴留患者慎用。

3. 用药期间需注意检查血常规、肝肾功能及心电图。

4. 与非选择性单胺氧化酶抑制剂合用可致急性肾上腺危象。

5. 与罂粟碱或维生素 B_6 合用,可降低本药药效。与乙酰螺旋霉素合用,可显著降低本药血药浓度,药效减弱。

6. 与利血平合用,可抑制本药作用,应避免合用。与抗精神病药物合用,因为两者互相拮抗,应避免合用。

7. 与甲基多巴合用,可增加本药的不良反应,并使甲基多巴的抗高血压作用增强。

8. 中毒症状。超剂量时可使上述不良反应明显加重,并可导致严重心律失常。处理:立即催吐、洗胃,采取增加排泄措施,并依病情进行相应对症治疗和支持疗法。

【不良反应】 常见的不良反应有:恶心,呕吐,直立性低血压,头、面部、舌、上肢和身体上部的异常不随意运动,精神抑郁,排尿困难。较少见的不良反应有:高血压、心律失常、溶血性贫血。

【观察要点】

1. 用药后注意观察外周不良反应,80% 患者出现恶心、呕吐、食欲减退、便秘、腹泻,与左旋多巴兴奋延髓催吐区有关;心血管系统可出现直立性低血压、晕厥。

2. 用药期间注意监测白细胞、血小板、血红蛋白、网织红细胞、肝肾功等变化。

3. 用药后注意观察有无心律失常、精神抑郁、情绪或精神改变、排尿困难。

【应急处理】 误服大量药物应立即催吐洗胃,采用增加排泄措施,并依病情进行相应对症治疗和支持疗法。必要时使用抗心律失常药。

肌　苷

(Inosine)

【作用与用途】　辅酶类药,具有改善机体代谢作用,用于各种原因所致的白细胞减少和血小板减少、心力衰竭、心绞痛、肝炎等辅助治疗。

【用法用量】

肌内注射:一次100~200mg,一日1~2次。

静脉注射或滴注:一次200~600mg,一日1~2次。静脉滴注时,用100ml 0.9%氯化钠注射液或5%葡萄糖注射液稀释。

口服给药:一次200~600mg,一日3次。

【注意事项】

1. 需要限钠患者应慎用。

2. 禁与下列注射液配伍。乳清酸、氯霉素、双嘧达莫、洛贝林、硫酸阿托品、氢溴酸东莨菪碱、盐酸氯丙嗪、盐酸异丙嗪、马来酸麦角新碱、盐酸普鲁卡因、硫喷妥钠、苯妥英钠、盐酸去甲肾上腺素、盐酸丁卡因、利血平、硝普钠、二氮嗪、呋塞米、依他尼酸钠、促皮质素、维生素B_{12}、盐酸苯海拉明、马来酸氯苯那敏、细胞色素C、盐酸万古霉素、盐酸四环素、二盐酸奎宁、盐酸阿糖胞苷、硫酸长春新碱以及所有菌苗和疫苗。

3. 盐酸多巴胺、酚磺乙胺和维生素C注射液应先稀释后再与本药混合。

【不良反应】　口服有胃肠道反应,静脉注射偶有恶心、颜面潮红,静脉滴注有引起心脏停搏和过敏性休克、死亡的报道。

【观察要点】

1. 用药后注意观察有无恶心、颜面潮红等不良反应。

2. 静脉滴注速度宜慢,并严密观察生命体征及有无过敏反应。

【应急处理】　出现胸闷、憋气、心慌等症状,立即停药,报告医生,给予相应处理,必要时做好抢救准备。

第八节 妊娠合并急性胆囊炎与胆石症安全用药

一、疾病概况、临床特点及治疗原则

（一）疾病概况

胆囊炎和胆石病可发生在妊娠期任何阶段，以妊娠晚期更为多见。临床上妊娠合并急性胆囊炎并不多见，是因为极少发生感染的缘故，但妊娠是胆囊结石的重要诱因。妊娠期在孕激素的作用下，胆囊及胆道平滑肌松弛，致使胆囊排空缓慢及胆汁淤积；此外，雌激素降低胆囊黏膜对钠的调节，使胆囊黏膜吸收水分能力下降，影响胆囊浓缩功能；加之胆汁中胆固醇成分增多，胆酸盐及磷脂分泌减少，有利于形成胆结石。

（二）临床特点

妊娠期合并急性胆囊炎时，孕妇常感右上腹部疼痛和恶心，疼痛多发生于饱餐后的晚上或清晨，由腹上区转移至右上腹部，腹痛剧烈、持续性加重，并向右肩部或右肩胛下角放射；有时可伴有呕吐、寒战、发热或出现轻度黄疸。孕妇常呈急性病容，烦躁不安，胆囊区明显压痛，伴肌紧张、反跳痛，有时可触到肿大的胆囊，Murphy征阳性，白细胞计数增高。

妊娠期合并胆石症时，若胆石在胆囊内可无特殊症状，偶有右腹上区闷胀感。若胆石从胆囊移至胆囊管或胆总管，可发生胆绞痛，多发生于饱餐或进高脂肪饮食后数小时内，孕妇常坐卧不安、弯腰、大汗淋漓、恶心、呕吐、面色苍白，疼痛常向右肩胛处或右肩部放射，多较短暂，但可反复发作，直到胆石退入胆囊或进入十二指肠后，疼痛可完全消失。

（三）治疗原则

禁食，卧床休息，解痉止痛，抗感染，必要时手术治疗。

二、常用药物

抗感染药物详见第三章感染性疾病。

阿 托 品

（Atropine）

【作用与用途】 M胆碱受体阻断剂，可解除平滑肌痉挛，用于缓解各种内脏绞痛，如胃肠绞痛、膀胱刺激症状，对胆绞痛、肾绞痛的疗效较差。

【用法用量】

皮下、肌内或静脉注射：常用量，一次0.3～0.5mg，一日0.5～3mg；极量，一次2mg。

【注意事项】

1. 青光眼、高热者禁用；对其他颠茄生物碱不耐受者，对本药也不耐受。

2. 孕妇静脉注射，可使胎儿心动过速。

3. 下列情况慎用本药。脑损害；心脏病，特别是心律失常、充血性心力衰竭、冠心病、二尖瓣狭窄等；反流性食管炎、食管与胃的运动减弱、食管下括约肌松弛；20岁以上患者存在潜隐性青光眼时；溃疡性结肠炎；哺乳期妇女。

4. 与甲氧氯普胺并用时，后者的促进肠胃运动作用可被阿托品拮抗。

5. 与单胺氧化酶抑制剂（包括呋喃唑酮、丙卡巴肼等）伍用时，可加强抗M胆碱作用的副作用。

6. 与尿碱化药包括含镁或钙的制酸药、碳酸酐酶抑制药、碳酸氢钠、枸橼酸盐等伍用时，阿托品排泄延迟，作用时间和（或）毒性增加。

7. 与金刚烷胺、吩噻嗪类药、其他抗胆碱药、扑米酮、普鲁卡因胺、三环类抗抑郁药伍用，阿托品的毒副反应可加剧。

8. 静脉一次极量2mg，口服一次极量1mg，超过上述用量，会引起中毒。最低致死量成人约80～130mg。用药过量表现为动作笨拙不稳、神志不清、抽搐、呼吸困难、心跳异常加快等。

【不良反应】 不同剂量所致的不良反应大致为：

1. 0.5mg，轻微心率减慢，略有口干及少汗。

2. 1mg，口干、心率加速、瞳孔轻度扩大。

3. 2mg，心悸、显著口干、瞳孔扩大，有时出现视物模糊。

4. 5mg，上述症状加重，并有语言不清、烦躁不安、皮肤干燥发热、小便困难、肠蠕动减少。

5. 10mg以上，上述症状更重，脉速而弱，中枢兴奋现象严重，呼吸加快加深，出现谵妄、幻觉、惊厥等；严重中毒时可由中枢兴奋转入抑制，产生昏迷和呼吸麻痹等。最低致死剂量成人约为80～130mg。发热、脉速、腹泻者慎用。

【观察要点】

1. 用药后注意观察患者有无口干、视力模糊、皮肤潮红等交感神经兴奋症状。

2. 注意观察患者心率及呼吸变化，如心率加快、呼吸速度及深度增加等。

3. 观察不同剂量所致的不良反应及中枢兴奋现象，如呼吸加深加快，出现谵妄、幻觉、惊厥等；严重中毒时由中枢兴奋转入抑制，产生昏迷和呼吸麻痹等。

4. 注意观察有无用药过量表现，如动作笨拙不稳、神志不清、抽搐、呼吸困难、心跳异常加快等。

【应急处理】 如出现口服中毒，可采取以下处理：

1. 刺激咽部、呕吐、洗胃、导泻等促进毒物排出。

2. 对症治疗。躁狂时选用镇静剂，如地西泮、水合氯醛；体温过高时，采用物理降温（冰袋及乙醇擦浴）；呼吸抑制时，可应用尼可刹米；过敏时，给予氢化可的松、地塞米松等。

3. 保持呼吸道通畅，必要时机械通气，防止休克。

4. 毒扁豆碱1～4mg缓慢静脉注射，可迅速对抗阿托品中毒症状，由于毒扁豆碱体内代谢迅速，患者可在1～2小时内再度昏迷，需反复给药。

第九节　妊娠合并糖尿病常用药物

一、疾病概况、临床特点及治疗原则

（一）疾病概况

妊娠合并糖尿病包括妊娠前已有糖尿病和妊娠后才发生或首次发现的糖尿病两种情况，后者即妊娠期糖尿病。糖尿病孕妇中80%以上为妊娠期糖尿病，多于产后糖代谢异常能恢复正常，有少数发展为显性糖尿病。妊娠合并糖尿病时，发生妊娠期高血压疾病、羊水过多、感染、巨大儿难产、产后出血、糖尿病酮症酸中毒的几率增加，发生流产、早产、巨大儿、胎儿生长受限、死胎、死产的几率也升高，且易引起新生儿呼吸窘迫综合征和新生儿低血糖。

（二）临床特点

妊娠合并糖尿病，轻者无明显症状，重者可出现典型的"三多一少"症状，即饮食多、饮水多、排尿多、体重减轻，也可出现体重骤增、明显肥胖；还可能出现皮肤瘙痒尤其外阴瘙痒症状，低血糖和高血糖症状如面色苍白、心悸、大汗、饥饿感明显、呼吸快且有烂苹果味、视物模糊等。重症患者可出现酮症酸中毒伴昏迷，孕妇体重增加达90kg以上，伴有羊水过多、巨大儿等。妊娠合并糖尿病时，血糖测定、糖筛查实验、葡萄糖耐量实验均见异常。

（三）治疗原则

控制血糖，胎儿监护，必要时终止妊娠。

二、常用药物

人胰岛素

(Recombinant Human Insulin)

【作用与用途】　胰岛素类降血糖药，用于1型或2型糖尿病。

【用法用量】 本药为白色悬浮液，于早晚餐前 1 小时左右皮下注射，具体时间由医生根据病情决定。

注射部位：选择皮肤较松的部位，如上臂、大腿、臀部及腹部等，注射部位要轮流交替，2 周内同一部位不能连续注射 2 次，每次注射部位应与上次注射部位间隔 1cm 左右。

注射方法：选好注射部位后，用 70% 乙醇棉球消毒皮肤，1～2 分钟挥发后，用手捏起或按平以固定注射部位的皮肤。将注射器针头与皮肤形成约 45°角，刺入皮肤，注射胰岛素。抽出针头后用消毒棉球轻压注射部位数秒钟，但不要按摩注射部位，以免损伤皮下组织和造成胰岛素渗出。

使用剂量：患者使用胰岛素的剂型、剂量、注射时间等各不相同，且胰岛素的用量也受食物、从事的工作或进食量的影响，所以必须在医生的指导下用药。患者有恶心、呕吐等疾病时或在运动中或运动后、准备旅行时，都必须与医生联系，讨论调整胰岛素的剂量和用法。

【注意事项】

1. 使用过程中注意切勿使针头接触任何物品，以防污染。

2. 注射部位要轮流交替，2 周内同一部位不能连续注射 2 次，每次注射部位应与上次注射部位间隔 1cm 左右。

3. 有胰岛素过敏史者禁用。用药期间避免饮用含乙醇的饮料。

4. 用药期间应定期检查血糖或尿糖，如果血糖检查持续高于或低于正常值或尿糖持续阳性，表示糖尿病未得到适当控制。

5. 以往使用动物胰岛素的患者在换用本药时必须在医生指导下调整剂量。

6. 用药期间应定期检查血糖、尿常规、肝肾功能、视力、眼底视网膜血管、血压及心电图等，以了解病情及糖尿病并发症情况。

7. 糖尿病孕妇在妊娠期间对胰岛素需要量增加，分娩后需要量减少，如为妊娠中发现的糖尿病，分娩后应终止胰岛素治疗，并随访其血糖，根据有无糖尿病决定是否继续治疗。

8. 胰岛素用量过多，可出现低血糖反应，可通过进食或饮用含糖饮料来纠正。较严重的低血糖如昏迷，可注射胰高血糖素或静脉注射葡萄糖，以帮助患者恢复知觉，然后口服糖或葡萄糖。若低血糖反应频繁发生或导致昏迷，可能需要减少剂量。

9. 口服避孕药、雌激素、肾上腺皮质激素、糖皮质激素、甲状腺激素、高血糖素、苯妥英钠、噻嗪类利尿剂等可引起血糖升高，同时应用应调整这些药或胰岛素的剂量。

10. 口服降糖药、β-受体阻断剂、抗凝血药、水杨酸制剂、非甾体消炎镇痛药、磺胺类药物、某些抗抑郁药及抗肿瘤药甲氨蝶呤、氯喹、奎尼丁、奎宁等可引起血糖降低或加强胰岛素降血糖作用，同时应用应调整这些药或胰岛素的剂量。

11. 与奥曲肽合用，在开始使用奥曲肽时胰岛素应适当减量，以后根据血糖调整。

12. 中等量至大量的乙醇可增强胰岛素降低血糖作用，引起严重持续的低血糖，在空腹或肝糖原贮备较少的情况下更易发生。

13. 正在使用胰岛素治疗的吸烟患者突然戒烟时，应观察血糖变化，考虑是否需适当减少胰岛素用量。

14. 与下列药物合用时应适当减量：血管紧张素酶抑制剂、溴隐亭、氯贝丁酯、酮康唑、锂、甲苯达唑、维生素 B_6、茶碱等。

15. 与某些升血糖药物合用时应适当加量，如某些钙通道阻滞剂、可乐定、达那唑、二氮嗪、生长激素、肝素、H_2 受体拮抗剂、吗啡、尼古丁、磺吡酮等。

【不良反应】 偶有注射局部红肿、瘙痒等过敏反应及局部皮下脂质增生。全身过敏反应（全身皮疹、呼吸短促、气喘、血压下降、脉搏加快、多汗，严重者可危及生命）罕有报道。

【观察要点】

1. 用药后密切观察血糖变化，警惕低血糖发生，低血糖表现为饥饿感、精神不安、脉搏加快、瞳孔散大、焦虑、头晕、共济失调、震颤、昏迷，甚至惊厥。

2. 监测血糖、尿糖及病情变化，根据血糖调整胰岛素用量，宜从小剂量开始，逐步调整。

3. 用药期间定期检查尿糖、尿常规、眼底、视力、血压及心电图等。

4. 观察注射部位是否有皮肤发红、皮下结节等局部不良反应。长期注射者应经常更换注射部位，减少皮下脂肪萎缩及肌肉萎缩的发生。

5. 皮下注射胰岛素时,叮嘱孕妇于注射后按照时间要求进食,避免不必要的活动,注意安全。

【应急处理】

1. 胰岛素过量致低血糖时,轻度低血糖者,及时给予食用糖类;低血糖症状较重者,立即补充葡萄糖,原则为轻者口服葡萄糖水,重者静脉注射50%葡萄糖注射液。

2. 出现过敏反应,可改用其他种类的胰岛素制剂,或采用小剂量、多次注射的脱敏疗法,必要时遵医嘱应用抗组胺药。

3. 低血糖时间过长、已发生脑水肿者,积极脱水治疗。

【案例分析】 某孕妇,因妊娠期糖尿病入院,护士遵医嘱给予胰岛素2.5U皮下注射。自给药起孕妇一直未进食,约40分钟后出现饥饿感、出汗、心跳加快、焦虑、震颤等症状,护士立即给予10%葡萄糖溶液口服后好转。

分析点评:孕妇使用胰岛素后发生低血糖反应,原因是护士未向患者讲明胰岛素的不良反应及注射后应及时进餐的重要性。

提示:在使用胰岛素前,护士应向患者讲明可能出现的低血糖症状,包括饥饿感、出汗、心跳加快、焦虑等,并在用药后提醒患者及时用餐,以防止低血糖发生。叮嘱患者身边备饼干、糖果等,以便在出现低血糖症状时服用。

精蛋白锌胰岛素
(Insulin Zinc Protamine)

【作用与用途】 长效胰岛素类降血糖药,用于轻、中度糖尿病,重症须与胰岛素合用,有利于减少每日胰岛素注射次数,控制夜间高血糖。

【用法用量】

常规用法:于早餐前30~60分钟皮下注射,起始治疗一日1次,一次4~8U,按血糖、尿糖变化调整维持剂量。有时需于晚餐前再注射1次,剂量根据病情而定,一般一日总量10~20U。使用前须滚动药瓶,使胰岛素混匀,但不要用力摇动以免产生气泡。

与胰岛素合用:开始时胰岛素与本药混合用的剂量比例为

2∶1～3∶1，剂量根据病情而调整。本药与胰岛素混合将有部分胰岛素转为长效胰岛素，使用时应先抽取胰岛素，后抽取本药。

剂量调整：胰岛素用量应随患者的运动量或饮食状态的改变而调整。

【注意事项】

1. 本药作用缓慢，不能用于抢救糖尿病酮症酸中毒、高糖高渗性昏迷患者。

2. 本药不能用于静脉注射，低血糖症、胰岛细胞瘤和对胰岛素过敏者禁用。

3. 同胰岛素。

【不良反应】

1. 低血糖　为胰岛素使用不当所致。早期症状为无力、饥饿、眼花、出冷汗、皮肤苍白、心悸、兴奋、手抖、神经过敏、头痛、颤抖等类似交感神经兴奋的症状；进一步发展为抑郁、注意力不集中、嗜睡、缺乏判断和自制力、健忘，也可有偏瘫、共济失调、心动过速、复视、感觉异常，严重者可惊厥和昏迷。

2. 过敏反应　全身性和局部性过敏反应，局部性过敏表现为注射部位出现红斑、丘疹、硬结，一般发生在注射胰岛素后几小时或数天。全身性过敏反应在注射胰岛素后立即发生，全身出现荨麻疹，可伴有或不伴有血管神经性水肿、呼吸道症状（如哮喘、呼吸困难）以及极为少见的低血压、休克，甚至死亡。

3. 注射部位脂肪萎缩　多见于年轻妇女，多为胰岛素制剂不纯所引起的脂肪溶解反应。

4. 注射部位脂肪增生　为胰岛素所致的脂肪生成反应，于不同部位轮流注射可减少。

【观察要点】　同胰岛素。

【应急处理】　同胰岛素。

锌胰岛素

(Insulin Zinc)

【作用与用途】　胰岛素类降血糖药，用于糖尿病合并妊娠，1型糖尿病尤其是易产生变态反应、脂肪萎缩和胰岛素抵抗者，2型糖尿病，以及其他病因引起的糖尿病，如继发于胰腺疾病、内分泌疾病、伴糖代谢异常的遗传性疾病的糖尿病。

【用法用量】 皮下注射，剂量根据病情而定，一日1～2次，可在早晚各注射1次。

【注意事项】

1. 孕妇尤其是妊娠中、晚期，对胰岛素需要量增加，但分娩后则迅速减少，应根据需要调节用量。哺乳妇女使用胰岛素治疗对婴儿无危险，但可能需要降低胰岛素用量。

2. 用药前后及期间应检查或监测血糖、尿糖、尿常规、肾功能、视力、眼底、血压及心电图等。

3. 不宜与酸性胰岛素混合，用药前应纠正水、电解质及酸碱平衡。

4. 不可静脉注射，使用前应先混匀，不可用力摇动产生气泡；若与胰岛素混合使用，应在抽取胰岛素后抽取本药，胰岛素混合剂必须即刻注射。

5. 首次用药应从小剂量开始，并观察患者对胰岛素的敏感程度、过敏反应，根据空腹及餐后血糖、尿糖、尿酮体、糖化血红蛋白等情况逐步调整胰岛素用量。

6. 若注射部位出现红肿、硬结，应更换注射部位，以免影响吸收。

7. 有全身性过敏反应但必须使用胰岛素的患者，应行脱敏治疗。

8. 患者伴有下列情况时需增加胰岛素用量。高热、甲状腺功能亢进、肢端肥大症、糖尿病酮症酸中毒、严重感染或外伤、重大手术、孕妇。

9. 患者伴有下列情况时需减量。肝功能不全、甲状腺功能减退。

10. 肾功能不全时，胰岛素在肾脏的代谢及排泄减少时须减量，而在尿毒症时可出现胰岛素耐药，因而须根据血糖水平而调整胰岛素用量。

【观察要点】 同胰岛素。

【应急处理】 同胰岛素。

第十节　特发性血小板减少性紫癜安全用药

一、疾病概况、临床特点及治疗原则

（一）疾病概况

特发性血小板减少性紫癜是一种常见的自身免疫性疾病，因免疫性血小板破坏过多致外周血血小板减少，是产科常见的血液系统并发症。临床主要表现为皮肤黏膜出血、月经过多，严重者可致内脏出血，甚至颅内出血而死亡。

（二）临床特点

主要表现为皮肤黏膜出血和贫血。轻者仅四肢和躯干皮肤出血点、紫癜及瘀斑，口腔黏膜可有血泡，牙龈渗血；严重者呈大片瘀斑或血肿，出现消化道、生殖道、视网膜及颅内出血。肝脾不大或轻度增大。实验室检查，一般无贫血（出血严重者可有轻度贫血），白细胞计数正常，血小板计数减少，低于 $100\times10^9/L$；当血小板低于 $50\times10^9/L$ 时才有临床症状。凝血常规检查，出血时间延长，凝血时间、凝血酶原时间、凝血酶时间均正常。骨髓检查，骨髓象增生正常，巨核细胞数多增高。

（三）治疗原则

一般不必终止妊娠，只有严重血小板减少未获缓解者，在妊娠初期（12 周以前）就需要用肾上腺皮质激素治疗者，可考虑终止妊娠。

二、常用药物

泼　尼　松
（Prednisone）

【作用与用途】　肾上腺皮质激素类药，适用于过敏性与自身免疫性炎症性疾病，如结缔组织病、系统性红斑狼疮、严重的支气管哮喘、血管炎、急性白血病、恶性淋巴瘤等，以及其他肾上腺皮质激素类药物适用的病症。

【用法用量】　口服给药，一次 5～10mg，一日 10～60mg。

【注意事项】

1. 真菌和病毒感染者禁用。

2. 与避孕药或雌激素制剂合用，可加强其治疗作用和不良反应。

3. 与降糖药如胰岛素合用时，因可使糖尿病患者血糖升高，应适当调整降糖药剂量。

4. 与免疫抑制剂合用，增加感染的危险性，并可能诱发淋巴瘤或其他淋巴细胞增生性疾病。

5. 与两性霉素 B 或碳酸酐酶抑制剂合用，可加重低钾血症，长期与碳酸酐酶抑制剂合用，易发生低血钙和骨质疏松。

6. 非甾体消炎镇痛药可加强其致溃疡作用。三环类抗抑郁药可使其引起的精神症状加重。

7. 甲状腺激素可使其代谢清除率增加，故甲状腺激素或抗甲状腺药与其合用，应适当调整后者的剂量。

8. 与蛋白质同化激素合用，可增加水肿的发生率，使痤疮加重。与抗胆碱能药(如阿托品)长期合用，可致眼压增高。与强心苷合用，可增加洋地黄毒性及心律不齐的发生。

9. 与排钾利尿药合用，可致严重低钾血症，并由于水钠潴留而减弱利尿药的排钠利尿效应。

10. 与美西律、水杨酸盐、异烟肼、麻黄碱合用，可增强这些药物的代谢清除，降低血药浓度和疗效。可增强对乙酰氨基酚的肝毒性。

11. 其余见地塞米松【注意事项】1-6。

【不良反应】　并发感染为主要的不良反应。较大剂量易引起糖尿病、消化道溃疡和类库欣综合征症状，对下丘脑-垂体-肾上腺轴抑制作用较强。

【观察要点】

1. 严格掌握适应证，及时调整用量，避免产生不良反应、并发症及用量过大。

2. 长期应用,注意监测血糖、尿糖或糖耐量,尤其是糖尿病或糖尿病倾向者。

3. 定期进行眼科检查,注意白内障、青光眼或眼部感染的发生。

4. 监测血清电解质、大便隐血等。

【应急处理】

1. 不可突然停药,应逐渐减量停药,也可在停药前连用促皮质激素7天,以促使肾上腺皮质功能恢复。

2. 如在停药数日或更长时间内遇应激情况,及时给予足量糖皮质激素。

丙种球蛋白
(Gammaglobulin)

【作用与用途】 免疫增强剂,适用于自身免疫性疾病,如原发性血小板减少性紫癜、川崎病。

【用法用量】

用法:以灭菌注射用水溶解至IgG含量为5%静脉滴注,或以5%葡萄糖溶液稀释1~2倍作静脉滴注,开始滴注速度为1ml/min(约20滴/分),持续15分钟后若无不良反应,可逐渐加快速度,最快滴注速度不得超过3ml/min(约60滴/分)。

推荐剂量:原发性免疫球蛋白缺乏或低下症,首次剂量400mg/kg,维持剂量200~400mg/kg,给药间隔视患者血清IgG水平和病情而定,一般每月1次。原发性血小板减少性紫癜,一日400mg/kg,连续5日;维持剂量一次400mg/kg,间隔时间视血小板计数和病情而定,一般一周1次。重症感染,一日200~300mg/kg,连续2~3日。

【注意事项】

1. 本药专供静脉输注用,应单独输注,不得与其他药物混合输用。

2. 严禁用含氯化钠的溶液溶解。

3. 本药开启后应一次输注完毕,不得分次或给他人输用。

4. 对人免疫球蛋白过敏或有其他严重过敏史者、有抗 IgA 抗体的选择性 IgA 缺乏者禁用。

5. 有严重酸碱代谢紊乱的患者应慎用。

【不良反应】 一般无不良反应,极个别患者在输注时出现一过性头痛、心慌、恶心等不良反应,可能与输注速度过快或个体差异有关。

【观察要点】

1. 大量用药后可见局部发红、疼痛、呼吸困难、硬结和暂时性体温升高,应注意观察。

2. 用药期间,注意观察有无消化道反应,如恶心、呕吐、腹痛、腹泻等。

【应急处理】 出现过敏反应,立即停药,可遵医嘱应用异丙嗪等抗过敏药,过敏严重时使用激素或肾上腺素治疗。

第十一节 妊娠合并肠梗阻常用药物

一、疾病概况、临床特点及治疗原则

(一) 疾病概况

妊娠期肠梗阻较为少见,临床表现常不典型,容易造成误诊,致使孕产妇及胎儿的死亡率较高。半数以上的妊娠期肠梗阻由粘连引起,其次有肠扭转、肠套叠、先天畸形、炎性狭窄、嵌顿疝和腹部肿块等。

(二) 临床特点

腹痛为肠梗阻的主要症状。由于肠内容物通过受阻,引起肠壁平滑肌强烈的收缩和痉挛,产生阵发性的剧烈绞痛。高位梗阻时,呕吐出现早而频繁,呕吐物为胃或十二指肠内容物;低位梗阻时,呕吐出现迟而次数少。此外,还可能有排气和排便障碍,多数患者不再排气、排便。发病后仍有多次、少量排气或排便时,常为不完全性肠梗阻;但妊娠晚期子宫增大占据腹腔,肠袢移向子宫的

后方或两侧，或因产后腹壁松弛，使体征不明显、不典型，应予警惕。

（三）治疗原则

应根据梗阻的性质、类型、程度、部位、全身情况以及妊娠的期限和胎儿情况等，采取适当措施。

二、常用药物

抗感染药物，详见第三章妇产科感染性疾病安全用药。

（韩玉芳　王玉杰　刘铭　赵慧栋　邹晓蕾）

第六章

异常分娩的安全用药

第一节　胎膜早破安全用药

一、疾病概况、临床特点及治疗原则

（一）疾病概况

胎膜在临产前破裂称胎膜早破。妊娠满37周后胎膜早破发生率约10%，妊娠不满37周胎膜早破率在2.0%～3.5%，一般是由于胎位不正、骨盆狭窄、头盆不称、羊水过多、子宫颈病变、胎膜本身病变等所致。

（二）临床特点

孕妇突感自阴道流出较多液体，继而少量间断排出，无腹痛及其他产兆，腹压增加时，液体流出增多；肛诊时上推胎先露部，阴道流液量增多，有时可见流出液中混有胎脂或胎粪。羊膜腔感染时，阴道流液有臭味，并有发热、母儿心率增快、子宫压痛、白细胞计数增高、C-反应蛋白升高等急性感染表现。胎膜早破常诱发早产、羊膜腔感染、脐带脱垂、胎儿窘迫等。

（三）治疗原则

1. 期待疗法　适用于妊娠28～35周、胎膜早破不伴感染、羊水池深度≥3cm者。孕妇应绝对卧床休息，破膜12小时以上者可预防性应用抗生素，应用子宫收缩抑制剂，给予地塞米松、倍他米松等促胎肺成熟，纠正羊水过少等。

2. 终止妊娠　妊娠大于35周、胎肺成熟、宫颈成熟者，可引产；胎头高浮、胎位异常、宫颈不成熟、胎肺成熟、明显羊膜腔感染，伴有胎儿宫内窘迫，在抗感染的同时行剖宫产术终止妊娠，并做好新生儿复苏的准备。

二、常用药物

抗感染药物，详见第三章妇产科感染性疾病安全用药。

地塞米松
(Dexamethasone)

【作用与用途】　肾上腺皮质激素，抗感染、抗过敏、免疫抑制作用，用于过敏性与自身免疫性炎症性疾病，以及妊娠期出现羊水栓塞、胎膜早破、前置胎盘、胎儿生长受限需终止妊娠时，以促胎肺成熟、减少产后新生儿呼吸窘迫综合征的发生。

【用法用量】、【注意事项】、【不良反应】、【观察要点】、【应急处理】　见第四章第二节前置胎盘安全用药。

第二节　胎儿窘迫安全用药

一、疾病概况、临床特点及治疗原则

（一）疾病概况

胎儿窘迫是指胎儿在宫内因缺氧和酸中毒危及健康和生命的综合症状，发病率在2.7%～38.5%，分急性和慢性两种。母体血液含氧量不足、脐带和胎盘功能障碍、胎儿因素、难产处理不当、产程过长、止痛与麻醉药使用不当等是引起胎儿窘迫的主要原因。

（二）临床特点

急性胎儿窘迫，主要发生于分娩期，多因脐带异常、前置胎盘、胎盘早剥、宫缩过强、产程延长及休克等引起，临床表现为胎心率改变、羊水胎粪污染、胎动异常及酸中毒。胎心率改变是急性胎儿窘迫的重要征象。

慢性胎儿窘迫,多发生在妊娠末期,往往延续至临产并加重,多因妊娠期高血压疾病、慢性肾炎、糖尿病等所致,临床表现为胎动减少或消失、胎儿电子监护异常、胎儿生物物理评分低、胎盘功能低下、羊水胎粪污染等。

(三) 治疗原则

急性胎儿窘迫应采取果断措施,改善胎儿缺氧状态。慢性胎儿窘迫应针对病因,视孕周、胎儿成熟度和窘迫的严重程度决定处理。

二、常用药物

维生素 C
(Vitamin C)

【作用与用途】 维生素类药,用于防治维生素 C 缺乏症,各种急慢性传染病、紫癜的辅助治疗,慢性铁中毒、特发性高铁血红蛋白血症的治疗,以及妊娠期、哺乳期、营养不良等对维生素 C 需要量增加的情况。

【用法用量】、【注意事项】、【不良反应】、【观察要点】、【应急处理】 见第四章第二节前置胎盘安全用药。

第三节 产后出血安全用药

一、疾病概况、临床特点及治疗原则

(一) 疾病概况

产后出血指胎儿娩出后 24 小时内阴道流血量超过 500ml,为分娩期严重并发症之一,发病率占分娩总数的 2% ~3% ,居我国产妇死亡原因首位。子宫收缩乏力、胎盘因素、软产道裂伤、凝血功能障碍是引起产后出血的主要原因。

（二）临床特点

产后出血的主要临床表现为阴道流血过多,以及失血引起的休克等相应症状。病因不同,临床表现有所差异。胎儿娩出后立即发生阴道出血,应考虑软产道裂伤;胎儿娩出后数分钟出现阴道流血,常与胎盘因素有关;持续性的阴道流血,无血凝块为凝血功能障碍。宫缩乏力为产后出血最常见的原因,表现为胎盘剥离后出血不止、流出的血液能凝固,按摩子宫和应用宫缩剂是治疗宫缩乏力最迅速有效的方法。

（三）治疗原则

产后出血的抢救原则是针对出血原因,迅速止血;补充血容量,纠正失血性休克及防止感染。

二、常用药物

缩　宫　素

(Oxytocin,催产素)

【作用与用途】　子宫平滑肌收缩药,用于引产、催产、产后及流产后因宫缩无力或缩复不良而引起的子宫出血,或了解胎盘储备功能(缩宫素激惹试验)。

【用法用量】、【注意事项】、【不良反应】、【观察要点】、【应急处理】　见第四章第一节胎盘早剥安全用药。

米索前列醇

(Misoprostol)

【作用与用途】　子宫收缩药,用于治疗晚期产后出血,亦可与米非司酮序贯合并使用,用于终止停经49天内的早期妊娠。

【用法用量】　在服用米非司酮36~48小时后,单次空腹口服米索前列醇0.6mg。

【注意事项】

1. 下列情况禁用本药。心、肝、肾疾病患者及肾上腺皮质功能不全者；有使用前列腺素类药物禁忌者，如青光眼、哮喘及过敏体质者；带宫内节育器妊娠和怀疑宫外孕者。

2. 除终止早孕妇女外，其他孕妇禁用，哺乳期妇女应权衡利弊慎用。

3. 服用本药1周内，避免服用阿司匹林和其他非甾体类抗感染药。

4. 本药用于终止早孕时，必须与米非司酮配伍，严禁单独使用。

5. 服药后，一般会较早出现少量阴道出血，部分妇女流产后出血时间较长。少数早孕妇女服用米非司酮后，可自然流产，约80%的孕妇在使用本品后，6小时内排出绒毛胎囊。约10%孕妇在服药后1周内排出妊娠物。

6. 服药后8～15天应复诊，以确定流产效果。必要时作B超检查或血hCG测定，如确认为流产不全或继续妊娠，应及时处理。

【不良反应】 部分早孕妇女服药后有轻度恶心、呕吐、眩晕、乏力和下腹痛，极个别妇女可出现潮红、发热及手掌瘙痒，甚至过敏性休克。

【观察要点】

1. 用药过程中，严密观察孕产妇的宫缩情况、宫底高度、宫体硬软度、阴道流血情况及流血的性质和量。

2. 注意观察用药后有无恶心、呕吐、腹泻等胃肠道不良反应及皮肤潮红、瘙痒等过敏症状。

3. 个别患者用药后可能出现过敏性休克、喉头水肿等严重不良反应，应注意。

【应急处理】

1. 一旦发生出血，积极抗休克治疗，尽快找出出血原因，及时止血。

2. 出现寒战、体温升高，静脉推注地塞米松10mg。

3. 必要时手术治疗。

卡前列素氨丁三醇

（Carboprost Tromethamine，欣母沛）

【作用与用途】　前列腺素类药，适用于妊娠期（从正常末次月经的第1天算起）为13～20周的流产，常规处理方法（包括静注缩宫素、子宫按摩以及肌内注射非禁忌使用的麦角类制剂）无效的子宫收缩弛缓引起的产后出血现象，以及下述与中期流产有关的情况：其他方法不能将胎儿排出；采用宫内方法时，由于胎膜早破导致药物流失、子宫收缩乏力；需要进行子宫内药物重复滴注的流产；尚无生存活力的胎儿出现意外的或自发性胎膜早破，但无力将胎儿排出。

【用法用量】　总剂量不得超过12mg，且不建议连续使用超过2天以上。

难治性产后子宫出血：起始剂量为250μg深部肌内注射，注射次数和间隔由医师根据病情决定，总剂量不得超过2mg。

其他适应证：起始剂量为250μg，用结核菌注射器做深部肌内注射，此后依子宫反应，间隔1.5～3.5小时再次注射250μg。开始时亦可使用选择性的测试剂量100μg，数次注射250μg剂量后子宫收缩力仍不足时，剂量可增至500μg。

【注意事项】

1. 对本药过敏、急性盆腔炎、有活动性心肺肾肝疾病者禁用。

2. 本药含有苯甲醇，可能与早产儿致死性的“呼吸窘迫综合征”有关。

3. 本药可能会加强其他宫缩药的活性，故不推荐与其他宫缩药合用。

4. 有哮喘、低血压、高血压、心血管病、肝肾病变、贫血、黄疸、糖尿病或癫痫病史以及瘢痕子宫的患者应慎用本药。

5. 流产后需及时仔细检查宫颈的情况。

6. 用药前或同时给予止吐剂及止泻剂，可使本药的胃肠道不良反应发生率大为降低。

7. 使用本药后可引起短暂的体温升高，治疗结束后可恢复正常。

【不良反应】 一般为暂时性的，治疗结束后可恢复。最常见的不良反应多与它对平滑肌的收缩作用有关，如呕吐、腹泻、恶心、体温升高、面部潮红或红热等。

【观察要点】

1. 注意观察患者宫缩状况及阴道流血量、颜色，宫缩应在注射后数分钟即见好转，使用记血量纸精确计算流血值。

2. 观察有无腹泻、恶心、呕吐等不良反应。

【应急处理】 出现腹泻、恶心、呕吐时，积极对症处理。

第四节 羊水栓塞安全用药

一、疾病概况、临床特点及治疗原则

（一）疾病概况

羊水栓塞是指在分娩过程中，由污染羊水中的有形物质包括胎儿毳毛、角化上皮、胎脂、胎粪、黏蛋白等进入母体血液循环，引起急性肺梗死、过敏性休克、弥散性血管内凝血、肾衰竭或猝死的严重分娩并发症。过强宫缩、急产、羊膜腔压力高是发生羊水栓塞的主要原因，发生于足月妊娠时，产妇死亡率高达80%以上。

（二）临床特点

羊水栓塞发病迅猛，多数患者在发病时常首先出现寒战、烦躁不安、恶心、呕吐等症状；继而出现呛咳、呼吸困难、发绀、肺底部出现湿啰音、心率加快、面色苍白、四肢厥冷、血压下降等。病情严重者，甚至没有先兆症状，血压迅速下降，于数分钟内死亡。羊水栓塞典型的临床经过分为三个阶段：呼吸循环衰竭和休克、DIC引起的出血、急性肾衰。

（三）治疗原则

一旦出现羊水栓塞的临床表现，应立即进行抢救。重点是抗休克、抗过敏、解除肺动脉高压、纠正缺氧及呼吸循环衰竭、改善低

氧血症、防止 DIC 及肾衰竭的发生。

二、常用药物

罂粟碱

(Papaverine)

【作用与用途】 非特异性平滑肌松弛药，扩张小动脉(冠状动脉，肺、脑血管)，降低小动脉阻力，为解除肺动脉高压首选药物。

【用法用量】

肌内注射：一次 30mg，一日 90～120mg。

静脉注射：一次 30～120mg，每 3 小时 1 次，应缓慢注射，不少于 1～2 分钟，以免发生心律失常以及足以致命的窒息等。用于心搏停止时，2 次给药要相隔 10 分钟。

口服给药：一次 30～60mg，一日 3 次。

【注意事项】

1. 完全性房室传导阻滞时禁用。

2. 服药时血嗜酸性粒细胞、丙氨酸氨基转移酶、碱性磷酸酶、天门冬氨酸氨基转移酶及胆红素可增高，提示肝功能受损。

3. 心肌抑制时忌大量，以免引起进一步抑制。青光眼患者要定期检查眼压。

4. 静脉注射时避免速度过快，应充分稀释后缓缓推入。

5. 静脉注射大量能抑制房室和室内传导，并产生严重心律失常。

6. 需注意定期检查肝功能，尤其是患者有胃肠道症状或黄疸时，出现肝功能不全时应停药。

【不良反应】 用药后出现黄疸，眼及皮肤明显黄染，提示肝功能受损。胃肠道外给药可引起注射部位发红、肿胀或疼痛。快速胃肠道外给药可使呼吸加深、面色潮红、心跳加速、低血压伴眩晕。过量时可有视力模糊、复视、嗜睡或(和)软弱。静注过量或速度过快可导致房室传导阻滞、心室颤动，甚至死亡，应充分稀释后缓缓推入。

【观察要点】

1. 定期检查患者肝功能，观察有无黄疸及胃肠道反应，必要时停药。

2. 对心绞痛及心肌梗死患者，严密观察脑部循环功能，避免出现“窃流现象”。

3. 大剂量静脉注射时，观察患者心率及心律变化。

4. 观察患者有无视力模糊、复视、嗜睡或(和)软弱。对青光眼患者用药时，按时测量眼压。

【应急处理】 罂粟碱中毒时，对中枢神经系统先兴奋后抑制，重者可出现抽搐。盐酸纳洛酮是阿片受体拮抗剂，能阻断和逆转内源性阿片肽的毒性作用，纠正罂粟碱中毒症状。

阿 托 品

(Atropine)

【作用与用途】 M胆碱受体阻断剂，可解除平滑肌痉挛，用于缓解各种内脏绞痛，如胃肠绞痛及膀胱刺激症状，对胆绞痛、肾绞痛的疗效较差；抗休克；阻断迷走神经反射引起的肺血管痉挛及支气管痉挛，与罂粟碱联合应用效果更好。

【用法用量】、【注意事项】、【不良反应】、【观察要点】、【应急处理】 见第五章第八节妊娠合并急性胆囊炎与胆石症安全用药。

氨 茶 碱

(Aminophylline)

【作用与用途】 呼吸道平滑肌松弛药，妇产科中，常作为解痉药物用于妊娠期羊水栓塞时解除肺动脉高压、改善低氧血症；并可作为强心药物用于妊娠合并心脏病时心衰的处理。

【用法用量】

静脉注射：一次0.125～0.25g，用50%葡萄糖注射液稀释至20～40ml缓慢静脉注射，时间不得短于10分钟，一日0.5～1g。极量：一次0.5g，一日1g。

静脉滴注：一次0.25～0.5g，一日0.5～1g，以5%～10%葡萄

糖注射液稀释后缓慢滴注。极量:一次0.5g,一日1g。

【注意事项】

1. 活动性消化溃疡和未经控制的惊厥性疾病患者禁用本药;高血压和非活动性消化道溃疡病史患者慎用本药。

2. 本药可通过胎盘屏障,也能分泌入乳汁,随乳汁排出,孕妇、产妇及哺乳期妇女应慎用。

3. 用药期间应定期监测血清茶碱浓度,以保证最大的疗效而不发生血药浓度过高的危险。

4. 肝或肾功能不全的患者、伴发慢性肺部疾病的患者、任何原因引起的心功能不全患者、持续发热患者以及使用某些药物的患者和茶碱清除率减低者,应酌情调整用药剂量或延长用药间隔时间。

5. 茶碱制剂可致心律失常和(或)使原有的心律失常加重,患者心率和(或)节律的任何改变均应进行监测。

6. 与地尔硫䓬、维拉帕米、西咪替丁、美西律、咖啡因或其他黄嘌呤类药合用,可增加茶碱血药浓度和毒性。

7. 某些抗菌药物,如大环内酯类的红霉素、罗红霉素、克拉霉素,氟喹诺酮类的依诺沙星、环丙沙星、氧氟沙星、左氧氟沙星,克林霉素、林可霉素等可降低茶碱清除率,增高茶碱血药浓度,配伍用药时应适当减量或监测茶碱血药浓度。

8. 苯巴比妥、苯妥因、利福平可诱导肝药酶,加快茶碱的肝清除率,使茶碱血清浓度降低;茶碱也干扰苯妥因的吸收,两者血浆浓度均下降,合用时应调整剂量,并监测血药浓度。

9. 与锂盐合用,可使锂的肾排泄增加,影响锂盐的作用。

【不良反应】　茶碱的毒性常出现在血清浓度为15~20μg/ml,特别是在治疗开始,早期多见恶心、呕吐、易激动、失眠等,当血清浓度超过20μg/ml,可出现心动过速、心律失常,血清中茶碱超过40μg/ml,可发生发热、失水、惊厥等症状,严重的甚至引起呼吸、心脏停搏致死。

【观察要点】

1. 密切观察患者用药后特别是治疗开始时的反应,如出现恶心、呕吐、易激动、失眠、心动过速、心律失常等,为茶碱中毒表现。

2. 用药期间定期监测血清茶碱浓度，以保证最大疗效而不发生血药浓度过高的危险，毒性常出现在血清浓度为 15 ~ 20μg/ml 时。

3. 监测患者心率和(或)节律，茶碱制剂可致心律失常和(或)使原有的心律失常加重。

【应急处理】

1. 出现中毒症状，立即停药。

2. 对症处理。如有血压下降、休克，给予输液、升压、抗休克和维持水电解质平衡治疗；如有惊厥，可静脉注射地西泮 5 ~ 10mg 控制症状，必要时人工冬眠；如有呼吸衰竭，给予机械通气；如脑水肿，应用脱水剂。

3. 忌用麻黄碱、咖啡因、尼可刹米、肾上腺素及麻醉剂(吗啡、哌替啶等)，以防加重氨茶碱的毒性。

酚妥拉明
(Phentolamine)

【作用与用途】 α-肾上腺素受体阻断剂，作为解痉药用于妊娠期羊水栓塞时解除肺血管痉挛、降低肺动脉阻力、消除肺动脉高压、改善低氧血症。

【用法用量】、【注意事项】、【不良反应】、【观察要点】、【应急处理】 见第五章第一节妊娠期高血压疾病安全用药。

右旋糖酐-40
(Dextran-40)

【作用与用途】 血容量扩充剂，用于抗休克，预防术后血栓形成，以及心绞痛、脑血栓形成、脑供血不足、血栓闭塞性脉管炎等血管栓塞性疾病；妊娠期常作为扩容剂用于胎儿生长受限、羊水栓塞的治疗。

【用法用量】、【注意事项】、【不良反应】、【观察要点】、【应急处理】 见第四章第三节胎儿生长受限安全用药。

肝　素　钠

（Heparin Sodium）

【作用与用途】　抗凝血药，用于防治血栓形成或栓塞性疾病以及各种原因引起的弥散性血管内凝血（DIC）。

【用法用量】、【注意事项】、【不良反应】、【观察要点】、【应急处理】　见第四章第一节胎盘早剥安全用药。

第五节　子宫破裂安全用药

一、疾病概况、临床特点及治疗原则

（一）疾病概况

子宫破裂指妊娠期或分娩期子宫体部或子宫下段发生破裂，多发生在分娩期，个别发生在晚期妊娠，与梗阻性难产、不适当难产手术、损伤性子宫破裂、瘢痕子宫、子宫收缩药物使用不当等有关，为产科最严重并发症之一，常引起母儿死亡。

（二）临床特点

子宫破裂多发生在分娩期，为逐渐发展过程，表现为产程延长、胎头或先露部不能入盆或受阻于坐骨棘平面或以上。子宫破裂分为先兆子宫破裂和子宫破裂两个阶段，按破裂程度分为完全性子宫破裂和不完全性子宫破裂。先兆子宫破裂时，常表现为子宫病理缩复环形成、下腹部压痛、胎心率改变和血尿。不完全性子宫破裂时，子宫肌层全部或部分破裂，浆膜层尚未穿破，宫腔与腹腔未相通，胎儿及其附属物仍在宫腔内，表现为破裂处压痛和胎心变化。完全性子宫破裂时，子宫壁全层破裂，宫腔与腹腔相通，子宫完全破裂一瞬间，产妇常感撕裂状剧烈腹痛，随之子宫阵缩消失，疼痛缓解，但随后出现持续性全腹疼痛，产妇出现休克症状体征，全腹压痛及反跳痛明显，腹壁下可清楚扪及胎体，子宫缩小位于胎儿侧方，胎心消失，阴道可能有鲜血流出，拨露或下降中的胎

先露部消失,曾扩张的宫口可回缩。

(三)治疗原则

对先兆子宫破裂,立即给以抑制子宫收缩药物,如静脉全身麻醉、肌内注射哌替啶100mg等,以缓解子宫破裂进程,立即行剖宫产术。对子宫破裂,在输液、输血、纠正休克、防治感染同时行剖腹探查,根据子宫破裂的程度与部位、手术距离发生破裂的时间长短以及有无严重感染等确定不同手术方式。

二、常用药物

丙泊酚
(Propofol)

【作用与用途】 静脉全麻诱导药,“全静脉麻醉”的组成部分或麻醉辅助药。

【用法用量】

麻醉给药:按每10秒约给药4ml(40mg)调节剂量,观察患者反应直至临床体征表明麻醉起效。大多数患者大约需要2~2.5mg/kg的丙泊酚。

麻醉维持:持续输注,通常4~12mg/(kg·h)的速率范围能保持令人满意的麻醉;重复单次注射给药,应根据临床需要,每次给予2.5~5ml(25~50mg)的量。

人工流产:术前以2mg/kg剂量实行麻醉诱导,术中若因疼痛患者有肢体动时,以0.5mg/kg剂量追加,应能获得满意的效果。

给药方式:未稀释的丙泊酚注射液能直接用于输注,建议使用微量泵或输液泵,以便控制输注速率。也可以稀释后使用,但只能用5%葡萄糖注射液稀释,存放于PVC输液袋或输液瓶中,稀释度不超过1:5(2mg/ml)。用于麻醉诱导部分的丙泊酚注射液,以小于20:1的比例与0.5%或1%的利多卡因注射液混合使用。

【注意事项】

1. 妊娠期间不应使用丙泊酚注射液,但在终止妊娠时,可以使用丙泊酚注射液。产妇及哺乳期妇女不宜使用丙泊酚注射液。

2. 用药期间应保持呼吸道畅通，备有人工通气和供氧设备；患者全身麻醉后必须保证完全苏醒后方能出院。

3. 癫痫患者使用丙泊酚可能有惊厥的危险。心脏、呼吸道或循环血流量减少及衰弱的患者，脂肪代谢紊乱或必须谨慎使用脂肪乳剂的患者使用丙泊酚应谨慎。

4. 丙泊酚若与其他可能会引起心动过缓的药物合用，应考虑静脉给予抗胆碱能药物。

5. 使用前应该摇匀，输注过程不得使用串联有终端过滤器的输液装置。

6. 丙泊酚与地西泮、咪达唑仑合用时延长睡眠时间，阿片类药物增强其呼吸抑制作用。

7. 药物过量可引起心脏和呼吸抑制，应使用氧气进行人工通气，并把患者的头部放低治疗心血管抑制，如果抑制严重，应使用血浆增容和升压药。

8. 只能用5%葡萄糖注射液稀释，存放于PVC输液袋或输液瓶中，稀释浓度不超过1∶5(2mg/ml)。

【不良反应】　多见如诱导期局部疼痛。常见如低血压、心动过缓、诱导期一过性呼吸暂停、复苏期恶心及呕吐、复苏期头痛。少见如血栓形成及静脉炎。罕见在麻醉诱导、维持及复苏期，包括惊厥和角弓反张的癫痫样运动。

【观察要点】

1. 用药期间，注意监测血压、心电图、脉搏、氧饱和度，并备好人工通气装置。

2. 严密监测患者用药后的呼吸情况，出现呼吸抑制及时停药，并对症处理。

【应急处理】

1. 出现呼吸抑制，应用人工通气辅助或控制呼吸。

2. 出现循环抑制，将患者头部放低，必要时给予血浆增容剂和血管活性药物。

3. 出现过敏反应，立即停药，面罩加压给氧，保持气道通畅，清理呼吸道分泌物，必要时气管插管，静脉给予地西泮、葡萄糖酸钙、维生素C、激素、抗组胺药物等治疗。

【案例分析】 患者，女，24 岁，先兆子宫破裂，给予丙泊酚 2mg/kg 静推缓解宫缩，静推时间 20 秒。注药后 2 分钟，患者出现面部皮肤潮红、呼吸急促，测血压 13/7.7kPa，心率 105 次/分，氧饱和度 95%，立即给予吸氧，快速静脉注射麻黄碱；患者颈部、面部、四肢、前胸很快出现成片荨麻疹，即刻静推地塞米松 10mg、肌注异丙嗪 25mg，15 分钟后患者清醒，生命体征平稳，1 小时后荨麻疹消退。

分析点评：患者对丙泊酚过敏、静推速度过快是导致以上症状的主要原因。主要过敏症状表现为呼吸急促、血压下降，对症给予吸氧、麻黄碱升高血压后，过敏症状应有所缓解，但由于麻黄碱静注速度过快，反而引起过敏反应进一步加重。

提示：任何静脉麻醉药都有发生过敏反应可能，在用药前应备好抢救药品及器材，全面了解抢救药品的用法用量及抢救器材的使用方法。静注丙泊酚时速度宜缓慢，一般健康成年人每 10 秒约给药 4ml(40mg)，用药后严密观察患者反应，以便及时发现问题，及时处理。

哌替啶
(Pethidine)

【作用与用途】 强效镇痛药，适用于各种剧痛，包括创伤性疼痛、手术后疼痛、分娩镇痛等，对内脏绞痛应与阿托品配伍应用，可与氯丙嗪、异丙嗪组成人工冬眠合剂。

【用法用量】、【注意事项】、【不良反应】、【观察要点】、【应急处理】 见第五章第一节妊娠期高血压疾病安全用药。

（韩玉芳 王玉杰 纪文君 刘铭 邹晓蕾）

第七章

异常产褥常用药物

第一节　产褥抑郁症安全用药

一、疾病概况、临床特点及治疗原则

（一）疾病概况

产褥期抑郁症是指产妇在分娩后出现抑郁症状，是产褥期精神综合征中最常见的一种类型。通常在产后2周出现症状，表现为易激惹、恐怖、焦虑、沮丧和对自身及婴儿健康过度担忧，常失去生活自理及照料婴儿的能力，有时还会陷入错乱或嗜睡状态。引起产后抑郁症的原因，目前尚未完全明确，可能与神经内分泌环境改变及精神紧张有关。

（二）临床特点

产后抑郁症的临床表现与一般抑郁症相同，显著特征是产妇情绪低落，呈心理功能下降或社会功能受损的消极情绪状态，持续时间较长。主要表现为：①常感到心情压抑、沮丧、情感淡漠；②自我评价较低，自暴自弃、自责、自罪，或对身边的人充满敌意、戒心，与家人关系不协调；③创造性思维受损；④对生活缺乏信心、感觉生活无意义，表现为畏食、睡眠障碍、易疲倦，重者甚至绝望，出现自杀或杀婴倾向，有时陷于错乱或昏睡状态。

（三）治疗原则

心理治疗与药物治疗相结合，通过心理咨询等解除致病的心

理因素,同时应用抗抑郁症药物,主要是5-羟色胺再摄取抑制剂、三环类抗抑郁药等。

二、常用药物

舍　曲　林
(Sertraline)

【作用与用途】　选择性5-羟色胺再摄取抑制剂,用于抑郁症、强迫症。

【用法用量】

抑郁症:一次50mg,一日1次口服,治疗剂量范围为一日50～100mg。用于产褥抑郁症时,常以一日50mg为开始剂量,逐渐增至一日200mg口服给药。

强迫症:开始剂量一次50mg,一日1次,逐渐增加至一日100～200mg,分次口服。

【注意事项】

1. 舍曲林与单胺氧化酶抑制剂合用,可出现严重反应,使用需间隔14天以上。

2. 用药期间不宜饮酒、驾驶车辆、操作机械或高空作业。

3. 闭角型青光眼、癫痫病、严重心脏病患者慎用;肝肾功能不全者慎用或减少用量;出现转向躁狂发作倾向时应立即停药。

4. 西咪替丁可降低舍曲林清除。与华法林合用,可延长凝血酶原时间。与色氨酸或芬氟拉明合用,可使中枢神经系统对5-羟色胺的再摄取增加。

【不良反应】　可有胃肠道不适,如恶心、畏食、腹泻等,亦可出现头痛、不安、无力、嗜睡、失眠、头晕或震颤等。少见不良反应有过敏性皮疹及性功能减退,大剂量时可能诱发癫痫。突然停药可有撤药综合征,如失眠、焦虑、恶心、出汗、震颤、眩晕或感觉异常等。

【观察要点】

1. 注意观察患者用药后是否出现不良反应,如恶心、呕吐、畏食、腹痛、腹泻等消化系统症状,头痛、头晕、嗜睡、失眠、不安等神经系统症状，以及精神迟钝、心率减慢、性功能障碍等，一旦出现，及时处理。

2. 使用舍曲林治疗 2～3 周可能发生变态反应，表现为荨麻疹，可伴发热、关节痛或淋巴结痛，停药后 0.5～2 周消失，临床应用时应注意。

3. 长期用药后突然停药可有撤药综合征，如失眠、焦虑、恶心、出汗、震颤、眩晕或感觉异常等。

【应急处理】 出现嗜睡、恶心、呕吐、心动过速、ECG 改变、焦虑不安和瞳孔散大等症状，提示药物过量，立即停药，并给予对症及支持治疗。

帕罗西汀
(Paroxetine)

【作用与用途】 选择性 5-羟色胺再摄取抑制剂，用于治疗抑郁症、强迫症、惊恐障碍或社交焦虑障碍。

【用法用量】

抑郁症：一次 20mg，一日 1 次口服。用于产褥抑郁症时，常以一日 20mg 为开始剂量，逐渐增至一日 50mg 口服。

强迫症：开始剂量为一日 20mg，依病情逐渐以每周 10mg 为阶梯递增，治疗剂量范围为一日 20～60mg，分次口服。

惊恐障碍与社交焦虑障碍：开始剂量为一日 10mg，依病情逐渐以每周 10mg 为阶梯递增，治疗剂量范围为一日 20～50mg，分次口服。

【注意事项】、【不良反应】、【观察要点】、【应急处理】 详见第二章妇产科内分泌疾病安全用药。

盐酸氟西汀
(Fluoxetine Hydrochloride)

【作用与用途】 选择性 5-羟色胺再摄取抑制剂，用于各种抑郁性精神障碍，包括轻性或重性抑郁症、双相情感性精神障碍的抑郁症、心因性抑郁及抑郁性神经症。

【剂量用法】 一般只需每天早上一次口服 20mg，必要时可加至每天40mg，剂量和疗程遵医嘱。用于产褥抑郁症时，常以一日20mg为开始剂量，逐渐增至一日80mg口服。

【注意事项】

1. 本药半衰期较长，肝肾功能较差者应适当减少剂量。

2. 有癫痫史者、妊娠或哺乳期妇女慎用。

3. 用药期间如出现皮疹或发热，立即停药，并对症处理。

4. 不宜与单胺氧化酶抑制剂并用，必要时，应停用本药5周后，才可换用单胺氧化酶抑制剂。

【不良反应】 常见不良反应为口干、食欲减退、恶心、失眠、乏力，少数患者可见焦虑、头痛。

【观察要点】

1. 用药期间，注意观察不良反应，如恶心、呕吐、多汗、口干、头痛、腹泻等。

2. 注意监测心电图变化，避免心律失常发生。

3. 注意观察有无过敏反应，如皮疹、瘙痒、荨麻疹等，一旦出现，应立即停药。

【应急处理】 出现过敏症状，立即停药，必要时给予抗过敏药物如氯苯那敏、葡萄糖酸钙等对症治疗。

阿 米 替 林
（Amitriptyline）

【作用与用途】 三环类抗抑郁药，镇静作用强，可用于治疗各种抑郁症，主要用于治疗焦虑性或激动性抑郁症。

【用法用量】 口服给药，开始剂量一次25mg，一日2～3次，根据病情和耐受情况逐渐增至一日150～250mg，一日3次，高量一日不超过300mg，维持量一日50～150mg。用于产褥抑郁症时，常以一日50mg为开始剂量，逐渐增至一日150mg口服。

【注意事项】

1. 严重心脏病、近期有心肌梗死发作史、癫痫、青光眼、尿潴留、甲状腺功能亢进、肝功能损害以及对三环类药物过敏者禁用本药。

2. 肝肾功能严重不全、心血管疾患者及孕妇慎用本药，哺乳期妇女使用期间应停止哺乳。

3. 用药期间应监测心电图，不宜驾驶车辆、操作机械或高空作业。

4. 不得与单胺氧化酶抑制剂合用，在停用单胺氧化酶抑制剂后 14 日才能使用。

5. 患者有转向躁狂倾向时应立即停药。

6. 与乙醇或其他中枢神经系统抑制药合用，中枢神经抑制作用增强；与抗惊厥药合用，可降低抗惊厥药的作用；与单胺氧化酶合用，可发生高血压。

7. 与舒托必利合用，有增加室性心律失常的危险，严重可致尖端扭转心律失常。

8. 与肾上腺素、去甲肾上腺素合用，易致高血压及心律失常。与可乐定合用，后者抗高血压作用减弱。

9. 与氟西汀或氟伏沙明合用，增加两者血浆浓度，出现惊厥，不良反应增加。

10. 与阿托品类合用，不良反应增加。

11. 为减少对胃部刺激应饭后服用，不可突然停药，应在 1 ~2 个月内逐渐减量停药。停药后阿米替林仍发挥作用至少 7 日，故停药后应继续观察不良反应。

【不良反应】　治疗初期可能出现抗胆碱能反应，如多汗、口干、视物模糊、排尿困难、便秘等。中枢神经系统不良反应可出现嗜睡、震颤、眩晕。可发生直立性低血压。偶见癫痫发作、骨髓抑制及中毒性肝损害等。

【观察要点】

1. 服药后注意观察有无恶心、呕吐、多汗、口干、头痛、失眠等不良反应。

2. 用药前后监测血白细胞总数、肝功能，观察是否有肝功能异常的变化；检查心电图，以观察是否有心律失常。

3. 停药后仍应继续观察不良反应，因停药后阿米替林仍可发挥药理作用至少 7 日。

【应急处理】　出现嗜睡、震颤等不良反应症状，提示药物过量，立即停药，并给予对症及支持治疗。

第二节　产褥中暑安全用药

一、疾病概况、临床特点及治疗原则

（一）疾病概况

产褥中暑指产褥期因高温环境，体内余热不能及时散发引起中枢性体温调节功能障碍的急性热病，表现为高热、水电解质紊乱、循环衰竭和神经系统功能损害等。该病起病急，发病迅速，处理不当可遗留严重的后遗症，甚至死亡。引起产褥中暑的原因是产妇处在高温、高湿状态，严重影响出汗散热，导致体温调节中枢功能衰竭而出现高热、意识丧失和呼吸循环功能衰竭。

（二）临床特点

产褥中暑发病急骤，发病前有短暂的中暑先兆，出现口渴、多汗、心悸、恶心、胸闷、四肢无力等症状。中暑先兆未能得到及时处理，产妇体温开始升高，随后出现面色潮红、胸闷、脉搏增快、呼吸急促、口渴、痱子布满全身等轻度中暑症状。重度中暑时，产妇体温高达41～42℃，呈稽留热型，可出现面色苍白、呼吸急促、谵妄、抽搐、昏迷等，数小时内可因呼吸、循环衰竭而死亡，幸存者常遗留中枢神经系统不可逆的后遗症。

（三）治疗原则

立即改变高温、不通气环境，迅速降温，同时补充水分、氯化钠纠正水、电解质紊乱，及时纠正酸中毒和休克，纠正脑水肿。

二、常用药物

甘　露　醇

（Mannitol）

【作用与用途】　组织脱水药、渗透性利尿药，用于各种原因

引起的脑水肿以降低颅内压,肾前性因素或急性肾衰引起的少尿,以及预防急性肾小管坏死。

【用法用量】、【注意事项】、【不良反应】、【观察要点】、【应急处理】　见第四章第一节胎盘早剥安全用药。

地　西　泮
(Diazepam)

【作用与用途】　苯二氮䓬类药物,主要用于镇静催眠、抗焦虑,以及抗癫痫和抗惊厥。

【用法用量】、【注意事项】、【不良反应】、【观察要点】、【应急处理】　见第五章第一节妊娠期高血压疾病安全用药。

硫　酸　镁
(Magnesium Sulfate)

【作用与用途】　子宫平滑肌松弛药,用于妊娠高血压、先兆子痫、子痫、早产的治疗,亦可作为抗惊厥药,或局部湿热敷用于产褥期急性乳腺炎伴乳房肿胀明显或有肿块形成者以促进炎症消退。

【用法用量】、【注意事项】、【不良反应】、【观察要点】、【应急处理】　见第四章第二节前置胎盘安全用药。

毛花苷 C
(Lanatoside C)

【作用与用途】　洋地黄类强心苷,用于心力衰竭,因其作用较快,尤其适用于急性心功能不全或慢性心功能不全急性加重的患者;亦可用于控制伴快速心室率的心房颤动、心房扑动患者的心室率。

【用法用量】、【注意事项】、【不良反应】、【观察要点】、【应急处理】　见第五章第六节妊娠合并心脏病安全用药。

冬眠1号

（Compound Chlorpromazine Hydrochloride Injection No. 1）

【作用与用途】 冬眠1号是由氯丙嗪50mg、异丙嗪50mg、哌替啶100mg加入5%葡萄糖或0.9%氯化钠注射液250ml中配制而成的人工冬眠合剂，用于高热、烦躁患者的降温处理。

【用法用量】 静脉滴注，用量根据病情而定。

【注意事项】

1. 大剂量应用时可引起直立性低血压，用药后应静卧1～2小时，血压过低时可静滴去甲肾上腺素或麻黄碱升压，但不可用肾上腺素，以防血压降的更低。

2. 长期用药时应定期检查肝功能。

3. 严格控制输注总量，首次快速不超过150ml，持续缓慢或间断输注每天不超过500ml。

4. 冬眠合剂可能抑制呼吸，用药时应密切观察呼吸频率、节律及深浅度，连续进行血氧饱和度监测，合理氧疗。

5. 用药过程中注意保暖。

【不良反应】 主要不良反应有口干、上腹部不适、乏力、嗜睡、便秘、心悸，偶见泌乳、乳房肿大、肥胖、闭经等。对肝功能有一定影响，偶可引起阻塞性黄疸、肝大，停药后可恢复。

【观察要点】

1. 用药期间严密监测患者呼吸、血压、体温等生命体征的变化，30～60分钟测量并记录1次。冬眠1号可使部分患者脉搏加快，而且需应用冬眠1号的患者多为意识模糊状态，疏于对内出血、呼吸抑制等的观察。

2. 定时唤醒患者，约1～2小时1次，防止患者睡眠过深乃至昏睡。

3. 定时巡视病房，15～30分钟1次，观察和调节输注速度及膀胱痉挛缓解情况。

4. 冬眠1号可引起直立性低血压，应特别注意用药后静卧1～2小时，收缩压≤12kPa的患者不宜应用。

【应急处理】

1. 一经发现患者的呼吸、血压、体温等异常,立即停药并对症处理,加强对意识状态和呼吸的观察,保证充分供氧和呼吸道、各种引流管道通畅。

2. 发生直立性低血压,立即左侧卧位,监测血压变化,每小时测血压 1 次,患者起床或改变体位时,动作要缓慢。

第三节　哺乳期急性乳腺炎安全用药

一、疾病概况、临床特点及治疗原则

（一）疾病概况

哺乳期急性乳腺炎为乳房的急性化脓性感染,因细菌经乳头皲裂处或乳管口侵入乳腺组织引起,初产妇多见,好发于产后第 3~4 周,发病前常有乳头皲裂、乳腺管阻塞、乳汁淤积等诱因。

（二）临床特点

发病初期,主要表现为乳房肿胀、变硬、压痛、表面红肿、发热等;继续发展,症状加重,可有寒战、高热、倦怠、食欲减退等,有时体温可升至 39℃以上,乳房肿痛明显,局部皮肤红肿有硬结,患侧腋下淋巴结肿大,炎症在数天内软化,形成乳房脓肿,有波动感,脓肿深的皮肤发红及波动感不明显,白细胞总数及中性粒细胞均明显升高。

（三）治疗原则

1. 患侧乳房暂停哺乳,去除乳汁淤积因素。
2. 局部理疗、热敷,水肿明显者可用 25% 的硫酸镁湿热敷。
3. 抗生素抗感染治疗。

二、常用药物

抗生素,详见第三章妇产科感染性疾病安全用药。

硫 酸 镁
(Magnesium Sulfate)

【作用与用途】 子宫平滑肌松弛药,用于治疗妊娠高血压、先兆子痫、子痫、早产的治疗,亦可作为抗惊厥药,或局部湿热敷用于产褥期急性乳腺炎伴乳房肿胀明显或有肿块形成者,促进炎症消退。

【用法用量】、【注意事项】、【不良反应】、【观察要点】、【应急处理】 见第四章第二节前置胎盘安全用药。

第四节 产后便秘安全用药

一、疾病概况、临床特点及治疗原则

(一) 疾病概况

产妇产后饮食如常,但数日不解大便或排便时干燥、疼痛,难以解出,称为产后便秘,是最常见的产后并发症之一。

(二) 临床特点

产后胃肠功能降低,蠕动缓慢,肠内容物停留过久,水分被过度吸收。怀孕期间,腹壁和骨盆底的肌肉收缩力量不足。分娩晚期,会阴和骨盆或多或少的损伤,通过神经反射,抑制排便动作。产后饮食结构不合理,缺乏纤维素,食物残渣减少。产后下床活动不便,许多产妇又不习惯在床上用便盆排便。所致排便次数少、排便时很用力、解硬便、便量少、排便时会痛,或想排时却排不出来。

(三) 治疗原则

产后便秘通过调整饮食与适当锻炼一般可得到缓解,如多饮水,多食纤维素丰富、清淡易消化饮食,多下床活动等。症状较重、大便无法排出时,可使用开塞露;如连续出现便秘,可使用缓泻剂如乳果糖。

二、常用药物

开 塞 露

(Glycerine Enema)

【作用与用途】 缓泻药,润滑并刺激肠壁,软化大便,使易于排出,用于便秘。

【用法用量】 一次1支纳肛,方法为将容器顶端刺破或剪开,涂以油脂少许,缓慢插入肛门,然后将药液挤入直肠内。

【注意事项】

1. 刺破或剪开后的注药导管的开口应光滑,以免擦伤肛门或直肠。

2. 开塞露通过刺激肠壁引起排便反射,经常使用会造成肠壁干燥,引起习惯性便秘,因此不宜长期使用。

【不良反应】 尚不明确。

乳果糖口服溶液

(Lactulose Oral Solution,杜秘克)

【作用与用途】 渗透性泻药,用于治疗慢性功能性便秘。

【用法用量】 一次10ml,一日3次,口服。

【注意事项】

1. 对半乳糖不能耐受者,阑尾炎、肠梗阻、不明原因的腹痛者禁用本药。糖尿病患者及妊娠3个月以内的孕妇慎用本药。

2. 本药可导致结肠pH值下降,引致结肠pH值依赖性药物失活(如5-ASA)。

3. 使用剂量过高,可能出现腹痛或腹泻,停药即可。

【不良反应】 治疗初始几天可能会有腹胀,通常继续治疗即可消失,当剂量高于推荐治疗剂量时,可能会出现腹痛和腹泻,此时应减少使用剂量。如果长期大剂量服用,患者可能会因腹泻出现电解质紊乱。

【观察要点】

1. 治疗初期可能出现腹胀,继续治疗症状可消失,注意对患者的用药交代。

2. 注意观察是否发生腹泻及水钠代谢紊乱，与用药剂量过大有关，注意调整剂量。

3. 观察产妇用药后的排便情况，及时停药。

【应急处理】 如出现腹泻，及时调整药物剂量或停药对症处理。

第五节 晚期产后出血安全用药

一、疾病概况、临床特点及治疗原则

（一）疾病概况

分娩24小时以后，在整个产褥期内发生的大量出血，称为晚期产后出血，以产后1～2周发病最常见，亦有迟至产后6周发病者。阴道流血可为少量或中量、持续或间断，亦可表现为急剧大量流血，同时有血凝块排出。产妇多伴有寒战、低热，且常因失血过多导致严重贫血或休克。

（二）临床特点

胎盘胎膜残留，出血时间多发生在产后10天左右，表现为血性恶露持续时间延长，反复出血或突然大量流血。子宫胎盘附着面感染或复旧不全，出血时间多发生在产后2周左右，表现为突然大量阴道流血，子宫大而软。剖宫产后子宫伤口裂开，多发生在术后2～3周，表现为大量阴道流血。产后子宫滋养细胞疾病、子宫黏膜下肌瘤、子宫颈癌、子宫颈癌损伤等，均可导致晚期产后出血。

（三）治疗原则

产后少量或中量流血、持续不净者，可给予子宫收缩剂和抗菌药物，促使子宫收缩和控制感染。疑有胎盘、胎膜残留或胎盘附着部复旧不全，应在静脉输液、备血及准备手术的条件下刮宫，同时用子宫收缩剂。疑剖宫产术后子宫切口裂开，仅少量阴道流血，给

予广谱抗生素及支持疗法，阴道流血较多，可剖腹探查。

二、常用药物

抗感染药物，详见第三章妇产科感染性疾病安全用药。

米索前列醇
(Misoprostol)

【作用与用途】 子宫平滑肌收缩药，可促进子宫收缩，治疗晚期产后出血；亦可与米非司酮序贯合并使用，终止停经49天内的早期妊娠。

【用法用量】、【注意事项】、【不良反应】、【观察要点】、【应急处理】 见第六章第三节产后出血安全用药。

缩 宫 素
(Oxytocin)

【作用与用途】 子宫平滑肌收缩药，用于引产、催产、产后及流产后因宫缩无力或缩复不良而引起的子宫出血，或了解胎盘储备功能（缩宫素激惹试验）。

【用法用量】、【注意事项】、【不良反应】、【观察要点】、【应急处理】 见第四章第一节胎盘早剥安全用药。

（王玉杰 高钿 王玉晨 邹晓蕾）

第八章

外阴皮肤疾病安全用药

第一节　外阴神经性皮炎安全用药

一、疾病概况、临床特点及治疗原则

外阴神经性皮炎是以阵发性外阴皮肤瘙痒和皮肤苔藓化为主要症状的慢性皮肤炎症性疾病。多发生于老年和绝经后妇女，常随季节变化，有夏季加重冬季缓解之趋势。主要治疗原则为口服药物以抗组胺类为主，外用可选用类固醇激素药膏涂擦。

二、常用药物

阿司咪唑

（Astemizole，息斯敏）

【作用与用途】　本药为没有中枢镇静和抗胆碱能作用的强效及长效组胺 H_1 受体拮抗剂。用于治疗过敏性反应症状及体征。

【用法用量】　口服给药。12 岁以上儿童及成人：一日 1 次，一次 3～6mg，一日不超过 10mg。

【注意事项】

1. 因阿司咪唑广泛地经肝脏代谢，患有显著肝功能障碍的患者应尽量避免服用本药。

2. 具有心电图 Q-T 间期延长倾向的患者服用阿司咪唑有可能导致 Q-T 间期延长和（或）室性心律失常。因此建议患有先天性 Q-T 综合征或同服可能延长 Q-T 间期的药物（包括抗心律失常药和特非那定）及低钾血症的患者应尽量避免服用本药。

3. 妊娠妇女禁用,哺乳期妇女必须在医生指导下权衡利弊使用。

4. 由于本药广泛经肝脏代谢,故有严重肝功能障碍者禁用。

5. 禁忌与艾滋病毒蛋白酶抑制剂(如利托那韦、茚地那韦)、Mibefradil(一种新型的钙拮抗剂)、治疗剂量的奎宁合用。

【不良反应】

1. 心血管系统,超量服用本药可发生 Q-T 间期延长或室性心律失常,包括表现为晕厥的尖端扭转型室性心动过速。

2. 偶见体重增加、过敏反应(如血管性水肿、支气管痉挛、光敏感、瘙痒、皮疹),且个别有惊厥、良性感觉异常、肌痛/关节痛、水肿、情绪紊乱、失眠、噩梦、氨基转移氨酶升高和肝炎。

【观察要点】

1. 支气管哮喘患者服用阿司咪唑后可能使痰液黏稠,不易咳出而加重呼吸困难。应注意观察呼吸频率有无异常。

2. 用药途中应注意观察有无嗜睡、注意力不集中、步态不稳、共济失调等症状。如有出现常为中枢神经系统受到抑制的先兆,应报告医生立即停药。

3. 用药过程中嘱患者不得驾驶车辆、高空作业或操作机器。

4. 如与催眠、镇静、地西泮类药物合用,或同时饮酒可加重中枢抑制作用。应注意中枢神经系统有无恶心、呕吐、肌张力障碍等中枢神经系统异常。

【应急处置】

1. 如出现中毒症状应立即停药,遵医嘱进行催吐、洗胃、导泻,静脉补液,吸氧和对症治疗。

2. 发生惊厥时可给予 10% 水合氯醛液 10 ~ 15ml 保留灌肠,或静脉注射硫喷妥钠。

3. 出现中枢抑制现象时,忌用中枢兴奋剂,对深度抑制者,特别是影响呼吸时,应遵医嘱酌情给予呼吸兴奋剂,但应密切观察呼吸情况,以防发生惊厥。

苯海拉明

(Diphenhydramine)

【作用与用途】　抗组胺作用,可与组织中释放出来的组胺竞

争效应细胞上的 H_1 受体,从而制止过敏反应。

【用法用量】 饭后服药口服,一次 25~50mg,一日 2~3 次。深部肌内注射,一次 20mg,一日 1~2 次。

【注意事项】

1. 重症肌无力者、闭角型青光眼者、前列腺肥大者、对本药及赋形剂过敏者、新生儿、早产儿禁用。

2. 幽门十二指肠梗阻、消化性溃疡所致幽门狭窄、膀胱颈狭窄、甲状腺功能亢进、心血管病、高血压以及下呼吸道感染(包括哮喘)者不宜用本药。

3. 对其他乙醇胺类高度过敏者,对本药也可能过敏。

4. 应用本药后避免驾驶车辆、高空作业或操作机器。

5. 肾衰竭时,给药的间隔时间应延长。

6. 本药的镇吐作用可给某些疾病的诊断造成困难。

【不良反应】

1. 常见中枢神经抑制作用、共济失调、恶心、呕吐、食欲减退等。

2. 少见气急、胸闷、咳嗽、肌张力障碍等。

3. 偶可引起皮疹、粒细胞减少、贫血及心律失常。

【观察要点】、【应急处置】 见阿司咪唑。

【案例分析】 某青年女性患者,因患外阴神经性皮炎 2 周就医,医生医嘱:苯海拉明 20mg 深部肌内注射,一日 2 次。护士遵医嘱注射至治疗第 3 天,注射后 10 分钟,患者突然感觉恶心、呕吐并伴有步态不稳现象,经询问得知患者有长期服用催眠药物史,遵医嘱立即给予平卧位,吸氧,静脉输液后,患者感觉症状缓解。

分析点评:苯海拉明可抑制中枢神经,如与催眠、镇静、地西泮类药物合用,或同时饮酒可加重中枢抑制作用。该案例由于医生、护士均未详细询问患者既往服用药物史,导致患者出现共济失调现象。

提示:用药前应详细了解患者的药物使用史及过敏史,苯海拉明可增强中枢神经抑制药的作用,共同使用易出现中枢神经抑制、共济失调等不良反应。患者长期服用催眠药物,在合用苯海拉明进行治疗时应格外注意用药后的反应,一旦出现不良反应,应立即置患者平卧位,防止跌倒,并给予低流量吸氧及遵医嘱对症治疗。

马来酸氯苯那敏

(Chlorphenamine Maleate,氯苯那敏)

【作用与用途】　可用于治疗皮肤黏膜的过敏,并能缓解虫咬所致皮肤瘙痒和水肿;也可用于控制药疹和接触性皮炎,但同时必须停用或避免接触致敏药物。当症状急、重时可应用注射液。

【用法用量】

口服:成人一次 1 片,一日 3 次。肌内注射:成人一次 5 ~ 20mg。

【注意事项】

1. 同时饮酒或服用中枢神经抑制药,可使抗组胺药效增强。

2. 本药可增强金刚烷胺、抗胆碱药、氟哌啶醇、吩噻嗪类以及拟交感神经药等的作用。

3. 奎尼丁和本药同用,其类似阿托品样的效应加剧。

4. 本药和三环类抗抑郁药物同用时,可使后者增效。

5. 对其他抗组胺药或下列药物过敏者,也可能对本药过敏,如麻黄碱、肾上腺素、异丙肾上腺素、间羟异丙肾上腺素(羟喘)、去甲肾上腺素等拟交感神经药。对碘过敏者对本药可能也过敏。

6. 下列情况慎用。膀胱颈部梗阻;幽门十二指肠梗阻;消化性溃疡所致幽门狭窄;心血管疾病;青光眼(或有青光眼倾向者);高血压;高血压危象;甲状腺功能亢进;前列腺肥大体征明显时。

7. 本药不可应用于下呼吸道感染和哮喘发作的患者(因可使痰液变稠而加重疾病)。

8. 用药期间,不得驾驶车、船或操作危险的机器。

9. 小量氯苯那敏可由乳汁中排出;由于本药的抗 M 胆碱受体作用,泌乳可能受到抑制,哺乳期妇女不宜使用。新生儿、早产儿不宜用。

【不良反应】　嗜睡、疲劳、乏力、口鼻咽喉干燥、痰液黏稠,可引起注射部位局部刺激和一过性低血压,少见皮肤瘀斑、出血倾向。

【观察要点】

1. 在使用药物之前应详细询问患者既往病史及药物过敏史。

2. 在老年患者使用过程中应观察患者有无头痛、头晕现象，如有不适应立即检测血压，以免发生一过性低血压。

3. 患者用药过程中，应嘱患者不得服用其他镇静、催眠类药物，观察有无嗜睡、疲劳、乏力等症状，以免发生呼吸中枢抑制现象。

【应急处置】

1. 因服用抗过敏药物引起再次发生过敏反应的症状会更加严重，因此如出现使用抗过敏药后原有症状未能改善，皮疹反而增多，应立即停药。一般情况下，这种过敏反应在停药数小时到数天后逐渐消失。

2. 如患者出现过敏性休克，应立即给予患者平卧位，氧气吸入，盐酸肾上腺素 1mg 皮下注射，遵医嘱给予静脉输液治疗。

氯雷他定

（Loratadine，开瑞坦）

【作用与用途】 本药可用于减轻慢性荨麻疹及其他过敏性皮肤病的症状及体征。

【用法用量】 空腹口服，成人及 12 岁以上儿童一次 10mg，一日 1 次。

【注意事项】

1. 抑制肝药物代谢酶功能的药物能使本药的代谢减慢。

2. 与大环内酯类抗生素、西咪替丁、茶碱等药物并用也可抑制氯雷他定的代谢。

3. 对肝功能受损者，本药的清除率减少，故应减低剂量，可按隔日 10mg 服药。

4. 孕妇慎用。服药期宜停止哺乳。

5. 对本药过敏者或特异体质的患者禁用。

【不良反应】 主要包括头痛、嗜睡、疲乏、口干、视觉模糊、血压降低或升高、心悸、晕厥、运动功能亢进、肝功能改变、黄疸、肝炎、肝坏死、脱发、癫痫发作、乳房肿大、多形性红斑及全身性过敏反应。

【观察要点】、【应急处置】 参见阿司咪唑。

盐酸西替利嗪

（Cetirizine Hydrochloride，仙特明）

【作用与用途】 季节性鼻炎、常年性过敏性鼻炎的对症治疗以及非鼻部症状结膜炎，过敏引起的瘙痒和荨麻疹症状。

【用法用量】 口服，成人，一次 10mg，一日 1 次。服药时间可按症状出现规律而定，症状出现于晚间者可于临睡前服药；症状出现于白天者，可于晨间服药；对于昼夜均有症状或服药后有轻度不良反应者，可分 2 次服用，早晚各服 5mg。

【注意事项】

1. 禁用于对本药的任何成分过敏者。
2. 禁用于严重肾功能损害的患者。
3. 怀孕 3 个月的孕妇及哺乳期妇女慎用。

【不良反应】 偶有轻微和短暂的不良反应。如头痛、头晕、嗜睡、激动不安、口干、肠胃不适。罕有过敏反应。

【观察要点】、【应急处置】 见阿司咪唑。

依巴斯汀

（Ebastine Tablets，开思亭）

【作用与用途】 荨麻疹、过敏性鼻炎、湿疹、皮炎、痒疹、皮肤瘙痒症等。

【用法用量】 口服，成人用量为：一日 1 次，一次 10mg。

【注意事项】

1. 有肝功能障碍者或障碍史者慎用。
2. 驾驶或操纵机器期间慎用。
3. 孕妇及哺乳期妇女慎用。

【不良反应】

1. 过敏症，罕见皮疹、水肿发生。
2. 消化道反应，偶见口干、胃不适。
3. 肝功能异常，偶见 GPT、ALP 升高。
4. 罕见心动过速。
5. 有时困倦，偶见头痛、头昏。

6. 偶见嗜酸性粒细胞增多。

【观察要点】、【应急处置】 见阿司咪唑。

葡萄糖酸钙注射液

(Calcium Gluconate Injection)

【作用与用途】 可用于治疗过敏性疾病。

【用法用量】

静脉给药:用10%葡萄糖注射液稀释后缓慢注射,成人一般一日1g,每分钟不超过5ml。

【注意事项】

1. 静脉注射时如漏出血管外,可致注射部位皮肤发红、皮疹和疼痛,并可随后出现脱屑和组织坏死。若发现药液漏出血管外,应立即停止注射,并用氯化钠注射液作局部冲洗注射,局部给予氢化可的松、1%利多卡因和透明质酸,并抬高局部肢体及热敷。

2. 对诊断的干扰。可使血清淀粉酶增高,血清H-羟基皮质醇浓度短暂升高。长期或大量应用本药,血清磷酸盐浓度降低。

3. 不宜用于肾功能不全患者与呼吸性酸中毒患者。

4. 应用强心苷期间禁止静注本药。

5. 禁与氧化剂、枸橼酸盐、可溶性碳酸盐、磷酸盐及硫酸盐配伍。

6. 与噻嗪类利尿药同用,可增加肾脏对钙的重吸收而致高钙血症。

【不良反应】 静脉注射可有全身发热,静注过快可产生心律失常甚至心脏停搏、呕吐、恶心。可致高钙血症,早期可表现便秘、嗜睡、持续头痛、食欲减退、口中有金属味、异常口干等,晚期征象表现为精神错乱、高血压、眼和皮肤对光敏感、恶心、呕吐,心律失常等。

【观察要点】

1. 在用药前应测定患者的心脏功能及生命体征的基础数值。

2. 因钙盐能兴奋心脏,注射过快引起心律失常,故注射宜缓慢,有心脏疾病患者慎用。并控制好用药剂量、浓度及推注速度。静脉用药途中严密观察心率变化,每10~15分钟监测1次心率,如有心率过快,提示推注速度过快,应立即减慢推注速度,并遵医嘱处理。

3. 静脉推注时应随时观察注射部位皮肤情况，如有皮肤发红、皮疹和疼痛，提示有药液外渗应立即停止注射，重新更换血管注射。以免出现脱屑和皮肤坏死。

【应急处置】

1. 备好急救药物0.1%肾上腺素。由于钙盐有兴奋心脏的作用，护士应随时备好肾上腺素，一旦患者发生心律失常或心脏骤停现象，应立即遵医嘱给予0.1%肾上腺素皮下注射。

2. 患者取平卧位，给予低流量氧气吸入，遵医嘱给予静脉输液。

3. 静脉注射时若发现药液漏出血管外，应立即停止注射，并用氯化钠注射液作局部冲洗注射，局部给予氢化可的松、1%利多卡因封闭，并抬高局部肢体及热敷。

【案例分析】　某中年女性，因外阴局部皮疹数周伴瘙痒难忍，来院就诊，诊断为外阴神经性皮炎，医生医嘱：10%葡萄糖酸钙10ml加50%葡萄糖20ml静脉注射。护士用时约1分钟注射混合液4ml时，患者主诉头晕、胸闷憋气、心慌不适，测心率110次/分。立即让患者取平卧位，给予氧气吸入，护士停止注射，片刻患者主诉头晕、胸闷憋气症状减轻，心慌好转，余无其他不适。缓慢推注完剩余药液，观察半小时无不良反应后离院。

分析点评：葡萄糖酸钙有兴奋心脏的作用，推注速度过快或过量，会发生心律失常或心脏骤停的重度反应，该案例由于护士未严格按照药物性质要求操作，推注葡萄糖酸钙速度过快，引起患者不良反应。

提示：用药前及用药过程中按时监测患者的心率变化。葡萄糖酸钙用10%葡萄糖注射液稀释后应缓慢注射，每分钟不超过5ml，不可推注速度过快或超量。患者一旦出现心脏不适，应立即停止注射，给予氧气吸入，报告医生并遵医嘱对症处理。

硫代硫酸钠
（Sodium Thiosulfate）

【作用与用途】　本药具有解毒、抗过敏和杀菌作用。低剂量注射可用于抗过敏(如皮肤瘙痒症、慢性荨麻疹、药疹等)。可外用于治疗皮肤疥疮、癣及慢性皮炎等。

【用法用量】

成人,抗过敏:静脉注射,一次0.5~1g(5%的溶液10~20ml),一日1次;10~14日为1个疗程。肌内注射剂量同静脉注射。皮肤疥疮、癣、慢性皮炎等:20%~40%的本药溶液外用。

【注意事项】 本药与亚硝酸钠同时应用,可加重血压降低。本药作为抗氧化剂,可防止呋喃西林溶液浓度下降。静脉注射不宜过快,以免引起血压下降。勿与硝酸盐、氯酸盐、高锰酸钾和重金属合用。

【不良反应】

1. 本药静脉注射后除有暂时性渗透压改变外,无其他不良反应。渗透压改变的表现为头晕和乏力等。

2. 本药外用可能引起接触性皮炎。

【观察要点】

1. 严格掌握药物配伍禁忌。

2. 用药途中应注意观察有无嗜睡、注意力不集中、步态不稳、共济失调等症状。如有出现常为中枢神经系统受到抑制的先兆,应报告医生遵医嘱立即停药。

3. 用药过程中嘱患者不得驾驶车辆、高空作业或操作机器。

4. 应注意中枢神经系统有无恶心、呕吐、肌张力障碍等中枢神经系统异常。

【应急处理】

1. 一旦出现不良反应,立即停药。

2. 遵医嘱给予对症处理。同时注意观察记录疗效。

第二节 外阴瘙痒安全用药

一、疾病概况、临床特点及治疗原则

外阴瘙痒是妇产科常见的由多种原因引起的一种症状。常发

生在阴蒂、小阴唇、大阴唇、会阴及肛门周围。可发生在各年龄组，但多发生在更年期及老年期。瘙痒难忍常为阵发性。主要治疗原则：一般治疗为保持外阴清洁、干燥；病因治疗为消除引起瘙痒的局部或全身性因素如滴虫、真菌感染或糖尿病等。

二、常用药物

间 苯 二 酚
(Resorcinol)

【作用与用途】　临床用于湿疹、银屑病、脂溢性皮炎、痤疮、浅部皮肤真菌感染和股癣、婴幼儿体癣、花斑癣、皮肤念珠菌病、鸡眼、寻常疣等的治疗。

【用法用量】

外用：使用洗剂或软膏外涂。

【注意事项】　应用本药可引起接触性皮炎，因本药可经皮肤或溃疡面吸收；应用本药时应避免接触眼睛。本药与药用肥皂或清洁剂、痤疮制剂、含有乙醇制剂共用，可引起皮肤过度刺激或干燥作用，因此忌与以上药物同用。

【不良反应】　本药有抗甲状腺作用，长期应用(特别应用在溃疡面上)，可导致黏液性水肿。皮肤黝黑患者，因可引起色素形成，需慎用本药。本药可使淡色发染黑，用药后数天内可使皮肤发红和脱屑。

【观察要点】　长期使用时，观察是否出现黏液性水肿等不良反应。

【应急处置】　如果出现局部皮肤渗液、水肿现象，应立即停药。用温水将患处清洗干净，使用多磺酸黏多糖软膏点涂局部，经上述处理后，症状会逐渐缓解。

氢化可的松软膏
(Hydrocortisone Ointment)

【作用与用途】　用于过敏性皮炎、湿疹、神经性皮炎、脂溢性皮炎及瘙痒症等。

【用法用量】

外用：一日2～4次，涂于患处，并轻揉片刻。

【注意事项】

1. 不宜长期使用，并避免全身大面积使用。

2. 涂布部位如有灼烧感、瘙痒、红肿等，应停止用药，洗净。必要时向医师咨询。

3. 禁用于感染性皮肤病，如脓疱病、体癣、股癣等。

4. 孕妇、哺乳期妇女、儿童应避免长期大面积使用。

【不良反应】　长期使用可致皮肤萎缩、毛细血管扩张、色素沉着以及继发感染。偶见过敏反应。

【观察要点】

1. 因氢化可的松药物可诱发十二指肠溃疡，胃病患者用药过程中应随时观察患者有无腹疼、腹胀、呕吐等消化道症状。

2. 氢化可的松软膏为糖皮质激素类药物，长期使用可致皮肤萎缩和色素沉着。在患者用药过程中应注意观察皮肤变化，是否导致皮肤色素沉着，如有皮肤颜色改变，提示用药时间过长，应及时停药。

3. 局部皮肤并发细菌感染时，用药可增加对感染的易感性，如发生毛囊炎、痤疮、接触性皮炎等，应立即停止外用，以免感染范围扩大，病情加重。

【应急处置】

1. 胃病患者并发十二指肠溃疡时，应立即停药，报告医生，并遵医嘱给予保护胃黏膜药物及对症治疗。

2. 如果用药过程中皮肤出现颜色脱失或色素沉着，用药局部皮肤发生破损，应立即停药，给予保护性治疗。

40%氧化锌油膏

(Zinc Oxide Oil)

【作用与用途】　用于烧伤、烫伤、皮炎，湿疹等。

【用法用量】　皮肤外用。用时调匀，涂于患处。

【注意事项】　本药仅供外用，不得内服。

【不良反应】　尚未见相关不良反应报道。

【观察要点】

1. 用药前应检查患者皮肤有无糜烂、渗液等皮肤破损现象。

2. 用药过程中注意随时观察患者皮肤有无红斑、水肿、烧灼感等过敏反应，如发生皮肤受损情况，提示患者对氧化锌过敏，应遵医嘱停药。

【应急处置】　如果出现皮肤红斑、水肿现象，应立即停药。用温水将患处清洗干净，使用多磺酸黏多糖软膏点涂局部。口服抗过敏药物，经上述处理后，症状会逐渐缓解。

【案例分析】　某中年女性患者，因外阴局部皮肤阵发性瘙痒难忍，尤以夜间加重，部分皮肤因瘙痒抓挠皮肤出现破溃，医生医嘱：40% 氧化锌软膏外涂阴部，一日 2 次。3 日后患者会阴部瘙痒症状有所减轻，但出现局部皮肤红斑性渗出伴水肿、疼痛等症状。遵医嘱停药，局部涂以多磺酸黏多糖软膏，以减少局部皮肤渗液，消除水肿，并口服氯苯那敏 4mg，一日 3 次。1 周后患者症状缓解。

分析点评：氧化锌软膏具有灭菌、止痒和溶解角质的作用。但不宜在破损皮肤及伤口上使用，该案例由于护士治疗操作时未详细检查患者外阴皮肤情况，引起患者不良反应。

提示：用药前应评估患者的皮肤的完整性，观察有无破损、糜烂、渗液现象，告知患者氧化锌软膏不宜在破损皮肤及伤口上使用。用药过程中应随时观察患者皮肤对药物的耐受性及皮肤变化。

第三节　外阴湿疹安全用药

一、疾病概况、临床特点及治疗原则

外阴湿疹是一种常见的过敏性、炎症性外阴皮肤病，有明显的渗出倾向，一般认为是由第Ⅳ型变态反应引发。其主要特征是多形性皮肤损害、反复发作、对称发生、瘙痒剧烈，中老年多见。治疗原则以隔绝致敏源及各种不良刺激、止痒为主。

二、常用药物

马来酸氯苯那敏、阿司咪唑

详见第八章第一节外阴神经性皮炎安全用药。

维生素 C
(Vitamin C)

【作用与用途】　用于防治坏血病、各种贫血、过敏性皮炎、瘙痒症等。

【用法用量】　口服一次 0.1~0.25g,一日 3 次,饭后服用;肌内或静脉注射一日 0.5~1g,或视病情而定。

【注意事项】、【不良反应】、【观察要点】、【应急处置】　详见第四章第二节前置胎盘安全用药。

炉甘石洗剂
(Calamine Lotion)

【作用与用途】　用于急性瘙痒性皮肤病,如湿疹和痱子。

【用法用量】　局部外用,用时摇匀,取适量涂于患处,一日 2~3 次。

【注意事项】

1. 避免接触眼睛和其他黏膜(如口、鼻等)。

2. 用药部位如有烧灼感、红肿等情况应停药,并将局部药物洗净,必要时向医师咨询。

3. 本药不宜用于有渗出液的皮肤。

4. 对本药过敏者禁用,过敏体质者慎用。

【不良反应】　尚未见相关不良反应报道。

【观察要点】

1. 因炉甘石洗剂为复方制剂,在使用前应充分摇匀后使用。

2. 避免接触眼睛和其他黏膜(如口、鼻等)。

3. 皮肤如有破损渗液现象,应立即停药。

【应急处置】

1. 炉甘石洗剂为外用药，如不慎接触眼睛，可导致角膜和结膜灼伤、坏死。应立即用生理盐水、冷开水或清水至少冲洗10分钟，对症处理眼接触。

2. 如误服中毒，可引起消化道灼伤，出现咽喉、食管及上腹部烧灼痛、口腔黏膜糜烂，应立即洗胃、催吐、补液治疗。

【案例分析】 某患者因巴氏腺脓肿伴外阴湿疹入院，医生医嘱：炉甘石洗剂外用外阴处，一日2~3次，护士发药时患者不在病房。随将药瓶放置患者床头桌上，患者返回病房时误以为炉甘石洗剂为口服药液，饭后口服15ml后，患者出现咽喉部疼痛伴恶心、呕吐及上腹部烧灼感，立即遵医嘱给予催吐、补液、保护胃黏膜药物治疗，患者症状逐渐缓解。

分析点评：炉甘石洗剂为外用药物，口服可引起消化道灼伤等现象，该案例由于护士未执行发放药物应交至患者本人，并应详细告知药物使用方法及注意事项的规定，引起患者发生误服中毒。

提示：护士在工作中应严格执行告知患者药物使用方法、用药剂量及注意事项的规定，不可将药品随意交给患者，防止出现误服。

第四节 外阴硬化性苔藓安全用药

一、疾病概况、临床特点及治疗原则

外阴硬化性苔癣是以外阴、肛周皮肤萎缩变薄为主要症状表现的疾病。由于皮肤萎缩为此病特征，故也称此病为“硬化萎缩性苔藓”。病变主要侵犯阴蒂及其包皮、小阴唇、阴唇后联合及肛周，是最常见的外阴白色病变。可发生于包括幼女在内的任何年龄妇女。

治疗原则：①一般治疗：保持外阴清洁干燥，禁用刺激性大的药物或肥皂清洗外阴；②局部激素药物治疗：一般主张应用糖皮质激素治疗，疗效肯定；③手术治疗：对病情严重或药物治疗无效者，可行表浅外阴切除或激光切除，因难以避免再度复发，目前很少采用。

二、常用药物

氟轻松软膏

(Fluocinonide Ointment)

【作用与用途】 本药为肾上腺皮质激素类药。用于过敏性皮炎、异位性皮炎、接触性皮炎、脂溢性皮炎、湿疹、皮肤瘙痒症、银屑病、神经性皮炎等。

【用法用量】 涂于患处,一日2次。封包治疗仅适于慢性肥厚或掌跖部位的皮损。

【注意事项】

1. 用于破损皮肤,长期应用可吸收引起全身性作用。

2. 对并发细菌感染的皮肤病,应与相应的抗生素配用,如感染未改善应停用。

3. 本药不能长期大面积应用。

【不良反应】 长期或大面积应用,可引起皮肤萎缩及毛细血管扩张,发生痤疮样皮炎和毛囊炎,口周皮炎,增加对感染的易感染性等。偶可引起变态反应性接触性皮炎。

【观察要点】

1. 如皮肤发生感染、细纹或萎缩,应立即停药并通知医师。

2. 使用封闭式敷料的患者,出现发热症状,应及时解除敷料并通知医师。

3. 观察患者是否发生高血糖、糖尿、下丘脑-垂体-肾上腺皮质轴抑制和库欣综合征。

【应急处理】 出现皮肤刺激或溃疡、过敏和感染,应立即停药及时通知医师处理。

醋酸氢化可的松软膏

(Hydrocortisone Acetate Cream)

【作用与用途】 用于过敏性皮炎、湿疹、神经性皮炎、脂溢性皮炎及瘙痒症等。

【用法用量】、【注意事项】、【不良反应】、【观察要点】、【应急处置】 详见本章第二节外阴瘙痒安全用药。

丙 酸 睾 酮

(Testosterone Propionate)

【作用与用途】 外用可用于外阴硬化性苔藓。

【用法用量】 临床上一般以200mg丙酸睾酮加入10g凡士林油膏或软膏配制成2%制剂涂于患部,擦后稍予按摩,最初1个月,一日3次,用药1个月左右可出现疗效,继而一日1次共2个月,最后每周2次,共用3个月至半年,瘙痒消失后1~2年内,用药次数可逐渐减少,直至每周1~2次维持量。若用丙酸睾酮后有局部男性化副作用可停药观察,如症状仍较明显的可用黄体酮100mg加入30g凡士林软膏中局部涂擦替代。

【注意事项】 目前均认为含丙酸睾酮的软膏局部涂擦是治疗硬化性苔藓的标准方法,但其疗效常因人而异,有的病变有所改善,但亦有无明显疗效者。孕妇禁用。儿童长期应用可严重影响生长发育,慎用。

【不良反应】

1. 大剂量可致女性男性化,男性睾丸萎缩,精子减少。
2. 水肿、黄疸、肝功能异常。
3. 皮疹。

【观察要点】

1. 长期用药的女性患者可出现女性男性化表现,如多毛、痤疮、闭经、阴蒂增大、声音变粗等。在用药过程中,应注意观察是否发生男性化表现。
2. 肝、肾疾病患者用药时应注意有无水钠潴留现象,引起水肿及转氨酶升高。

【应急处置】 肝、肾功能不全患者用药过程中,一旦出现转氨酶升高,应立即遵医嘱应用保肝药物,避免肝功进一步损害。

丙酸氯倍他索软膏

(Clobetasol Propionate Cream)

【作用与用途】 适用于慢性湿疹、银屑病、扁平苔藓、盘状红斑狼疮、神经性皮炎、掌跖脓疱病等。

【用法用量】 外用。涂于患处，一日 2 次。

【注意事项】

1. 长期、大面积应用或采用封包治疗部分患者可出现库欣综合征、高血糖及尿糖等表现。

2. 大面积使用不能超过 2 周；治疗顽固、斑块状银屑病，若用药面积仅占体表的 5% ~10%，可以连续应用 4 周。每周用量均不能超过 50g。

3. 不能应用于面部、腋部及腹股沟等皮肤褶皱部位，因为即便短期应用也可造成皮肤萎缩、毛细血管扩张等不良反应。

4. 如伴有皮肤感染，必须同时使用抗感染药物。如同时使用后，感染的症状没有及时改善，应停用本药直至感染得到控制。

5. 妊娠期及哺乳期妇女慎用。孕妇不能长期大量、大面积使用。婴儿及儿童不宜使用。

【不良反应】 可在用药部位产生红斑、灼热、瘙痒等刺激症状，毛囊炎，皮肤萎缩变薄，毛细血管扩张。还可引起皮肤干燥，多毛，萎缩纹，增加感染的易感性等。长期用药可能引起皮质功能亢进症，表现为多毛、痤疮、满月脸、骨质疏松等症状。偶可引起变态反应性接触性皮炎。

【观察要点】

1. 用药期间应随时观察患者局部皮肤有无产生红斑、干燥、脱屑、瘙痒、针刺感、烧灼感等皮肤刺激症状，以及皮肤颜色有无改变，毛细血管是否扩张等现象。

2. 长期大面积用药可能因大量吸收而产生激素依赖性皮炎，因此长期用药患者应注意观察有无出现皮质功能亢进的临床表现，如多毛、痤疮、满月脸、骨质疏松等症状。

3. 如伴有皮肤感染，必须同时使用抗感染药物。如同时使用后，感染的症状没有及时改善，应停用丙酸氯倍他索软膏直至感染得到控制。

【应急处置】

1. 因丙酸氯倍他索软膏属于强效皮质类固醇外用制剂，作用迅速。长期用药患者如出现皮质功能亢进的表现,应立即停药并通知医生,给予对症治疗,以免引起其他并发症。

2. 如患者皮肤出现红斑、瘙痒、烧灼感等刺激症状,应立即停药,局部涂多磺酸黏多糖软膏,保护皮肤,缓解刺激症状。

3. 并发皮肤感染症状加重时,应遵医嘱停用药物,应用抗生素对症治疗。

第五节　外阴鳞状上皮增生常用药物

一、疾病概况、临床特点及治疗原则

外阴鳞状上皮增生是以外阴瘙痒为主要症状但病因不明的外阴疾病。外阴局部皮肤长期处于潮湿状态和阴道排出物的刺激等解剖生理因素可能与其发病有关。

治疗原则:①一般治疗:保持外阴清洁干燥,禁用刺激性大的药物或肥皂清洗外阴;②局部激素药物治疗:主要在于控制皮肤瘙痒,一般主张应用皮质激素治疗;③手术治疗:外阴鳞状上皮增生发生癌变机会约为5%,局部药物治疗无效可改用外科治疗,但难以避免再度复发。

二、常用药物

醋酸曲安奈德乳膏

(Triamcinolone Acetonide Acetate Cream)

【作用与用途】　用于过敏性皮炎、湿疹、神经性皮炎、脂溢性皮炎及瘙痒症。

【用法用量】　外用,一日2~3次,涂患处,并轻揉片刻。

【注意事项】　不宜长期使用,并避免全身大面积使用。涂布部位如有灼烧感、瘙痒、红肿等,应停止用药,洗净。孕妇及哺乳期妇女在权衡利弊情况下,尽可能避免长期、大量使用。

【不良反应】　长期使用可引起局部皮肤萎缩、毛细血管扩张、色素沉着以及继发感染。

【观察要点】

1. 避免接触眼睛和其他黏膜(如口腔内、鼻等)。

2. 用药期间应随时观察患者局部皮肤有无产生烧灼感、瘙痒、针刺感、红肿、疼痛等皮肤刺激症状,及皮肤感觉有无改变等现象。

3. 长期使用时可出现皮肤萎缩、毛细血管扩张、色素沉着以及继发感染。因此面部、腋下、腹股沟及外阴等皮肤细薄处、褶皱处用药,应注意观察有无出现皮肤萎缩、毛细血管扩张等现象。

【应急处置】

1. 如曲安奈德乳膏不慎接触眼睛和口、鼻黏膜,应立即用生理盐水冲洗干净。如有红肿,应用含呋喃西林洗液的纱布湿敷患处。

2. 局部皮肤如出现红肿、瘙痒、针刺的感觉,应立即停药,局部给予多磺酸黏多糖软膏涂擦,保护皮肤,缓解刺激症状。

氟轻松软膏

(Fluocinonide Ointment)

【作用与用途】　本药为肾上腺皮质激素类药。用于过敏性皮炎、异位性皮炎、接触性皮炎、脂溢性皮炎、湿疹、皮肤瘙痒症、银屑病、神经性皮炎等。

【用法用量】、【注意事项】、【不良反应】、【观察要点】、【应急处置】　详见本章第四节外阴硬化性苔藓安全用药。

氢化可的松软膏

(Hydrocortisone Acetate Cream)

【作用与用途】　用于过敏性皮炎、湿疹、神经性皮炎、脂溢性皮炎及瘙痒症等。

【用法用量】、【注意事项】、【不良反应】、【观察要点】、【应急处置】　详见本章第二节外阴瘙痒安全用药。

(韩玉芳　马春红　张韬)

第九章

计划生育安全用药

第一节　避孕安全用药

一、疾病概况、临床特点及治疗原则

避孕(contraception)是应用科学手段使妇女暂时不受孕。主要控制生殖过程中的三个环节:抑制精子与卵子产生;阻止精子与卵子结合;使子宫环境不利于精子获能、生存,或者不适宜受精卵着床和发育。常见的避孕法有:使用避孕药、避孕套、避孕膜,安全期避孕法、体外排精避孕法、压缩尿道避孕法、手术避孕法等。

二、常用药物

炔诺酮
(Norethisterone)

【作用与用途】　单方或与雌激素合用能抑制排卵,作避孕药。

【用法用量】

1. 用于短效口服避孕药　包括复方炔诺酮片、膜或纸片以及口服避孕片(膜)0号,从月经周期第5日开始服药,一日1片,晚饭后服用为宜(上夜班者早饭后服),连服22日,服完药后等月经来潮,在下次月经的第5日继续服药。

2. 用于探亲避孕药　探亲避孕丸、炔诺酮滴丸于同房当晚开始服用,每晚1丸。同房10日之内,必须连服10丸;同房半个月,

连服14丸;超过半个月者,服完14丸后接着改服短效口服避孕药,直至探亲期结束。

【注意事项】

1. 妊娠4个月内慎用,不宜用于早孕试验。

2. 心血管疾病、高血压、肾功能损害、糖尿病、哮喘病、癫痫、偏头痛、未明确诊断的阴道出血、有血栓病史(晚期癌瘤治疗除外)、胆囊疾病和有抑郁病史者慎用。

3. 长期用药需注意检查肝功能,特别注意乳房检查。

4. 重症肝肾病患者、乳房肿块者和孕妇禁用。

【不良反应】 主要为恶心、头晕、倦怠、突破性出血。

【观察要点】

1. 严格掌握服药时间段。人工流产者应于流产后首次月经来潮的第5日开始用药;产后妇女应于产后半年开始服用。漏服或迟服均会导致避孕失败,如漏服应在24小时内补服1次。

2. 观察用药期间症状。如出现突破性出血或经量减少、经期缩短,均属正常表现。

3. 期间应停止吸烟,否则易并发心血管疾病。

【应急处理】 用药期间如出现严重不良反应,应立即停药,遵医嘱给予相应处理。

醋酸甲地孕酮

(Megestrol Acetate)

【作用与用途】 作为短效口服避孕药、探亲避孕药或用于事后避孕。

【用法用量】

1. 短效口服避孕　月经周期第5天起,每天口服1片复方甲地孕酮片、膜或纸片,连服22天为1周期,停药后3~7天内行经;于行经的第5天再服下一周期的药。产后或流产后应在月经来潮后再服。

2. 探亲避孕　甲地孕酮探亲避孕片1号,在探亲当日中午口服1片,当天晚上加服1片,以后每天晚上服1片,直至探亲结束,次日再服1片。甲醚抗孕丸,于探亲当日中午或傍晚先服1粒,以后每次房事时服1粒。

3. 事后避孕 口服甲醚抗孕丸，于月经第6~7天服1次，以后每次房事时服1粒；每周服2次以上者效果较好。

【注意事项】

1. 育龄妇女在服用本药期间应避免怀孕。

2. 建议对接受治疗的患者进行常规的密切观察。

3. 有血栓性静脉炎病史的患者应慎用。

【不良反应】

1. 体重增加为本药的常见副作用，且常伴有食欲增加。

2. 血栓栓塞现象罕见报道，包括血栓性静脉炎及肺动脉栓塞。

3. 其他不良反应。偶见恶心、呕吐、水肿和子宫突发性出血。呼吸困难、心衰、高血压、脸发热与潮红、情绪改变、库欣面容、肿瘤复发（伴或不伴有高钙血症）、高血糖、秃发、腕管综合征和皮疹为罕见。罕见轻度肾上腺功能减退。

【观察要点】

1. 用药者，应注意乳房、肝功能的检查。并按28天周期计算本药的日期。用药期间不宜吸烟。

2. 观察患者是否出现相关不良反应。

【应急处理】 用药期间如出现严重不良反应，应立即停药，遵医嘱给予相应处理。

左炔诺孕酮

（Levonorgestrel）

【作用与用途】 用于女性避孕。

【用法用量】 在同居前2天开始服药，每晚1片，连服10~15天不能间断，同居超过半个月应接服复方短效口服避孕药。

【注意事项】

1. 急慢性肝、肾疾病、高血压、糖尿病、甲亢、肿瘤、严重的静脉曲张、有血栓疾患病史以及孕妇和哺乳期者禁用。

2. 有精神抑郁史者慎用。

【不良反应】 偶有轻度恶心、呕吐，一般不需处理，可自行消失,如症状较重应向医师咨询。

【观察要点】、【应急处理】 参见炔诺酮。

孕三烯酮

(Gestrinone)

【作用与用途】 用于探亲避孕或事后避孕药。

【用法用量】

1. 探亲避孕,探亲当天服3mg,以后每次房事时服1.5mg。

2. 事后避孕,从月经第5~7天开始服药,每周2次(间隔3~4天),一次2.5mg;如每个周期服药8次以上,则避孕成功率高。

【注意事项】

1. 肝、肾功能不全者禁用。服药期间要定期检查肝功能。氨基转移酶轻度升高者,服用保肝药,可继续治疗。如氨基转移酶明显升高且服保肝药也无效时则应停止治疗。

2. 孕妇及哺乳期妇女禁用。

【不良反应】 少数人有头晕、乏力、胃部不适、痤疮、多毛及脂溢性皮炎、腿肿、体重增加、乳房缩小松弛等;也有月经周期缩短或延长、闭经、经量减少、不规则出血。

【观察要点】

1. 有高血脂和糖尿病的妇女,在用药期间应严密观察并发症的出现。

2. 观察患者肝功能、饮食等情况。

3. 用药期间易出现多毛症、声音改变、性欲减退等,及时与患者沟通。

【应急处理】 用药期间如出现严重不良反应,应立即停药,遵医嘱给予相应处理。

双炔失碳酯

(Anorethidrane Dipropionate)

【作用与用途】 用于探亲避孕。

【用法用量】 口服。第1次房事后立即服用1片,次日晨须加服1片,以后每次房事后最多每天服1片,每个月经周期不少于

12 片。如果探亲结束时还未服完 12 片,则需继续每天服 1 片,直至服满 12 片。如已服完 12 片,但探亲未结束,每次房事后仍需服用 1 片。

【注意事项】

1. 本药不作为常规女用避孕药应用。

2. 本药只作为夫妇分居两地探亲时服用。探亲时间短者也应服满 12 片,1 年内最多服 2 个周期。不能作为房事后避孕药长期使用,以免影响肝功能。

3. 服用时应吞服,勿嚼碎。

4. 严重肝、肾疾病患者或腹泻期间均禁用。

5. 孕妇及哺乳期妇女禁用。

【不良反应】

1. 服药初期常见有恶心、呕吐、头晕、乏力、嗜睡等早孕反应。偶有阴道出血、白带增多、乳胀、乳头颜色加深、腹胀、食欲减退、口干等。

2. 有月经不调、周期延长趋势,用药越多,周期延长者越多见。

【观察要点】

1. 掌握用药禁忌证。乳房有肿块者不宜使用此药。

2. 出现早孕反应症状,可对症口服维生素 B_6 或维生素 C 等药物。

【应急处理】 用药期间如出现严重不良反应,应立即停药,遵医嘱给予相应处理。

去氧孕烯炔雌醇

(Desogestrel and Ethinylestradiol Tablets,妈富隆)

【作用与用途】 避孕。

【用法用量】 在月经周期的第 1 天,即月经来潮的第 1 天开始服用本药。按照箭头所指的方向每天约同一时间服 1 片,连续服 21 天,随后停药 7 天,在停药的第 8 天开始服用下一盒。

【注意事项】

1. 有下述任一情况者禁用。有或曾有血栓(静脉或动脉);栓塞前驱症状（如心绞痛和短暂性脑缺血发作）；存在一种严重的或多个静脉或动脉血栓栓塞的危险因子；伴血管损害的糖尿病；严重高血压；严重异常脂蛋白血症；已知或怀疑的性激素依赖的生殖器官或乳腺恶性肿瘤；肝脏肿瘤（良性或恶性）；有或曾有严重肝脏疾病；肝脏功能未恢复正常；不明原因的阴道出血；已妊娠或怀疑妊娠；哺乳期。

2. 开始服药前请咨询医师。包括体检，采集完整的个人和家族病史，特别注意检查血压。

3. 在7天的停药期中通常会出现撤退性出血，通常在最后1次服药后2～3天发生，且可能持续到服用下一盒药前还不会结束。

4. 有下列情况者慎用。肯定的静脉血栓家族病史、延长固定术、外科手术或外伤、肥胖；吸烟、异常脂蛋白血症、高血压、心脏瓣膜疾病、动脉纤维性颤动、肯定的家庭病史；糖尿病、系统性红斑狼疮、溶血-尿毒症综合征、慢性肠炎性疾病；高血脂患者。

5. 出现下列情况应当停止使用并咨询医师。听力或视觉障碍、持续血压升高、胸部锐痛或突然气短、偏头痛、乳房肿块、癫痫发作次数增加、严重腹痛或腹胀、皮肤黄染或全身瘙痒等。

6. 对本药过敏者禁用，过敏体质者慎用。

【不良反应】 通常在使用复方口服避孕药的开始几个周期时会出现一些轻度的反应，如恶心、头痛、乳房胀痛以及在月经周期中出现点滴出血。一些较为少见的不良反应包括：呕吐、情绪抑郁；不能耐受角膜接触镜；阴道分泌物改变；各种皮肤不适（如皮疹）；体液潴留；体重改变；过敏反应；性欲改变。

【观察要点】、【应急处理】 参见炔诺酮。

氯地孕酮

(Chlormadinone)

【作用与用途】 本药与长效雌激素炔雌醚配伍组成复方炔雌醚片可作为长效口服避孕药。增加炔诺孕酮为“三合一炔雌醚片”，临床效果较好。

【用法用量】 复方炔雌醚片：于月经周期第5天服1片，以后每隔25天服1片。三合一炔雌醚片:于月经第5天口服1片,隔5天加服1片,以后每月按第1次服药日期服药。

【注意事项】

1. 禁忌证。乳房肿块、生殖器官癌、肝功能异常或近期有肝病或黄疸史、肾功能不全、深部静脉血栓病、脑血管意外、心血管病、高脂血症、精神抑郁症、子宫肌瘤、哺乳期妇女及40岁以上妇女。

2. 长期服药者,少数有血压升高、糖代谢轻度变化,故高血压和有糖尿病史者慎用。

3. 出现下列症状时应停药:怀疑妊娠、血栓栓塞病、视觉障碍、原因不明剧烈性头痛或偏头疼、出现高血压、肝功能异常、精神抑郁、缺血性心脏病等。

4. 如果服药2个周期,月经仍未来潮,应停药,并排除妊娠的可能性。

5. 严格按规定方法服药,漏服药不仅可发生突破性出血,还可导致避孕失败。

【不良反应】

1. 白带增多为长效口服避孕药最常见的不良反应,多发生在3~6个周期之后。

2. 类早孕反应与短效口服避孕药表现相似,但比较严重,开始服药的前几个周期表现较重,反应发生时间一般在服药后8~12小时。将服药时间定在午饭后,使反应高潮恰在熟睡中,可使之减轻。

3. 少数人发生月经过多或闭经。

4. 可有胃痛、水肿、乳房胀痛、头痛等。

5. 少数长期服药者血压略有升高,糖代谢有轻度改变。蛋白质、脂肪未见异常。

【观察要点】

1. 服药期间,每年定期体检,发现异常反应则及时停药。

2. 如果服药2个周期,月经仍未来潮,应停药,并排除妊娠的可能性。

3. 服药期限以连续3~5年为宜,停药观察数月,体检正常者,可再服用。

4. 严格掌握服药时间段。漏服或迟服均会导致避孕失败。

5. 注意观察用药期间症状。如出现突破性出血或经量减少、经期缩短,均属正常表现。

6. 服药期间应停止吸烟,否则易并发心血管疾病。

【应急处理】 用药期间如出现严重不良反应,应立即停药,遵医嘱给予相应处理。

甲孕环酯

(Cymegesolate)

【作用与用途】 本药与炔雌醚配伍,可作为一种以孕激素为主的长效口服避孕药。

【用法用量】 每月1次,在月经周期的中期(排卵前后)服药最好,即于月经第10天口服2片,每月1次,或每月2次。如果出现周期缩短现象(25天内),可在第2个月经周期除第10天服2片外,第16天再加服1片,这对年轻妇女更适用,避孕效果更好。

【注意事项】 参见氯地孕酮。

【不良反应】

1. 白带增多 为长效口服避孕药最常见的不良反应,多发生在服药3~6周期之后。

2. 类早孕反应 主要有恶心、呕吐、头晕、乏力等,和短效口服避孕药表现相似,但比较严重,开始服药的前几个周期表现较重,随后可逐渐减轻消失。午饭后用药可减轻类早孕反应。

3. 少数人可发生月经过多或闭经;部分妇女有月经周期缩短,尤以年轻妇女多见。

4. 其他 可出现胃痛、水肿、乳房胀痛、头痛等。

【观察要点】、【应急处理】 参见氯地孕酮。

己酸羟孕酮

(Hydroxyprogesterone Caproate)

【作用与用途】 与雌激素配伍组成复方己酸羟孕酮注射液,用于长效避孕药。

【用法用量】

避孕：使用复方己酸羟孕酮注射液（避孕针 1 号）深部肌内注射，第 1 次于月经来潮的第 5 天注射 2 支，以后每月 1 次，于月经周期第 10～12 天注射 1 支（若月经周期短，宜在月经来潮的第 10 天注射，即药物必须在排卵前 2～3 天内注射，以提高避孕效果）。必须按月注射。

【注意事项】

1. 禁用于妊娠、肝肾功能不良及乳腺肿瘤者。

2. 有精神抑郁者、高血压患者慎用。

3. 孕激素可引起一定程度液体潴留、癫痫、偏头痛、哮喘、心肾功能不全等情况，应严密观察。

4. 少数应用雌、孕激素复方药物患者，可见糖耐量下降，影响糖尿病的控制效果。糖尿病患者使用本药时应随访并及时调整降糖药剂量。

5. 注射液内若有固体析出，可在热水中温热溶解后摇匀再用。

6. 使用过程中，如有乳房肿块出现或发现过敏反应，应立即停止使用本药。

【不良反应】

1. 一次注入大剂量雌、孕激素可干扰正常月经周期的生理调节，出现子宫内膜撤退性出血、周期缩短（短于 20 天）或经期延长、不规则阴道出血、闭经等。

2. 可出现乳房胀痛、心悸、潮红、腰酸、腹痛、高血压等，停药后多可恢复正常。

3. 个别可发生过敏反应，甚至过敏性休克。为防止过敏性休克，注射后应观察 15～20 分钟。

【观察要点】

1. 用药期间，每年定期体检，包括：乳腺、盆腔、宫颈细胞学检查。发现异常反应则及时停药。

2. 观察用药期间症状。因孕激素可引起一定程度液体滞留，引发癫痫、偏头痛、哮喘、心肾功能不全等表现。

【应急处理】　用药期间如出现严重不良反应，应立即停药，遵医嘱给予相应处理。

复方甲地孕酮注射液

(Compound Megestrol Injection)

【作用与用途】 本药为醋酸甲地孕酮与雌二醇的复方制剂，作为女性用注射避孕药。尤其适用于不能耐受或不能坚持服用口服避孕药者。

【用法用量】 肌内注射，每月1次。具体方法如下：第1周期：注射2次，分别于月经来潮当天算起的第5天和第12天各注射1支。第2周期：按第2次注射日期计算，每隔30~31天注射1支，或于每月行经第10~12天注射1支。

【注意事项】

1. 禁忌证。乳腺癌者；不明原因的阴道出血者、产后6周内的母乳喂养者、现患或曾患深部静脉血栓/肺血栓者；或缺血性心脏病，或脑血管意外者、有局灶性神经症状的偏头痛患者；活动期肝炎，或肝硬化失代偿期，或肝脏肿瘤患者；曾患乳腺癌，5年内无复发迹象者；经常服用影响肝酶代谢药物者，如利福平和灰黄霉素及某些抗惊厥药等。

2. 必须按时注射，并注意将药液抽取干净完全注入，作深部肌内注射。

3. 本药在气温低、流动性差时，可置入热水中温热，待恢复流动性后即可使用。

【不良反应】

1. 月经紊乱，主要表现为不规则阴道出血和闭经。随使用时间延长，闭经的发生率有所增加，连续使用1年后，半数以上妇女会出现闭经。

2. 少数人有体重增加。少数妇女发生头痛、乳房胀痛，严重时应去医院就诊。

【观察要点】、【应急处理】 参见己酸羟孕酮。

醋酸甲羟孕酮

(Medroxyprogesterone Acetate)

【作用与用途】 注射剂作为长效避孕药使用。

【用法用量】　一次150mg，每3个月1次，深部肌内注射。育龄妇女推荐于正常月经周期的前5日注射；未进行母乳喂养的产妇于产后5日内注射；母乳喂养的产妇于产后6周注射。

【注意事项】

1. 禁忌证　对本药过敏者；血栓栓塞性疾病（如血栓性静脉炎、肺栓塞、脑梗死等）及有血栓栓塞性病史者；骨转移产生的高钙血症患者；肝、肾功能不全者；已知或怀疑乳腺或生殖器恶性肿瘤患者；未明确诊断的性器官或尿道出血患者；过期流产者；月经过多者；孕妇；月经初潮前的患儿；产后6周内的哺乳妇女。

2. 慎用　心脏病、哮喘、糖尿病、癫痫、精神抑郁、偏头痛患者。

3. 绝经后应用雌激素替代疗法　每3～6个月加用孕激素5～7日，一日10mg，可降低内膜增生发生率；使用12～14日则可使内膜成熟达最佳状态，并减少增生变化。

【不良反应】

1. 可见心肌梗死、充血性心力衰竭、心悸、心动过速。

2. 可见液体潴留、体重变化（增加或减少）、乳房痛、溢乳、男子乳腺发育等。也可出现类肾上腺皮质醇反应（如手颤、出汗、血糖升高以及高血钙）。长期应用也有肾上腺皮质功能亢进的表现（如满月脸、库欣征、体重增加等）。

3. 可见关节痛、后背痛、腿部痉挛。极少见骨质疏松，包括骨质疏松性骨折。

4. 可见阴道出血（如突破出血、点滴出血）、经量改变、闭经、子宫颈糜烂或子宫颈分泌异常、盆腔疼痛、排卵滞后、阴道炎。

5. 可见神经质、失眠、嗜睡、疲乏、头晕、头痛、惊厥、抑郁、性欲降低或性快感缺乏。

6. 可见肝功能异常。

7. 可见轻度恶心及消化不良，尤其在大剂量用药时。偶有阻塞性黄疸的报道。

8. 可见血栓栓塞性疾病、白细胞和血小板计数升高。

9. 少见痤疮、秃头或多毛、瘙痒、皮疹、风疹。

10. 可见视觉错乱、糖尿病白内障、视网膜栓塞。

11. 过敏反应可见瘙痒、麻疹、血管神经性水肿、全身性皮疹及无防御性反应。

【观察要点】、【应急处理】 参见己酸羟孕酮。

黄 体 酮
(Progesterone)

【作用与用途】 作为宫内节育器内的缓释激素药物,用作长效避孕。

【用法用量】 宫腔上环,每年1次,每天可恒定缓释黄体酮65μg,每环可使用1年。由于药物直接作用于子宫内膜,不良反应小。

【注意事项】

1. 禁忌证 心血管疾病和高血压;血栓性疾病(如血栓性静脉炎、脑梗死等)及有血栓性疾病史(治疗晚期肿瘤除外);糖尿病;肾功能损害;肝功能损害或肝脏疾病;胆囊疾病;哮喘;癫痫;偏头痛;未明确诊断的阴道出血;已知或可疑的乳房或生殖器官恶性肿瘤;稽留流产;对本药、花生油过敏者;孕妇。

2. 慎用 抑郁史、水肿、肾脏疾病患者。

3. 哺乳妇女仅在确有必要时使用。

【不良反应】

1. 可见胃肠道反应、痤疮、液体潴留和水肿、体重增加、过敏性皮炎、精神抑郁、乳房疼痛、女性性欲改变、阴道分泌物增加、月经紊乱、不规则出血或闭经。

2. 少见头痛,胸、臀、腿(特别是腓肠肌处)疼痛,手臂和脚无力、麻木或疼痛,突发的或原因不明的呼吸短促,突发语言发声模糊,突发视力改变、复视、不同程度失明等。

3. 长期应用可引起肝功能异常、缺血性心脏病发生率上升以及子宫内膜萎缩、月经量减少,易发生阴道真菌感染。

【观察要点】、【应急处理】 参见己酸羟孕酮

第二节　抗早孕安全用药

一、疾病概况、临床特点及治疗原则

受精卵种植后胚胎在子宫内膜(蜕膜)内发育的早期或头3个月阶段称为早孕,此阶段内用人工的方法终止妊娠,就叫做抗早孕。主要用于避孕失败的一种补救措施;因某些疾病,不适宜继续妊娠;妊娠早期发现可引起胎儿畸形的一些疾病和理化因素。常用的方法有:宫腔吸引术、药物流产、钳刮术。

二、常用药物

米索前列醇
(Misoprostol)

【作用与用途】　本药与米非司酮序贯合并使用,可用于终止停经49天内的早期妊娠。

【用法用量】　在服用米非司酮36～48小时后,单次空腹口服米索前列醇0.6mg。

【注意事项】、【不良反应】、【观察要点】、【应急处置】　详见第六章第三节产后出血安全用药。

米 非 司 酮
(Mifepristone)

【作用与用途】　米非司酮片与前列腺素药物序贯合并使用,可用于终止停经49天内的妊娠。

【用法用量】

口服给药:停经≤49天之健康早孕妇女,空腹或进食2小时后,口服25～50mg米非司酮片一日2次,连服2～3天,总量150mg,每次服药后禁食2小时,第3～4天清晨于阴道后穹隆放置卡前列甲酯栓1枚(1mg),或使用其他同类前列腺素药物。卧床休息1～2小时,门诊观察6小时。注意用药后出血情况,有无妊

娠产物和副作用。

【注意事项】

1. 确认为早孕者,停经天数不应超过 49 天,孕期越短,效果越好。

2. 米非司酮片必须在具有急诊、刮宫手术和输液、输血条件下使用。

3. 服药前必须向服药者详细告知治疗效果,及可能出现的副作用。治疗或随诊过程中,如出现大量出血或其他异常情况,应及时就医。

4. 服药后,一般会较早出现少量阴道出血,部分妇女流产后出血时间较长。少数早孕妇女服用米非司酮片后,即自然流产。约 80% 的孕妇在使用前列腺素类药物后 6 小时内排出绒毛胎囊,约 10% 孕妇在服药后 1 周内排出妊娠物。

5. 服药后 8 ~ 15 天应去原治疗单位复诊,以确定流产效果。必要时作 B 型超声波检查或血 hCG 测定,如确诊为流产不全或继续妊娠,应及时处理。

6. 使用本药终止早孕失败者,必须进行人工流产终止妊娠。

7. 下列情况禁用。除终止早孕外的妇女;对本药过敏者;心、肝、肾疾病患者及肾上腺皮质功能不全者;有使用前列腺素类药物禁忌者,如青光眼、哮喘及对前列腺素类药物过敏等;带宫内节育器妊娠和怀疑宫外孕者;年龄超过 35 岁的吸烟妇女。

【不良反应】

1. 部分早孕妇女服药后,有轻度恶心、呕吐、眩晕、乏力和下腹痛、肛门坠胀感和子宫出血。

2. 个别妇女可出现皮疹。

3. 使用前列腺素后可腹痛,部分对象可发生呕吐、腹泻。少数有潮红和发麻现象。

【观察要点】

1. 用药过程中,严密观察孕产妇的宫缩情况、宫底高度、宫体硬软度、阴道流血情况及流血的性质和量。

2. 注意观察用药后有无恶心、呕吐、腹泻等胃肠道不良反应及皮肤潮红、瘙痒等过敏症状。

3. 个别患者用药后可能出现过敏性休克、喉头水肿等严重不良反应,应注意。

【应急处理】

1. 一旦发生出血,积极抗休克治疗,尽快找出出血原因,及时止血。

2. 出现寒战、体温升高,静脉推注地塞米松 10mg。

第三节　先兆流产和早产安全用药

一、疾病概况、临床特点及治疗原则

先兆流产是指在妊娠早期出现的阴道少量出血,时下时止,伴有轻微下腹痛和腰酸的一种疾病。可能导致流产,也有可能经过适当治疗后继续妊娠。主要是因为孕妇体质虚弱,或劳累、外伤(包括不当的阴道内诊、性交)所致。相当于中医学的"胎漏下血"。而早产是指在满 28 孕周至 37 孕周之间(196～258 天)的分娩。两者的主要表现均为腹痛、阴道流血、阴道血块。

二、常用药物

黄　体　酮
(Progesterone)

【作用与用途】　用于月经失调,如闭经和功能性子宫出血、黄体功能不足、先兆流产和习惯性流产(因黄体不足引起者)、经前期紧张综合征的治疗。

【用法用量】

肌内注射:先兆流产,一般 10～20mg,用至疼痛及出血停止;习惯性流产史者,自妊娠开始,一次 10～20mg,每周 2～3 次。

【注意事项】、【不良反应】、【观察要点】、【应急处置】　详见第二章妇产科内分泌疾病安全用药。

硫酸沙丁胺醇

（Salbutamol Sulphate）

【作用与用途】 可用于预防早产及治疗先兆流产、早产。

【用法用量】

外伤、妊娠期各种手术刺激诱发早产：可于手术前半小时口服4.8mg。如手术时间超过6小时，首次服药6小时后再服4.8mg。预防某些高危妊娠并发早产，如多胎妊娠、前置胎盘、妊娠高血压疾病及妊娠合并子宫畸形或发育不良等：一般在妊娠28～30周时，常规预防性服用2.4mg，每隔6小时1次，直至妊娠37周停药。适用于妊娠20～36周、胎膜完整、宫口开大3～4cm以内、子宫收缩持续时间不超过30秒、间歇时间为10分钟以上者。

【注意事项】、【不良反应】、【观察要点】、【应急处置】 详见第四章第二节前置胎盘安全用药。

吲 哚 美 辛

（Indometacin）

【作用与用途】 预防早产。

【用法用量】 常用剂量25mg口服，每6小时1次；或50mg肛栓，每12小时1次，直至宫缩停止。限在孕32周前短期(1周)选用，一般不超过3天。

【注意事项】、【不良反应】、【观察要点】、【应急处置】 详见第二章妇产科内分泌疾病安全用药。

硫酸特布他林

（Terbutaline）

【作用与用途】 连续静滴本药可激动子宫平滑肌β_2受体，抑制自发性子宫平滑肌收缩和缩宫素引起的子宫收缩，预防早产。

【用法用量】 常用剂量为每分钟静脉滴注10μg，逐渐加量，每次增加5μg/min，1小时后，每30分钟减量，每次减少5μg/min至最低有效量，维持8小时。以后改用皮下注射250μg，每6小时1次，共3天，再改口服5mg，每8小时1次，直至36孕周。

【注意事项】、【不良反应】、【观察要点】、【应急处置】　详见第二章妇产科内分泌疾病安全用药。

维生素 E
(Vitamin E)

【作用与用途】　可用于习惯性流产、先兆流产、妊娠中毒症、月经障碍、月经过多、男女不育症及围绝经期综合征等。

【用法用量】　口服 10～100mg，一日 2～3 次。肌注一日 5～50mg。

【注意事项】、【不良反应】、【观察要点】、【应急处置】　详见第四章第四节母儿血型不合安全用药。

硫　酸　镁
(Magnesium Sulfate)

【作用与用途】　可作为抗惊厥药。常用于妊娠期高血压疾病。降低血压，治疗先兆子痫和子痫，也用于治疗早产。

【用法用量】

治疗早产：首次负荷量为 4g；用 25% 葡萄溏注射液 20ml 稀释后 5 分钟内缓慢静脉注射，以后用 25% 硫酸镁注射液 60ml，加于 5% 葡萄溏注射液 1000ml 中静脉滴注，速度为每小时 2g，直到宫缩停止后 2 小时，以后口服 β-肾上腺受体激动药维持。

【注意事项】、【不良反应】、【观察要点】、【应急处置】　详见第四章第二节前置胎盘安全用药。

利　托　君
(Ritodrine)

【作用与用途】　预防妊娠 20 周以后的早产。

【用法用量】　诊断为早产并适用本药，最初用静脉滴注随后口服维持治疗，密切监测子宫收缩和副作用，以确定最佳用量。静脉滴注结束前 30 分钟开始口服治疗，最初 24 小时口服剂量为每 2 小时 1 片(10mg)，此后每 4～6 小时 1～2 片(10～20mg)，一日总量不超过 12 片(120mg)。每天常用维持剂量在 80～120mg(8～12

片)之间,平均分次给药。只要医生认为有必要延长妊娠时间,可继续口服用药。

【注意事项】、【不良反应】、【观察要点】、【应急处置】 详见第四章第二节前置胎盘安全用药。

绒促性素

(Chorionic Gonadotrophin)

【作用与用途】 用于功能性子宫出血、妊娠早期先兆流产、习惯性流产。

【用法用量】 功能性子宫出血,1000~3000U 肌内注射。习惯性流产、妊娠先兆流产 1000~5000U,肌内注射。

【注意事项】、【不良反应】、【观察要点】、【应急处置】 详见第二章妇产科内分泌疾病安全用药。

(韩玉芳 马春红 张韬)

第十章

妇产科恶性肿瘤安全用药

第一节　概　　述

一、子宫内膜癌概况、临床特点及治疗原则

（一）疾病概况

子宫内膜癌（carcinoma of the endometrium），又称为子宫体癌（carcinoma of the corpus uteri），是妇科常见的恶性肿瘤，仅次于子宫颈癌。发病原因迄今不明，但其发病的危险因素有：肥胖、糖尿病、高血压、月经失调、子宫内膜不典型增生、外源性雌激素增多等。根据病变部位常分为：弥漫型、局限型、息肉型。

（二）临床特点

为异常的子宫出血。多见于绝经期或绝经后出血，表现为血性分泌物或不规则阴道流血。在阴道流血前有浆液性阴道排液；若肿瘤坏死并有感染时，则为恶臭的排液。颈管堵塞时，可以形成宫腔积脓。晚期患者可出现下腹痛、腰痛、贫血及恶病质。

（三）治疗原则

治疗的主要方法有手术（包括手术分期）、放射治疗（腔内、腔外放射）、化学抗癌药物及激素治疗。

二、卵巢肿瘤概况、临床特点及治疗原则

（一）疾病概况

卵巢肿瘤是卵巢肿胀、增大和新生物的总称，是妇科常见病，有良性和恶性之分。卵巢肿瘤分生理性和病理性两类。生理性包括卵泡囊肿和黄体囊肿。病理性又分新生物和非新生物肿瘤。根据卵巢的组织发生来分类，可分为：生发上皮肿瘤、生殖细胞瘤、性索间质肿瘤、类固醇细胞瘤。卵巢肿瘤由于患病初期很少有症状，就诊时大多已属晚期。

（二）临床特点

囊性、囊实混合性包块，有单侧发生也有双侧发生，也可发生广泛转移的盆腔恶性肿瘤，易出现蒂扭转、破裂、恶变、感染等并发症。

1. 蒂扭转时典型的症状是突然一侧下腹剧烈腹痛，常伴有恶心、呕吐，甚至休克。
2. 破裂时常致剧烈腹痛、恶心、呕吐，有时导致内出血、腹膜炎或休克。
3. 感染时表现为发热、腹痛、肿块部压痛、腹肌紧张及白细胞升高等。

（三）治疗原则

良性卵巢肿瘤年轻患者行患侧附件切除或肿瘤剥除术。绝经期前后患者宜行全子宫及双侧附件切除术，以绝后患；恶性卵巢肿瘤以手术治疗为主，辅以化学治疗、放射治疗等。

三、子宫颈癌概况、临床特点及治疗原则

（一）疾病概况

子宫颈癌是人体最常见的癌瘤之一，发病有明显的地区差异。子宫颈癌早期可能无任何不适，常常在体检、普查时发现。发病原

因与不注意经期卫生、性行为混乱、一些慢性宫颈疾病(如宫颈糜烂、慢性宫颈炎)以及白斑、裂伤等有一定的关系。

(二) 临床特点

宫颈癌的早期多无症状,与慢性宫颈炎无明显区别,有时甚至见宫颈光滑,尤其老年妇女宫颈已萎缩者。症状主要表现为:①阴道流血:年轻患者常表现为接触性出血,发生在性生活、妇科检查及便后出血;老年患者常主诉绝经后不规则阴道流血;②阴道排液:患者常诉阴道排液增多,白色或血性,稀薄如水样或米汤样,有腥臭味。晚期因癌组织破溃,组织坏死,继发感染等,有大量脓性或米汤样恶臭白带排出。

(三) 治疗原则

治疗方法是根据临床分期、患者年龄、全身情况设备条件和医疗技术水平而决定。主要方法有手术、放疗及化疗。

四、葡萄胎概况、临床特点及治疗原则

(一) 疾病概况

为绒毛基质微血管消失,从而绒毛基质积液,形成大小不等泡,形似葡萄,故称为葡萄胎(hydatidiform mole)。葡萄胎的真正发病原因不明。

(二) 临床特点

停经后阴道流血;子宫异常增大、变软,大于停经月份;妊娠呕吐发生早,症状重,持续时间长;下腹阵痛等表现。

(三) 治疗原则

主要治疗原则为:因葡萄胎随时有大出血可能,故诊断确定后,应及时清宫。对年龄较大,无生育要求者也可实施预防性子宫切除术。为预防葡萄胎恶变,采取预防性化疗手段。

五、侵蚀性葡萄胎疾病概况、临床特点及治疗原则

（一）疾病概况

侵蚀性葡萄胎指葡萄胎组织侵入子宫肌层局部，少数转移至子宫外，因具恶性肿瘤行为而命名。侵蚀性葡萄胎来自良性葡萄胎，多数在葡萄胎清除后6个月内发生。可穿破子宫肌层或转移至肺、阴道、外阴等器官，造成局部破坏出血。

（二）临床特点

阴道不规则流血、转移灶症状表现。其具有恶性肿瘤特点，但治疗效果及预后均较绒癌为好。

（三）治疗原则

治疗主要是化疗或加手术治疗。

六、绒毛膜癌概况、临床特点及治疗原则

（一）疾病概况

绒毛膜癌是一种高度恶性的肿瘤，继发于葡萄胎、流产或足月分娩以后。少数可发生于异位妊娠后，多为生育年龄妇女。偶尔发生于未婚妇女的卵巢称为原发性绒毛膜癌。最常见转移部位是肺。

（二）临床特点

正常或不正常妊娠后阴道反复不规则出血，血 hCG 值不正常。

（三）治疗原则

以化疗为主，手术为辅，年轻未育者尽可能不切除子宫，以保留生育功能，如不得已切除子宫，卵巢仍可保留。

七、子宫肉瘤概况、临床特点及治疗原则

（一）疾病概况

子宫肉瘤是一种少见的女性生殖器官恶性肿瘤，占子宫恶性肿瘤的2%～4%。恶性程度很高，多见于绝经前后的妇女。这种肿瘤来源于中胚层，可来自子宫的肌肉、结缔组织、血管、内膜基质或肌瘤。

（二）临床特点

阴道不规则出血，量多，肿瘤如坏死或形成溃疡，可排脓血样或米汤样臭液；腹部肿块，特别有子宫肌瘤者可迅速增大；肿瘤压迫可引起排尿障碍，并可有腰、腹疼痛。检查可发现子宫明显增大，质软，有时盆腔有浸润块。如为葡萄状肉瘤，可突出于子宫颈口或阴道内，脆而软。

（三）治疗原则

以手术为主，化疗、放疗为辅。

八、阴道癌概况、临床特点及治疗原则

（一）疾病概况

阴道癌是发生在阴道部位的恶性肿瘤。阴道癌常常是继发性的，可自子宫颈癌直接蔓延，或来自子宫内膜癌、卵巢癌及绒毛膜癌，另外膀胱、尿道或直肠癌亦常可转移至阴道。原发性阴道恶性肿瘤很罕见，主要是鳞状上皮癌、毛膜上皮癌。

（二）临床特点

阴道不规则出血、性交后出血及绝经后出血；白带增多，甚至阴道有水样、血性分泌物伴有恶臭；随着病情发展可出现腰、腹痛，大小便障碍（包括尿频、尿血、尿痛及便血、便秘等）；严重者可形成膀胱阴道瘘或直肠阴道瘘。阴道癌 FIGO 分期如下：

0 期　原位癌、上皮内癌

Ⅰ期　癌局限于阴道壁

Ⅱ期　癌侵及阴道下组织但未达盆壁

Ⅲ期　癌侵达盆壁

Ⅳ期　癌超出真骨盆或侵及膀胱或直肠黏膜，膀胱黏膜水肿除外

ⅣA期　癌侵及临近器官或超出真骨盆

ⅣB期　癌侵及远处器官

（三）治疗原则

根据患者年龄、全身情况，尤其是肿瘤大小、发生部位及临床期别来处理。原位癌可使用手术治疗、放射治疗。润癌则根据不同的临床期别使用手术治疗或放疗。

九、输卵管癌概况、临床特点及治疗原则

（一）疾病概况

大多数输卵管癌继发于子宫内膜癌或卵巢癌后，又称继发性输卵管癌。是一种少见的女性生殖道恶性肿瘤，常发生在不孕或患有慢性附件炎、输卵管结核的妇女。其病因迄今尚不清楚，多数学者认为输卵管癌发病可能与慢性炎症刺激有关。

（二）临床特点

下腹部疼痛、白带增多、性器官出血等，但无独特的症状。

（三）治疗原则

手术是输卵管癌的主要治疗方法。化疗、放疗一般多用来配合手术，作为术后辅助治疗。

第二节　常用药物

一、抗肿瘤药物分类

1. 根据药物的来源、化学结构与作用原理，分为七类

(1) 烷化剂:为一类可与多种有机物质的亲核基团结合的化合物,以烷基取代这些基团的氢原子。这类药物能与多种细胞成分起作用,可杀伤各类型细胞,尤其是增殖较快的细胞。烷化剂的共同缺点是选择性不强,对骨髓造血细胞、消化道上皮及生殖细胞有相当的毒性。氮芥与环磷酰胺是该类药物的代表。

(2) 抗代谢药:这类药物与体内生理代谢物的结构类似,可干扰正常代谢物的功能,在核酸合成的水平加以阻断。它们可分为叶酸拮抗物(如甲氨蝶呤)、嘌呤类似物(如巯嘌呤)、嘧啶类似物(如氟尿嘧啶、阿糖胞苷)等,现有抗代谢药的缺点是在抑制癌细胞生长的同时,对生长旺盛的正常细胞也有相当的毒性,且易产生抗药性而失去疗效。

(3) 抗生素类:系源于各类链霉菌属的产品,主要作用为抑制 DNA 和 RNA 的合成,作用于细胞周期的不同时相,毒性较大,放线菌素 D 和多柔比星是其代表。

(4) 植物提取药:临床上常用的长春新碱和长春碱抑制 RNA 的合成,尤其是与细胞微管蛋白结合,阻止微小管的蛋白装配,因而干扰纺锤体的生成,使细胞停留在分裂间期。该类药物的主要问题是毒性较大,尤其是对神经系统的毒性。

(5) 激素类:包括性激素、黄体激素与肾上腺皮质激素,前两者主要是干扰肿瘤发生的体内激素状态,后一种则可能通过干扰敏感淋巴细胞的脂肪代谢,使淋巴细胞溶解、萎缩而发挥其治疗作用。激素对肿瘤治疗的缺点是疗效短暂,单独使用很难达到根治目的。

(6) 肿瘤新生血管抑制剂:抗肿瘤新生血管形成是肿瘤治疗中一个有效的新靶点,开发肿瘤血管生成抑制剂已成为国内外肿瘤药物研究的热点。

(7) 其他类:包括不能归入或尚未归入上述各类的所有药物,其成分复杂,缺乏共同特点。

2. 按药理作用机制主要分为四类

(1) 干扰核酸合成的药物,属于抗代谢药。

(2) 干扰蛋白质合成的药物,如长春新碱、三尖杉酯碱、门冬酰胺酶等。

（3）直接与脱氧核糖核酸结合，影响其结构和功能的药物，有烷化剂、破坏DNA的抗生素、破坏DNA的金属化合物以及DNA嵌入剂等。

（4）改变机体激素平衡而发挥抗肿瘤作用的药物，如雌激素、雄激素、孕激素、甲状腺素等。

3. 根据抗肿瘤药物对细胞增殖周期不同时相的作用，可将其分为两大类

（1）细胞周期非特异性药物：此类药可杀伤增殖周期各时相的细胞，敏感性与增殖状态无关，它们大多在大分子水平上直接破坏DNA，或与其形成复合物而影响RNA的转录与蛋白质的合成，各种烷化剂与抗生素类多属此类。

（2）细胞周期特异性药物：细胞对本类药物的敏感性与其增殖状态有关，主要杀灭某一时相的癌细胞，它们多数在分子水平上发挥作用，抑制DNA或RNA与蛋白质的合成，包括大部分抗代谢药与植物药。本类药物可进一步分为：S期特异性药物，如阿糖胞苷等，其中还包括自限性S期药物，除杀伤S期癌细胞外，还抑制RNA与蛋白质的合成，也抑制细胞由G_1期进入S期，如甲氨蝶呤、氟尿嘧啶、巯嘌呤等；M期特异性药物，如长春新碱、鬼臼碱等。

二、抗肿瘤药物的联合应用原则

联合用药的目的在于增强疗效，尽量减少不良反应。可从以下几方面考虑联合用药：

1. 从细胞增殖周期考虑，将打击不同时相的几种药合用，在多个环节上杀灭癌细胞。

2. 从药物毒性考虑，对骨髓抑制较轻的药物，如长春新碱、博来霉素、L-门冬酰胺酶等，与其他一般抑制骨髓作用较明显的药物合用，以增强疗效，但应使患者可以耐受。联合应用各药物的特殊毒性禁忌重复，如采用长春新碱的同时，就不要再采用长春碱，因其都有神经毒性。另外还要考虑毒性产生的时间，避开同一时间产生同一毒性。如洛莫司汀的骨髓抑制是在用药后4周左右，而环磷酰胺是在2周左右产生。

3. 从药物作用机制考虑，如将打击癌细胞代谢上相继步骤的

药物联合应用。或在用破坏 DNA 结构与功能的烷化剂之后,随即使用阻止 DNA 结构与复制的药物如氟尿嘧啶等。

4. 从药物抗癌谱考虑,环磷酰胺、多柔比星、硝卡芥、甲氨蝶呤、氟尿嘧啶的抗癌谱较广。对胃肠腺癌以氟尿嘧啶较好,喜树碱、丝裂霉素等也可选用。对鳞癌,以博来霉素、甲氨蝶呤、顺铂较好,阿糖胞苷、环磷酰胺等也可选用。对软组织肉瘤类可选用环磷酰胺、阿霉素、顺铂、放线菌素 D 等。骨肉瘤以多柔比星及大剂量甲氨蝶呤加解救剂为好。

5. 从单药应用的效果考虑,在联合应用的每一种单药应是单独用药有效者。可用原代细胞培养进行抗肿瘤药物敏感试验,为选择用药提供参考。对于耐药者,近年来还开展了克服耐药基因、增加化疗效果的研究;还有化疗药物导向载体的研究,前景良好。

三、常用药物

氟尿嘧啶
(Fluorouracil)

【作用与用途】　本药的抗瘤谱较广,较大剂量可用于治疗绒毛膜上皮癌。亦常用于治疗乳腺癌、卵巢癌、宫颈癌、膀胱癌及皮肤癌等。

【用法用量】

口服给药:成人常用量,一日 0.15～0.3g,分 3～4 次服。疗程总量 10～15g。注射给药:氟尿嘧啶作静脉注射或静脉滴注所用剂量相差甚大。单药静脉注射剂量一般为按体重一日 10～20mg/kg,连用 5～10 日,每疗程 5～7g(甚至 10g)。若为静脉滴注,通常按体表面积一日 300～500mg/m^2,连用 3～5 日,每次静脉滴注时间不得少于 6～8 小时;静脉滴注时可用输液泵连续给药维持 24 小时。腹腔内注射按体表面积一次 500～600mg/m^2,每周 1 次,2～4 次为一疗程。

【注意事项】　用本药时不宜饮酒或同用阿司匹林类药物,以减少消化道出血的可能。开始治疗前及疗程中应定期检查周围血象。妊娠初期 3 个月内及哺乳期妇女、伴发水痘或带状疱疹患者、衰弱患者禁用。肝功能明显异常、周围血白细胞计数低于3500/mm^3、血小板低于5万/mm^3者,感染、出血(包括皮下和胃肠道)或发热超过38℃者,明显胃肠道梗阻、脱水或(和)酸碱、电解质平衡失调者及老年患者慎用。

【不良反应】

1. 恶心、食欲减退或呕吐。偶见口腔黏膜炎或溃疡,腹部不适或腹泻。周围血白细胞减少常见(大多在疗程开始后2~3周内达最低点,约在3~4周后恢复正常),血小板减少罕见。极少见咳嗽、气急或小脑共济失调等。

2. 长期应用可导致神经系统毒性。

3. 偶见用药后心肌缺血,可出现心绞痛和心电图的变化。如经证实心血管不良反应(心律失常、心绞痛、ST段改变)则应停用。

【观察要点】

1. 注意患者有无恶心、呕吐、食欲减退、腹部绞痛或腹泻等消化道反应。

2. 长期用药患者应注意有无感染、皮下出血、发热等反应,并定期检测周围血象及肝功能情况,如有异常应立即停药。

3. 用药期间注意有无心悸、胸闷、心绞痛、憋气等现象,应按时检测心电图变化,如有心血管不良反应应立即停药。

4. 静脉用药滴注速度不宜过快,每次静脉滴注时间不得少于6~8小时。

【应急处理】

1. 长期用药患者出现恶心、呕吐、畏食等消化道症状及肝功能异常时,应立即停药,并遵医嘱给予肝得健等保肝药物治疗。

2. 患者突发心悸、胸闷、心绞痛等心血管不良反应时,应立即给予低流量吸氧,行心电图检查,遵医嘱根据病情给予改善心肌缺血的药物治疗。

3. 出现持续发热及感染、皮下出血及血象异常现象时,应立即停药给予降温、控制感染等对症治疗。

【案例分析】 某老年女性患者,因患绒毛膜上皮癌,遵医嘱给予氟尿嘧啶大剂量静脉化疗。用药3个疗程后,患者突然出现心悸、胸闷、心绞痛,测心率110次/分,心律不齐,立即给予低流量吸氧，急查心电图示 ST 段改变，呈下降图形，提示心肌缺血，立即停药遵医嘱给予舌下含服硝酸甘油及静脉滴注改善心功能、营养心肌的药物治疗。心绞痛等心血管不良反应缓解。

分析点评：氟尿嘧啶大剂量静脉用药易引起心功能不良反应，该患者由于大剂量用药周期过长，护理人员用药期间巡视不到位，未按时进行心电图监测，以致药物损害心肌，致使出现心悸、胸闷、心绞痛等表现。

提示：注射用氟尿嘧啶大剂量用药不宜时间过长，用药期间应按时行心电图检查，了解心功能情况，注意观察有无心血管不良反应的早期症状，防止心功能损害的发生。

放线菌素 D

(Dactinomycin)

【作用与用途】　可用于无转移的绒癌，初治时单用本药，治愈率达 90% ~100%，与单用甲氨蝶呤的效果相似。

【用法用量】

静脉给药：静注，一般成人一日 300 ~400μg (6 ~8μg/kg)，溶于 0.9% 氯化钠注射液 20 ~40ml 中，一日 1 次，10 日为一疗程，间歇期 2 周，一疗程总量 4 ~6mg。

腔内给药：本药也可作腔内注射。

【注意事项】

1. 当本药漏出血管外时，应即用 1% 普鲁卡因局部封闭，或用 50 ~100mg 氢化可的松局部注射，及冷湿敷。

2. 有出血倾向、水痘病史、骨髓功能低下、痛风病史、肝功能损害、感染、尿酸盐性肾结石病史、近期接受过放疗或抗癌药物者慎用本药。

3. 本药有致突变、致畸和免疫抑制作用，孕妇禁用。

【不良反应】

1. 骨髓抑制为剂量限制性毒性，血小板及粒细胞减少，最低值见于给药后 10 ~21 日，尤以血小板下降显著。

2. 胃肠道反应多见于一次剂量超过 500μg 时，表现为恶心、呕吐、腹泻，少数有口腔溃疡，始于用药数小时后，有时严重，为急性剂量限制性毒性。

3. 脱发始于给药后7～10日，可逆。

4. 少数出现胃炎、肠炎或皮肤红斑、脱屑、色素沉着、肝肾功能损害等，均可逆。

5. 漏出血管对软组织损害显著。

【观察要点】

1. 静脉注射用药时应定时观察患者血管有无疼痛、红肿及条索状改变，防止药液外渗血管。

2. 大剂量用药时应观察有无恶心、呕吐、腹泻等胃肠道反应。

3. 用药期间应定期行血常规检测，注意血小板及粒细胞数值有无下降。

4. 注意观察皮肤有无出现红斑、脱屑、色素沉着现象。

【应急处理】

1. 静脉注射用药时患者血管出现红肿、疼痛时，应考虑药液外渗血管，应立即给予1%普鲁卡因局部封闭，或用50～100mg氢化可的松局部注射，及冷湿敷。

2. 大剂量用药患者出现恶心、呕吐、腹泻等较重的胃肠道反应时，应立即停药给予昂丹司琼5ml静脉注射。

【案例分析】 某中年女性，因患单纯性绒癌，遵医嘱给予放线菌素D静脉给药，一日1次，10日为一疗程，某日静脉注射药液至2/3时，患者自感血管疼痛不适，见注射用静脉局部组织肿胀，呈持续性刺痛、剧痛；治疗护士立即拔出针头，嘱患者按压血管，未行任何处理，渗漏发生2～3日后，受损血管沿静脉走向肿胀、变红；血管呈条索状改变，考虑为化疗药物外渗，立即给予1%普鲁卡因局部封闭及冰袋冷敷，消除组织水肿，减轻局部组织充血，以达到止血、止痛、消炎和退热的治疗作用。经对症治疗后症状缓解。

分析点评：因治疗护士没有全面掌握化疗药物外渗的症状及处理措施，放线菌素D静脉给药时发生药物外渗现象，护士未及时按照药液外渗进行对症处理，延误治疗最佳时机，导致患者静脉炎的发生。

提示：化疗药物外渗是一种比较常见的并发症，一旦渗到血管外，可引起组织、血管炎症，形成硬结、坏死、溃疡等严重后果。护理人员需要全面了解化疗药物外渗发生的原因，掌握治疗化疗药物外渗的有效措施，药物外渗一旦发生，要保持镇静并立即停止输注，用1%普鲁卡因局部封闭，或用50～100mg氢化可的松局部注射，及冷湿敷。

甲 氨 蝶 呤

（Methotrexate）

【作用与用途】　用于治疗恶性葡萄胎、绒毛膜上皮癌、乳腺癌、卵巢癌、宫颈癌、睾丸癌等。

【用法用量】　本药用注射用水2ml溶解，可供静脉、肌内、动脉、鞘内注射。用于绒毛膜上皮癌或恶性葡萄胎：一日10～20mg，亦可溶于5%或10%的葡萄糖注射液500ml中静脉滴注，一日1次，5～10次为一疗程。总量80～100mg。用于实体瘤：静脉一般一次20mg/m^2；亦可介入治疗。

【注意事项】

1. 本药的致突变性、致畸性和致癌性较烷化剂为轻，但长期服用后，有潜在的导致继发性肿瘤的危险。

2. 对生殖功能的影响，虽也较烷化剂类抗癌药为小，但确可导致闭经和精子减少或缺乏，尤其是长期应用较大剂量后。

3. 全身极度衰竭、恶病质或并发感染及心肺肝肾功能不全时，禁用本药，周围血象如白细胞低于3500/mm^{3}或血小板低于50 000/mm^{3}时不宜用。应用本药期间禁怀孕及哺乳。

4. 有肾病史或发现肾功能异常时，禁用大剂量甲氨蝶呤疗法，未准备好解救药四氢叶酸钙、未充分进行液体补充或碱化尿液时，也不能用大剂量甲氨蝶呤疗法。

5. 大剂量甲氨蝶呤疗法易致严重副作用，须经住院并可能随时监测其血药浓度时才能谨慎使用。滴注时不宜超过6小时，太慢易增加肾脏毒性。大剂量注射本药2～6小时后，可肌内注射亚叶酸钙3～6mg，每6小时1次，注射1～4次，可减轻或预防副作用。

【不良反应】

1. 胃肠道反应，包括口腔炎、口唇溃疡、咽喉炎、恶心、呕吐、腹痛、腹泻、消化道出血。食欲减退常见，偶见假膜性或出血性肠炎等。

2. 肝功能损害,包括黄疸、丙氨酸氨基转移酶、碱性磷酸酶、γ-谷氨酰转肽酶等增高。

3. 大剂量应用时,由于本药和其他代谢产物沉积在肾小管而致高尿酸血症肾病,此时可出现血尿、蛋白尿、尿少、氮质血症,甚至尿毒症。

4. 长期用药可引起咳嗽、气短、肺炎或肺纤维化。

5. 骨髓抑制。主要引起白细胞和血小板减少,尤以应用大剂量或长期口服小剂量后,引起明显骨髓抑制,贫血和血小板下降而致皮肤或内脏出血。

6. 脱发、皮肤发红、瘙痒或皮疹,后者有时为对本药的过敏反应。

7. 在白细胞低下时可并发感染。

8. 鞘内注射后可能出现视力模糊、眩晕、头痛、意识障碍,甚至嗜睡或抽搐等。

【观察要点】

1. 观察有无食欲减退、恶心、呕吐、腹痛、腹泻、消化道出血等胃肠道反应。

2. 用药期间应观察皮肤及巩膜有无黄染,定期行肝功能检测,注意丙氨酸氨基转移酶、碱性磷酸酶、γ-谷氨酰转肽酶等数值有无增高。

3. 大剂量用药时,应注意有无出现血尿、蛋白尿、尿少等肾功能损害的症状,定期检测尿酸数值,以免发生高尿酸血症。

4. 注意观察有无出现易感染、皮肤发生紫癜、皮下出血的现象,检测血常规有无白细胞和血小板下降等骨髓抑制现象。

5. 长期用药患者应观察有无咳嗽、气短等肺部炎症,以防发生肺纤维化。

【应急处理】

1. 大剂量用药的患者出现恶心、呕吐、腹痛、腹泻等较重的胃肠道反应时,应立即停药并给予昂丹司琼5ml 静脉注射。

2. 出现疲乏、食欲减退,皮肤及巩膜出现黄染时,测查丙氨酸氨基转移酶、碱性磷酸酶、γ-谷氨酰转肽酶等增高,应立即停药,并遵医嘱给予多烯磷酯酰胆碱等保肝药物治疗。

3. 长期用药患者出现咳嗽、胸闷、气短等肺部炎症症状时，应立即采取半坐卧位，给予低流量吸氧并遵医嘱给予抗生素对症治疗。

4. 大剂量用药的患者出现急性血尿、蛋白尿、尿少等肾功能损害的症状伴有尿酸增高时，应立即停药给予对症消炎及降低尿酸的药物治疗。

【案例分析】　某中年女性，因患绒毛膜上皮癌，遵医嘱给予大剂量静脉注射甲氨蝶呤化疗。既往有慢性肾炎史，行甲氨蝶呤化疗至第3个疗程时，患者出现尿少、血尿症状，检测尿蛋白(+++)，血尿酸值为630μmol/L，考虑为药物引起的急性肾功能损害，遵医嘱立即停药并给予应用抗感染药物终止急性发作；以及控制嘌呤的药物以增加尿酸排出，降低体液内尿酸盐浓度，预防尿毒症的发生，对症治疗2周后病情缓解，血尿酸及尿常规检查恢复正常。

分析点评：此患者既往患有慢性肾炎，在大剂量应用甲氨蝶呤化疗时，由于药物和其他代谢产物沉积在肾小管导致出现血尿、蛋白尿、尿少、血尿酸增高等高尿酸血症肾炎。治疗过程中护士未及时对患者进行用药教育，使患者因未注意尿量变化而导致肾功能损害。

提示：大剂量应用甲氨蝶呤时，可因药物引起代谢产物蓄积造成急性肾功能损害甚至尿毒症的发生；护理人员在用药前一天应根据医嘱给予水化，补液在1000ml以上，维持尿量3000ml以上，并记录患者24小时出入量，嘱患者多饮水。

环磷酰胺

(Cyclophosphamide)

【作用与用途】　本药为目前广泛应用的抗癌药物，对恶性淋巴瘤、急性或慢性淋巴细胞白血病有较好的疗效，对乳腺癌、睾丸肿瘤、卵巢癌均有一定的疗效。

【用法用量】

成人常用量：单药静脉注射按体表面积一次500～1000mg/m^2，加生理盐水20～30ml，静脉冲入，每周1次，连用2次，休息1～2周重复。联合用药500～600mg/m^2。

【注意事项】 本药的代谢产物对尿路有刺激性，应用时应鼓励患者多饮水，大剂量应用时应水化、利尿，同时给予尿路保护剂美司钠。当大剂量用药时，除应密切观察骨髓功能外，尤其要注意非血液学毒性如心肌炎、中毒性肝炎及肺纤维化等。当肝肾功能损害、骨髓转移或既往曾接受多程化放疗时，环磷酰胺的剂量应减少至治疗量的1/2～1/3。由于本药需在肝内活化，因此腔内给药无直接作用。环磷酰胺水溶液仅能稳定2～3小时，最好现配现用。凡有骨髓抑制、感染、肝肾功能损害者禁用或慎用。对本药过敏者、妊娠及哺乳期妇女禁用。

【不良反应】

1. 骨髓抑制 白细胞减少较血小板减少为常见，最低值在用药后1～2周，多在2～3周后恢复。对肝功有影响。

2. 胃肠道反应 包括食欲减退、恶心及呕吐，一般停药1～3天可消失。

3. 泌尿道反应 当大剂量环磷酰胺静滴，而缺乏有效预防措施时，可致出血性膀胱炎，表现为膀胱刺激症状、少尿、血尿及蛋白尿，为代谢产物丙烯醛刺激膀胱所致，但环磷酰胺常规剂量应用时，其发生率较低。

4. 其他反应 包括脱发、口腔炎、中毒性肝炎、皮肤色素沉着、月经紊乱、无精子或精子减少及肺纤维化等。

【观察要点】

1. 观察有无食欲减退、恶心、呕吐、腹痛、腹泻等胃肠道反应。

2. 环磷酰胺水溶液仅能稳定2～3小时，最好现配现用。

3. 大剂量用药时，密切观察骨髓功能及注意非血液学毒性如有无心肌炎、中毒性肝炎及肺纤维化等疾病的临床表现。

4. 药物治疗期间应鼓励患者多饮水，观察有无尿频、尿急、尿痛等膀胱刺激症状，并按时检测尿常规，注意有无血尿的发生。

【应急处理】

1. 患者出现食欲减退、恶心、呕吐、腹痛、腹泻等较重的胃肠道反应时，应立即停药并给予昂丹司琼5ml静脉注射。

2. 大剂量环磷酰胺静滴时，如出现膀胱刺激症状、少尿、血尿及蛋白尿等导致出血性膀胱炎时,应立即停药并给予大剂量水化、补液、利尿、碱化尿液等治疗措施。

顺 铂

(Cisplatin)

【作用与用途】 本药为治疗多种实体瘤的一线用药。以DDP为主的联合化疗亦为晚期卵巢癌、骨肉瘤及神经母细胞瘤的主要治疗方案,与ADM、CTX等联用对多部位鳞状上皮癌、移行细胞癌有效,如头颈部、宫颈、食管及泌尿系肿瘤等。

【用法用量】 本药需用300~500ml氯化钠注射液稀释滴注。本药略带黏性,为使剂量准确,在吸出药液后,再向瓶内注入适量氯化钠注射液,稍作振摇荡涤黏附于瓶内壁的药液后吸出并加入至输液瓶中滴注。静脉滴注:一次按体表面积20mg/m^2,一日1次,连用5日;或30mg/m^2,一日1次,连用3日,间隔3周再重复,可重复3~4个疗程。亦可80~100mg/m^2,同时进行水化疗法和利尿,每3~4周用药1次。动脉灌注:介入化疗联合用药时,一次40~50mg/m^2,4周1次,需给予水化、利尿。胸腹腔注射:一次30~60mg,7~10日为1次。

【注意事项】

1. 监测末梢血象、肝肾功能、末梢神经毒及听力表现等变化,必要时减少剂量或停药,并进行相应的治疗,避免采用与本药肾毒性或耳毒性叠加的药物,如氨基糖苷类抗生素、两性霉素B、头孢噻吩、呋塞米、依他尼酸钠等。

2. 本药静滴时需避光。

3. 孕妇禁用,哺乳期妇女慎用。

【不良反应】

1. 消化道反应 严重的恶心、呕吐为主要的限制性毒性。急性呕吐一般发生于给药后1~2小时,可持续1周左右。

2. 肾毒性 累积性及剂量相关性肾功不良是顺铂的主要限制性毒性,一般剂量一日超过90mg/m^2 即为肾毒性的危险因素。主要为肾小管损伤。急性损害一般见于用药后10~15日,血尿素氮(BUN)及肌酐(Cr)增高,肌酐清除率降低,多为可逆性,反复高剂量治疗可致持久性轻至中度肾损害。

3. 神经毒性 神经损害如听神经损害所致耳鸣、听力下降较常见。末梢神经毒性与累积剂量增加有关,表现为不同程度的手、脚套样感觉减弱或丧失,有时出现肢端麻痹、躯干肌力下降等,一般难以恢复。癫痫及视乳头水肿或球后视神经炎则较少见。

4. 骨髓抑制 骨髓抑制[白细胞和(或)血小板下降]一般较轻,发生几率与每疗程剂量有关,若≤100mg/m²,发生几率约10%~20%,若剂量≥120mg/m²,则约40%,但亦与联合化疗中其他抗癌药骨髓毒性的重叠有关。

5. 过敏反应 可出现脸肿、气喘、心动过速、低血压、非特异斑丘疹类皮疹。

6. 其他 心脏功能异常、肝功能改变少见。

【观察要点】

1. 大剂量用药的患者应严密观察有无出现少尿或无尿,尿常规检查出现尿蛋白、红白细胞尿及管型尿、血中血尿素氮(BUN)及肌酐(Cr)增高,肌酐清除率降低等肾功能急性损害的毒性表现。

2. 长期治疗期间应观察有无头晕、耳鸣、听力下降等神经损害毒性症状。

3. 累积剂量增加治疗期间应注意观察有无肢端麻痹、躯干肌力下降、感觉减弱或丧失等末梢神经毒性表现。

【应急处理】

1. 大剂量顺铂药物治疗时,如出现少尿或无尿、血尿及蛋白尿及肾功能检查异常等急性肾毒性表现时,应立即停药并给予抗生素控制感染及利尿、纠正酸中毒、保持电解质平衡的对症治疗。

2. 出现头晕、耳鸣、听力下降等神经损害毒性症状时,应立即停药并给予营养神经的药物对症治疗。

3. 出现肢端麻痹、躯干肌力下降、感觉减弱、自主神经功能障碍等末梢神经毒性早期症状时,应立即停药,遵医嘱使用神经营养代谢药和血管扩张药以促进神经传导功能的恢复。

【案例分析】 某老年女性,因患卵巢癌,遵医嘱给予大剂量静脉注射顺铂化疗。行顺铂化疗至第3个疗程时，患者出现头痛、头晕伴耳鸣，护理人员巡视时发现但未引起注意，2周后患者出现听力下降等症状，电测听数值异常，既往无神经系统疾病，考虑为药物引起的神经损害毒性反应，遵医嘱立即停药，并给予维生素B_1、维生素B_{12}及甲钴胺等营养神经的药物治疗。2周后患者症状缓解，测耳听力恢复正常。

分析点评：此患者在大剂量应用顺铂化疗时，因药物的副作用引起患者的神经毒性症状，用药过程中出现头晕、耳鸣等症状时，未及时对症治疗，导致出现听力下降等神经毒性反应。

提示：应用顺铂进行化疗时，护理人员用药后应密切关注患者反应，注意监测末梢血象、肝肾功能、末梢神经毒及听力表现等变化。

卡　铂
(Carboplatin)

【作用与用途】 主要用于卵巢癌、头颈部鳞癌、精原细胞瘤、膀胱癌、间皮瘤等。

【用法用量】 用5%葡萄糖注射液溶解本药，浓度为10mg/ml，再加入5%葡萄糖注射液250～500ml中静脉滴注。一般成人用量按体表面积一次200～400mg/m^2，每3～4周给药1次；2～4次为一疗程。也可采用按体表面积一次50mg/m^2，一日1次，连用5日，间隔4周重复。

【注意事项】

1. 应用本药前应检查血象及肝肾功能，治疗期间至少每周检查1次白细胞与血小板。
2. 孕妇及哺乳期妇女、带状疱疹、感染、肾功能减退者慎用。
3. 静脉注射时应避免漏于血管外。
4. 本药溶解后，应在8小时内用完。
5. 滴注及存放时应避免直接日晒。
6. 用药期间应随访检查听力、神经功能、血尿素氮、肌酐清除率与血清肌酐测定、血细胞比容、血红蛋白测定、白细胞分类与血小板计数及血清钙、镁、钾、钠的含量。

【不良反应】

1. 常见反应　骨髓抑制为剂量限制毒性，白细胞与血小板在用药21日后达最低点，通常在用药后30日左右恢复；粒细胞的最低点发生于用药后21~28日，通常在35日左右恢复；白细胞与血小板减少与剂量相关，有蓄积作用；注射部位疼痛。

2. 较少见反应　过敏反应（皮疹或瘙痒，偶见喘咳），发生于用药后几分钟之内；周围神经毒性：指或趾麻木或麻刺感；耳毒性：高频率的听觉丧失首先发生，耳鸣偶见；视力模糊、黏膜炎或口腔炎；恶心及呕吐、便秘或腹泻、食欲减退、脱发及头晕，偶见变态反应和肝功能异常。

【观察要点】

1. 注意观察有无出现易感染、皮肤发生紫癜、皮下出血的现象，每周检测血常规有无白细胞和血小板下降等骨髓抑制现象。

2. 静脉注射时应严密观察患者有无疼痛感及血管有无肿胀，避免药液渗漏于血管外。

3. 用药过程中是否出现耳鸣等高频率的听觉丧失及视力改变。

4. 应观察患者有无周围神经毒性的早期表现如指或趾麻木或麻刺感。

【应急处理】

1. 静脉注射用药时患者血管出现红肿、疼痛时，应考虑药液外渗血管，应立即给予1%普鲁卡因局部封闭，或用50~100mg氢化可的松局部注射，以及冷湿敷。

2. 患者皮肤突发紫癜、皮下出血的现象时，应立即检测血常规，如有白细胞和血小板下降，应立即停药，遵医嘱给予升白安等提升白细胞的药物治疗。

3. 出现头晕、耳鸣、听力下降等神经损害毒性症状时，应立即停药并给予营养神经的药物对症治疗。

多柔比星

(Doxorubicin)

【作用与用途】　抗有丝分裂和细胞毒性药物。多柔比星能成功地诱导多种恶性肿瘤的缓解，包括急性白血病、淋巴瘤、软组织和骨肉瘤、儿童恶性肿瘤及成人实体瘤，尤其用于乳腺癌和肺癌。

【用法用量】　静脉给药。配制后的溶液通过通畅的输液管进行静脉输注，约2～3分钟。这样可减少血栓形成和由药物外溢导致的蜂窝组织炎和水疱的危险，常用的溶液为氯化钠注射液、5%葡萄糖注射液或氯化钠葡萄糖注射液。多柔比星单一用药时，每3周1次，以60～75mg/m^2给药，当与其他有重复毒性的抗肿瘤制剂合用时，多柔比星的剂量须减少至每3周1次，以30～40mg/m^2给药。如剂量根据体重计算，则每3周1次，以1.2～2.4mg/kg单剂量给药。

【注意事项】

1. 用药期间应严格检查血象、肝功能及心电图。

2. 孕妇及哺乳期妇女禁用。

3. 操作时的注意事项。瓶内药物处于负压状态下，从而在溶液配制时减少气雾形成，当针头插入后应特别小心。在配制药液时必须避免吸入任何气雾。由于该药的毒性特征，推荐以下的保护方法：操作人员必须受过药物配制及操作的良好技术训练；怀孕的工作人员应避免接触本药；速溶型多柔比星操作者应穿戴防护服装：护目镜、工作袍及一次性手套和面罩；如不慎与皮肤或眼睛接触，应立即用大量水、肥皂水或碳酸氢钠冲洗，并采用适当的医疗措施。药液渗出或漏出，应用1%次氯酸钠溶液处理，浸泡过夜最佳，然后用水冲洗，所有的清洗材料均应按上法处理。药物配制应在指定区域进行（在层流系统下更佳）。工作台表面应铺有一次性塑料垫和吸纸；所有用于药物配制、使用或清洗的材料包括手套等，用后应置于标有“高度危险”的废弃袋内供高温焚烧。

4. 配制后的溶液于室温正常人工光照下可保持稳定48小时，但根据药物操作规范，通常建议溶液避光保存在2～8℃，并在24小时内使用。配制后的溶液在室温强烈光照的条件下化学性质可至少保持24小时的稳定。

5. 配制后的溶液含有0.02%的羟基苯甲酸酯，这不作为含防腐剂溶液。弃去任何多余未用的量。

6. 禁忌。严重器质性心脏病和心功能异常及对本药与蒽环类过敏者。静脉给药治疗的禁忌证:由于既往细胞毒药物治疗,持续的骨髓抑制或严重的口腔溃疡;全身性感染;明显的肝功能损害;严重心律失常,心肌功能不足,既往心肌梗死;既往蒽环类治疗已用到药物最大累积剂量。膀胱内灌注治疗的禁忌证:侵袭性肿瘤已穿透膀胱壁;泌尿道感染;膀胱炎症;导管插入困难(如由于巨大的膀胱内肿瘤)。

【不良反应】

1. 骨髓抑制和口腔溃疡。

2. 心脏毒性。

3. 速溶型注射用盐酸多柔比星可使尿液呈红色,尤其是在注射后第1次排的尿,应告知患者无须惊慌。

4. 胃肠道反应,呕吐、恶心和腹泻也可发生。

5. 其他反应。肝肾功能异常,脱发也是常见现象,包括干扰胡须的生长,不过停药后所有的毛发可恢复正常生长。

【观察要点】

1. 注意患者皮肤有无紫癜、皮下出血的现象,应定期监测血常规。

2. 用药过程中有无心慌、胸闷、心律不齐等心功能不足的毒性反应。

3. 观察患者用药后的尿液性质及颜色,并做好宣教工作。

4. 出现疲乏无力、恶心、呕吐和腹泻等胃肠道反应较重时,应检测肝功能有无异常。

【应急处理】

1. 患者皮肤突发紫癜、皮下出血的现象时,应立即检测血常规,如有白细胞和血小板下降,应立即停药遵医嘱给予升白安等提升白细胞的药物治疗。

2. 出现胸闷、憋气、心慌等症状时,应立即给予低流量氧气吸入,做心电图检查,遵医嘱给予改善心脏功能药物治疗。

表柔比星

(Epirubicin)

【作用与用途】 用于治疗白血病、乳腺癌、软组织肉瘤、卵巢癌等。

【用法用量】 表柔比星单独用药时,成人剂量为按体表面积一次 60～90mg/m²,联合化疗时,一次 50～60mg/m² 静脉注射。根据患者血象可间隔 21 天重复使用。

【注意事项】

1. 表柔比星治疗期间仍应严密监测心功能,以减少发生心力衰竭的危险。对目前或既往接受纵隔、心包区合并放疗的患者,表柔比星心脏毒性的潜在危险可能增加。在确定表柔比星最大蓄积剂量时,与任何具有潜在心脏毒性药物联合用药时应慎重。每个疗程前后都应进行心电图检查。

2. 表柔比星经肝脏系统排泄,故肝功能不全者应减量,以免蓄积中毒。中度肝功能受损者(胆红素 1.4～3mg/100ml 或 BSP 滞留量 9%～15%),药量应减少 50%。重度肝功能受损者(胆红素大于 3mg/100ml 或 BSP 滞留量大于 15%)药量应减少 75%;中度肾功能受损患者无需减少剂量,因为仅少量的药物经肾脏排出。表柔比星和其他细胞毒药物一样,因肿瘤细胞的迅速崩解而引起高尿酸血症。应检查血尿酸水平,通过药物控制此现象的发生;另外,在用药 1～2 天内可出现尿液红染。

3. 可引起白细胞及血小板减少,应定期进行血液学监测。

4. 给药。静脉给药,用灭菌注射用水稀释,使其终浓度不超过 2mg/ml;建议先注入生理盐水检查输液管通畅性及注射针头确实在静脉之后,再经此通畅的输液管给药。以此减少药物外溢的危险,并确保给药后静脉用盐水冲洗;表柔比星注射时溢出静脉会造成组织的严重损伤甚至坏死。小静脉注射或反复注射同一血管会造成静脉硬化。建议以中心静脉输注较好;不可肌内注射和鞘内注射。

5. 禁忌。妊娠期间不主张使用本药。哺乳期妇女;因用于化疗或放疗而造成明显骨髓抑制的患者;已用过大剂量蒽环类药物

(如阿霉素或柔红霉素)的患者;近期或既往有心脏受损病史的患者。

【不良反应】

1. 与阿霉素相似,但程度较低,尤其是心脏毒性和骨髓抑制毒性。

2. 其他不良反应。脱发,60%~90%的患者可发生,一般可逆,男性有胡须生长受抑;黏膜炎,用药的第5~10天出现,通常发生在舌侧及舌下黏膜;胃肠功能紊乱,如恶心、呕吐、腹泻;曾有报道偶有发热、寒战、荨麻疹、色素沉着、关节疼痛。

【观察要点】

1. 用药期间严密监测患者有无心慌、胸闷、心律不齐、发绀等心功能损害的表现,定期检测心功能,以减少发生心力衰竭。

2. 静脉注射时应严密观察患者有无疼痛感及血管有无肿胀,避免药液渗漏于血管外,避免同一血管重复注射以免造成静脉硬化。

3. 观察患者用药后的尿液性质及颜色,并做好宣教工作。应定期检查血尿酸水平,注意患者有无指、趾疼痛感等痛风的早期表现。

4. 患者有无恶心、呕吐、食欲减退等胃肠道反应及头痛、头晕、倦怠症状。定期检查肝功能,注意氨基转移酶有无升高。

【应急处理】

1. 患者感胸闷、心慌、乏力等心功能受损症状时,应立即嘱患者平卧,给予低流量吸氧,行心电图检查,并根据心功能不全情况,遵医嘱给予改善心功能药物治疗。

2. 长期用药患者出现肝功能不全、氨基转移酶明显升高时,应立即停药,并遵医嘱给予保肝药物治疗。

3. 静脉注射用药时患者血管出现红肿、疼痛时,应考虑药液外渗血管,应立即给予1%普鲁卡因局部封闭,或用50~100mg氢化可的松局部注射,以及冷湿敷。

【案例分析】 某老年女性,因患乳腺癌晚期,遵医嘱给予表柔比星静脉化疗。在静脉注射时,护士第1次穿刺没有成功,第2次穿刺成功后便离开,整个穿刺过程中患者感觉注射部位疼痛但没有跟护士提出。用药10分钟后，患者注射部位疼痛难忍并出现红肿，考虑为表柔比星外漏引起的局部刺激，立即停止滴注，给予1%普鲁卡因局部封闭。

分析点评：表柔比星刺激性较强，注射时溢出静脉会造成组织的严重损伤、剧痛，甚至坏死。

提示：护士应熟练静脉注射操作技术，尤其化疗药物通常刺激性比较大，注射时一定要防止药液渗出血管。注射前，应告知患者药物有强烈刺激性，注药时如有疼痛或异常感觉，应立即报告，不可勉强忍受。穿刺成功后应严密观察患者用药后的反应，若出现局部疼痛、红肿，应立即停药，遵医嘱给予1%普鲁卡因局部封闭，或用50～100mg氢化可的松局部注射，以及冷湿敷。

米托蒽醌

(Mitoxantrone)

【作用与用途】 主要用于恶性淋巴瘤、乳腺癌和急性白血病。对肾癌、前列腺癌、子宫内膜癌、睾丸肿瘤、卵巢癌和头颈部癌也有一定疗效。

【用法用量】

静脉滴注：将本药溶于50ml以上的氯化钠注射液或5%葡萄糖注射液中滴注，时间不少于30分钟。单用本药，按体表面积一次12～14mg/m^2，每3～4周1次；或按体表面积一次4～8mg/m^2，一日1次，连用3～5天，间隔2～3周。联合用药，按体表面积一次5～10mg/m^2。

【注意事项】

1. 用药期间应严格检查血象。

2. 有心脏疾病，用过蒽环类药物或胸部照射的患者，应密切注意心脏毒性的发生。

3. 用药时应注意避免药液外溢，如发现外溢应立即停止，再从另一静脉重新进行。

4. 本药不宜与其他药物混合注射。

5. 本药遇低温可能析出晶体，可将安瓿置热水中加温，晶体溶解后使用。

6. 对本药过敏者、有骨髓抑制或肝功能不全者禁用。一般情况差，有并发症及心、肺功能不全的患者应慎用。孕妇及哺乳期妇女用药尚不明确。

【不良反应】

1. 骨髓抑制，引起白细胞和血小板减少，为剂量限制性毒性。

2. 少数患者可能有心悸、期前收缩及心电图异常。

3. 可有恶心、呕吐、食欲减退、腹泻等消化道反应。

4. 偶见乏力、脱发、皮疹、口腔炎等。

【观察要点】

1. 注意观察有无出现易感染、皮肤发生紫癜、皮下出血的现象，每周检测血常规有无白细胞和血小板下降等骨髓抑制现象。

2. 静脉注射时应严密观察患者有无疼痛感及血管有无肿胀，避免药液渗漏于血管外。

3. 有无恶心、呕吐、食欲减退、腹泻等消化道反应。

4. 出现心悸、胸闷等不适症状时，应注意有无期前收缩等心律不齐现象，并及时行心电图检查。

【应急处理】

1. 静脉注射用药时患者血管出现红肿、疼痛时，应考虑药液外渗血管，应立即给予1%普鲁卡因局部封闭，或用50～100mg氢化可的松局部注射，以及冷湿敷。

2. 患者皮肤突发紫癜、皮下出血的现象时，应立即检测血常规，如有白细胞和血小板下降，应立即停药，遵医嘱给予升白安等提升白细胞及血小板的药物治疗。

3. 患者出现食欲减退、恶心、呕吐、腹痛、腹泻等较重的胃肠道反应时，应立即停药并给予昂丹司琼5ml静脉注射。

4. 患者出现胸闷、心慌、乏力、期前收缩等心功能受损症状时，应立即嘱患者平卧，给予低流量吸氧，行心电图检查，并根据心功能不全情况，遵医嘱给予改善心功能药物治疗。

丝 裂 霉 素

(Mitomycin)

【作用与用途】 主要适用于乳腺癌，也适用于卵巢癌及癌性腔内积液。

【用法用量】

静脉注射：一次 6 ~ 8mg，以氯化钠注射液溶解后静脉注射，一周 1 次。也可 10 ~ 20mg 一次，每 6 ~ 8 周重复治疗。动脉注射：剂量与静脉注射同。腔内注射：一次 6 ~ 8mg。

【注意事项】

1. 用药期间应密切随访血常规及血小板、血尿素氮、肌酐。

2. 在应用丝裂霉素后数月仍应随访血常规及肾功能，特别是接受总量大于 60mg 的患者，易发生溶血性贫血。

3. 长期应用抑制卵巢及睾丸功能，造成闭经和精子缺乏。

4. 本药局部刺激严重，若药液漏出血管外，可致局部红肿、疼痛，以致坏死、溃疡。

5. 丝裂霉素一般经静脉给药，也可经动脉注射或腔内注射给药，但不可作肌内或皮下注射。

6. 应避免注射于静脉外，如静脉注射时有烧灼感或刺痛，应立即停止注射。

7. 由于丝裂霉素有延迟性及累积性骨髓抑制，一般较大剂量应用时疗程间间隔应超过 6 周。

8. 静注时药液漏至血管外应立即停止注射，以 1% 普鲁卡因注射液局部封闭。

9. 禁忌。水痘或带状疱疹患者；孕妇及哺乳期妇女。用药期间禁用活病毒疫苗接种和避免口服脊髓灰质炎疫苗。

【不良反应】

1. 骨髓抑制是最严重的毒性，可致白细胞及血小板减少，白细胞减少常发生于用药后 28 ~ 42 日，一般在 42 ~ 56 日恢复。

2. 恶心、呕吐发生于给药后 1 ~ 2 小时，呕吐在 3 ~ 4 小时内停止，而恶心可持续 2 ~ 3 日。

3. 对局部组织有较强的刺激性，若药液漏出血管外，可引起局部疼痛、坏死和溃疡。

4. 少见的副作用有间质性肺炎、不可逆的肾衰竭等。

5. 心脏毒性。本药与阿霉素同时应用可增加心脏毒性，建议阿霉素总量限制在按体表面积 $450mg/m^2$ 以下。

【观察要点】

1. 注意观察有无出现易感染、皮肤发生紫癜、皮下出血的现象,每周检测血常规有无白细胞和血小板下降等骨髓抑制现象。

2. 静脉注射时应严密观察患者有无疼痛感及血管有无肿胀,避免药液渗漏于血管外。

3. 长期用药的患者,用药期间应密切随访血常规及血小板、血尿素氮、肌酐。大剂量用药的患者在应用数月后仍应随访血常规及肾功能,以防发生溶血性贫血。

4. 与阿霉素同时联合应用时,可增加心脏毒性,应注意有无出现心悸、胸闷、心律不齐等心功能不全的症状,并及时行心电图检查。

【应急处理】

1. 大剂量用药患者出现头晕、乏力、皮肤突发紫癜、皮下出血的现象时,应立即检测血常规,如有白细胞和血小板下降,应立即停药,遵医嘱给予升白安等提升白细胞及血小板的药物治疗。

2. 静脉注射用药患者血管出现红肿、疼痛时,应考虑药液外渗血管,应立即给予1%普鲁卡因局部封闭,或用50～100mg氢化可的松局部注射,以及冷湿敷。

3. 长期用药患者出现恶心、呕吐及尿量异常、水肿等肾功能不全症状时,应立即行肾功能检查,如有血尿素氮、肌酐检测异常,应遵医嘱立即停药,给予改善肾功能的药物治疗。

依托泊苷

(Etoposide)

【作用与用途】　主要用于治疗恶性淋巴瘤、恶性生殖细胞瘤、白血病、卵巢癌等。

【用法用量】　静脉滴注:将本药需用量用氯化钠注射液稀释,浓度不超过0.25mg/ml,静脉滴注时间不少于30分钟。实体瘤:一日60～100mg/m^2,连续3～5日,每隔3～4周重复用药。白血病:一日60～100mg/m^2,连续5日,根据血象情况,间隔一定时间重复给药。

【注意事项】

1. 本药不宜静脉推注,静滴时速度不得过快,至少半小时,否则容易引起低血压、喉痉挛等过敏反应。

2. 不得作胸腔、腹腔和鞘内注射。

3. 本药在动物中有生殖毒性及致畸，并可经乳汁排泄，孕妇及哺乳期妇女慎用。

4. 用药期间应定期检查周围血象和肝肾功能。

5. 本药稀释后立即使用，若有沉淀产生严禁使用。

6. 骨髓抑制、白细胞和血小板明显低下者及心、肝肾功能有严重障碍者禁用。

【不良反应】

1. 可逆性的骨髓抑制，包括白细胞及血小板减少，多发生在用药后 7 ~ 14 日，20 日左右后恢复正常。

2. 食欲减退、恶心、呕吐、口腔炎等消化道反应，脱发亦常见。

3. 若静脉滴注过速（ <30 分钟），可有低血压、喉痉挛等过敏反应。

【观察要点】

1. 静脉滴注时速度不得过快，注射成功后严格按照药物要求调节滴速，注射过程中观察有无低血压、喉痉挛等过敏反应的发生。

2. 用药 1 周后应检测血常规，注意有无白细胞、血小板减少及头晕、乏力、贫血等骨髓抑制表现。

3. 有无食欲减退、恶心、呕吐、口腔炎等消化系统的反应。

【应急处理】

1. 如因静脉滴注时速度过快引起喉痉挛及血压下降时，应置患者于平卧位，并给予纱布垫于舌下，以防止舌部后坠发生咬伤及窒息，遵医嘱立即更换液体，给予吸氧及升压药物对症治疗。

2. 大剂量用药患者出现头晕、乏力、皮肤突发紫癜、皮下出血的现象时，应立即检测血常规，如有白细胞和血小板下降，应立即停药，遵医嘱给予升白安等提升白细胞及血小板的药物治疗。

【案例分析】　某中年女性，因患卵巢癌，遵医嘱给予依托泊苷静脉给药，某日治疗护士在静脉穿刺成功后，未按照药物说明调节滴速，每分钟滴速达到 70 滴/分，药液滴入 2/3 时，患者自感心悸、呼吸困难、胸闷憋气，立即测血压为 60/40mmHg，考虑为输液速度过快引起的喉痉挛及血压下降，治疗护士立即置患者于平卧位,并给予纱布垫于舌下,以防止舌后坠发生咬伤及窒息,遵医嘱给予更换液体、吸氧及升压药物治疗,经对症治疗后呼吸困难症状缓解,血压逐渐升至正常。

分析点评:此案例因治疗护士静脉给药时未严格按照药物说明给予调节滴速,致使患者输液速度过快导致不良反应的发生。

提示:依托泊苷在静脉滴注时应控制好滴速,若滴速过快速(<30 分钟),可有低血压、喉痉挛等过敏反应。用药期间应严密观察不良反应的发生,定期检查周围血象和肝肾功能。

长春新碱

(Vincristine)

【作用与用途】 可用于急性白血病、恶性淋巴瘤、生殖细胞肿瘤、肾母细胞瘤、乳腺癌等。

【用法用量】

静脉给药:1~2mg(或 $1.4mg/m^2$),最大不大于 2mg,年龄大于 65 岁者,最大一次 1mg。

【注意事项】

1. 仅用于静脉注射,漏于皮下可导致组织坏死、蜂窝织炎。一旦漏出或可疑外漏,应立即停止输液,并予相应处理(参考氮芥外漏的处理)。

2. 防止药液溅入眼内,一旦发生应立即用大量生理盐水冲洗,再应用地塞米松眼膏保护。

3. 冲入静脉时避免日光直接照射。

4. 肝功能异常时减量使用。

5. 孕妇及哺乳期妇女用药尚不明确。

【不良反应】

1. 剂量限制性毒性是神经系统毒性,主要引起外周神经症状,如手指、神经毒性等,与累积量有关。足趾麻木、腱反射迟钝或消失,外周神经炎。腹痛、便秘,麻痹性肠梗阻偶见。运动神经、感觉神经和脑神经也可受到破坏,并产生相应症状。神经毒性常发生于 40 岁以上者,儿童的耐受性好于成人,恶性淋巴瘤患者出现神经毒性的倾向高于其他肿瘤患者。

2. 骨髓抑制和消化道反应较轻。

3. 有局部组织刺激作用,药液不能外漏,否则可引起局部坏死。

4. 可见脱发,偶见血压的改变。

【观察要点】

1. 静脉注射时应严密观察患者有无疼痛感及血管有无肿胀,避免药液渗漏于血管外导致组织坏死。

2. 长期用药应注意观察手指、足趾有无麻木及腱反射迟钝或消失的现象,预防外周神经炎的发生。

【应急处理】

1. 静脉注射用药时患者血管出现红肿、疼痛时,应考虑药液外渗血管,应立即给予1%普鲁卡因局部封闭,或用50~100mg氢化可的松局部注射,以及冷湿敷。

2. 出现手指、足趾有麻木感及腱反射迟钝或消失时,应立即停药,遵医嘱给予抗病毒及营养神经的药物治疗。

【案例分析】 某中年女性,因患恶性淋巴瘤,遵医嘱给予长春新碱静脉化疗,治疗至第4个疗程时,患者自感手指、足趾有麻木感,向护理人员反映未引起重视,2周后患者出现受累肢体有疼痛感及感觉运动障碍,病变区有触痛或压痛,腱反射消失,深浅感觉减退或消失。考虑为化疗药物引起的外周神经毒性反应,遵医嘱立即停药,给予抗病毒及营养神经的药物治疗。

分析点评:长春新碱静脉化疗可引起神经系统毒性反应,此患者由于出现手指、足趾有麻木感等外周神经炎早期症状时,未及时处理导致出现腱反射消失等外周神经毒性反应。

提示:神经毒性常发生于40岁以上者,恶性淋巴瘤患者出现神经毒性的倾向高于其他肿瘤患者。用药期间护理人员应严密观察患者,出现神经受损的早期症状时,如肢体麻木等,应及时汇报医生并进行处理,避免加重毒性反应的发生。

紫 杉 醇

(Paclitaxel)

【作用与用途】 卵巢癌和乳腺癌及非小细胞肺癌的一线和二线治疗。

【用法用量】 为了预防发生过敏反应,在紫杉醇治疗前12小时口服地塞米松10mg,治疗前,6小时再口服地塞米松10mg,治疗前30~60分钟给予苯海拉明肌注20mg、静注西咪替丁300mg或雷尼替丁50mg。单药剂量为135~200mg/m^2,在G-CSF支持下,剂量可达250mg/m^2。将紫杉醇用生理盐水或5%葡萄糖盐水稀释,静滴3小时。联合用药剂量为135~175mg/m^2,3~4周重复。

【注意事项】 治疗前应用地塞米松、苯海拉明和H_2受体拮抗剂进行预处理。未稀释的浓缩药液不要接触聚氯乙烯塑料器械或设备,且不能进行静脉滴注。稀释的药液应储藏在瓶内或塑料袋内,采用聚氯乙烯给药设备滴注。给药期间应注意有无过敏反应及生命体征的变化。对聚氧乙基代蓖麻油过敏者、中性粒细胞低于1500/mm^{3}者、孕妇禁用。育龄妇女,治疗期不宜怀孕。

【不良反应】

1. 过敏反应 多数为Ⅰ型变态反应,表现为支气管痉挛性呼吸困难、荨麻疹和低血压。几乎所有的反应发生在用药后最初的10分钟。

2. 骨髓抑制 为主要剂量限制性毒性,表现为中性粒细胞减少,血小板降低少见,一般发生在用药后8~10日。贫血较常见。

3. 神经毒性 最常见的表现为轻度麻木和感觉异常,严重的神经毒性发生率为6%。

4. 心血管毒性 可有低血压和无症状的短时间心动过缓。

5. 肌肉关节疼痛 发生于四肢关节,发生率和严重程度呈剂量依赖性。

6. 胃肠道反应 恶心、呕吐、腹泻和黏膜炎,一般为轻度和中度。

7. 肝脏毒性 为ALT、AST和AKP升高。

8. 脱发。

9. 局部反应 输注药物的静脉和药物外渗局部的炎症。

【观察要点】

1. 用药后最初的10分钟内应严密观察有无支气管痉挛性呼吸困难、荨麻疹和低血压等变态反应症状的发生。

2. 用药1周后检测血常规，注意有无中性粒细胞减少及头晕、乏力、贫血等骨髓抑制表现。

3. 长期用药患者有无四肢肌肉、关节疼痛发生。

4. 输注药物的静脉有无局部红肿、热痛等刺激反应。

【应急处理】

1. 用药后突发支气管痉挛性呼吸困难、荨麻疹和低血压等变态反应症状时，应立即更换液体，给予吸氧，遵医嘱给予地塞米松静脉注射等抗过敏反应的对症治疗。

2. 静脉注射用药时患者血管出现红肿、疼痛时，应考虑药液外渗血管，应立即给予1%普鲁卡因局部封闭，或用50～100mg氢化可的松局部注射，以及冷湿敷。

【案例分析】 某中年女性，因患卵巢癌，遵医嘱给予紫杉醇静脉化疗，既往有其他药物过敏史，护士用药前遵医嘱给予抗过敏处理，静脉滴注紫杉醇药液5分钟后，患者突感心慌、胸闷、憋气伴呼吸困难，测血压60/40mmHg，心率110次/分，脉搏细弱，全身大汗淋漓，考虑为化疗药物引起的过敏反应，遵医嘱立即更换液体，给予吸氧及地塞米松静脉注射等抗过敏反应的对症治疗。10分钟后患者呼吸困难减轻，心率下降至90次/分，血压升至90/60mmHg，全身症状缓解。

分析点评：紫杉醇静脉化疗可引起严重过敏反应，此患者由于既往有药物过敏史，属高危过敏体质，导致出现严重的Ⅰ型变态反应。

提示：紫杉醇的临床过敏反应发生率较高，通常表现为过敏反应、骨髓抑制、神经毒性、心血管毒性、胃肠道反应、肝脏毒性、脱发等。尤其是过敏体质的患者出现的变态反应要明显高于其他肿瘤患者。用药前临床常规应对患者进行抗过敏处理，以免发生严重过敏反应。因此在用药前应详细询问患者以往药物史，给药期间应注意有无过敏反应的发生及监测生命特征的变化。

重酒石酸长春瑞滨

(Vinorelbine Tartrate)

【作用与用途】 临床用于转移性乳腺癌、晚期卵巢癌等。

【用法用量】　静脉输注，单药治疗用量为一次 25～30mg/m^2，药物必须溶于生理盐水（125ml），并在短时间内（15～20 分钟）输完，其后沿此静脉输入等量生理盐水以冲洗血管。21 天为一周期，分别在第 1、8 天各给药 1 次，2～3 周期为一疗程。本药可单用或联合化疗。联合用药剂量和给药时间随化疗方案有所不同。

【注意事项】

1. 妊娠期、哺乳期妇女及严重肝功能不全者禁用。

2. 肝功能不全时应减少用药剂量。肾功能不全者应慎用。

3. 治疗必须在严密的血液学监测下进行，当粒细胞 < 3000/mm^3 时，应暂停。

4. 避免药液污染眼球及其他部位，一遇污染，应立即用水冲洗。

5. 本药必须严格的经静脉给药。静注药外漏可引起局部皮肤反应，甚至出现坏死，一旦药液外漏，应立即停注，局部处理。

【不良反应】

1. 剂量限制性毒性为骨髓抑制，表现在粒细胞减少、贫血，偶见血小板降低。

2. 其他常见不良反应为恶心、呕吐、脱发。

3. 注射静脉出现不同程度的刺激反应，有时可发生静脉炎。

4. 神经毒性较 VCR 轻，周围神经毒性一般限于深腱反射消失，感觉异常少见，长期治疗可出现下肢无力。自主神经毒性主要表现为小肠麻痹引起的便秘，麻痹性肠梗阻罕见。

5. 偶见有心律紊乱、呼吸困难、支气管痉挛、肝功能受损等。

【观察要点】

1. 静脉注射时应严密观察患者有无疼痛感及血管有无肿胀，避免药液渗漏于血管外。

2. 长期治疗的患者注意有无出现下肢无力及深腱反射消失等周围神经毒性反应。

3. 有无恶心、呕吐、便秘等胃肠道反应。

4. 治疗期间严密监测粒细胞的变化，当粒细胞 < 3000/mm^3 时，应立即停药。

【应急处理】

1. 静脉注射用药患者血管出现红肿、疼痛时，应考虑药液外渗血管，应立即给予1%普鲁卡因局部封闭，或用50～100mg氢化可的松局部注射，以及冷湿敷。

2. 患者出现头晕、疲乏无力等贫血现象时，应立即检测血常规，如有粒细胞和血红蛋白下降，应立即停药，遵医嘱给予提升粒细胞及血红蛋白的药物治疗。

3. 出现恶心、呕吐、便秘等胃肠道反应症状时，应遵医嘱给予昂丹司琼、开塞露等药物对症治疗。

（韩玉芳　张媛媛）

第十一章

妇产科性传播疾病安全用药

第一节 概　　述

一、淋病概况、临床特点及治疗原则

（一）疾病概况

淋病是淋病双球菌引起的急、慢性接触性传染病，主要引起泌尿生殖器黏膜的炎症，属于性传播疾病之一。

（二）临床特点

尿频、尿急、尿痛、尿道口流脓或宫颈口、阴道口有脓性分泌物等；或有淋菌性结膜炎、肠炎、咽炎等表现；或有播散性淋病症状。

（三）治疗原则

1. 早期诊断，早期治疗。
2. 及时、足量、规则用药。
3. 针对不同病情，采用不同治疗方法。
4. 对性伴侣追踪，若有感染同时治疗。
5. 治疗后随访和判断是否痊愈。
6. 注意有无衣原体、支原体及其他 STD 合并感染。

二、梅毒概况、临床特点及治疗原则

（一）疾病概况

梅毒（syphilis）是由苍白（梅毒）螺旋体引起的慢性、系统性性

传播疾病(VD,STD)。绝大多数是通过性途径传播,临床上可表现为一期梅毒、二期梅毒、三期梅毒和潜伏梅毒。在《中华人民共和国传染病防治法》中,列为乙类防治管理的病种。

(二) 临床特点

临床上将梅毒分为一期、二期和三期(晚期)梅毒。

一期:与梅毒患者发生性关系后2~3周,在生殖器或身体其他部位可出现单个或多个较硬的红色小肿块,不痛也不痒,表面常溃烂,医学上称硬下疳。此时,腹股沟等处淋巴结常肿大。

二期:病菌已侵入血液,并随血流在全身播散。以梅毒疹为特征,有全身症状,硬下疳消退后发生或重叠发生,常伴有淋巴结肿大。

三期:症状复杂,可累及任何组织器官,包括皮肤、黏膜、骨、关节以及各内脏,较易侵犯神经系统,常造成组织缺损、器官破坏,可致残疾,甚至危及生命。

(三) 治疗原则

遵循治疗早、剂量足、疗程规范和疗后充分随访的原则。传染源和性伴侣接受诊断和治疗,疗前和治疗期间禁止性交。

三、软下疳概况、临床特点及治疗原则

(一) 疾病概况

软性下疳是从一期梅毒(硬下疳)中分离出来另一种主要的性病。女性可以是不发病的带菌者,男性比较容易得。主要为直接性接触传染。

(二) 临床特点

最初为外生殖器部位的炎性小丘疹。24~48小时后,迅速形成脓疱,3~5天后脓疱破溃后形成溃疡,境界清楚。溃疡呈圆形或椭圆形,边缘为锯齿状,其下缘有潜浊现象,周围呈炎症红晕。溃疡底部有黄色猪油样脓苔,并覆盖很多脓性分泌物,剥去脓苔可见出血,疼痛明显。

（三）治疗原则

应遵循及时、足量、规则用药的原则，应追踪性伴侣接受检查，特别是在与患者发病前10日内有性接触者，无论有无症状，都应该进行治疗和随访。

四、性病性淋巴肉芽肿概况、临床特点及治疗原则

（一）疾病概况

性病性淋巴肉芽肿，又名第四性病，是第一代性病之一，其病原体最近被认定是沙眼衣原体所致的性传播疾病，主要通过性接触传播，偶经污染或实验意外传播。有生殖器初疮、局部淋巴结病和晚期象皮肿和直肠狭窄等并发症。

（二）临床特点

1. 早期症状　初疮多发生在男性阴茎体、龟头、冠状沟及包皮，女性阴道前庭、小阴唇、阴道口、尿道口周围的5～6mm的极小疱、溃疡，常为单个，有时数个，无明显症状，数日不愈，愈后不留瘢痕。亦可发生于肛周、口腔等处。

2. 中期症状　初疮出现1～4周后，男性腹股沟淋巴结肿（第四性病性横痃）、疼痛、压痛、粘连、融合，可见“槽沟征”（腹股沟韧带将肿大的淋巴结上下分开，皮肤呈出槽沟状）。数周后淋巴结软化、破溃，排出黄色浆液或血性脓液，形成多发性瘘管，似“喷水壶状”，数月不愈，愈后留下瘢痕。临床有便血、黏液血便、腹痛、腹泻、里急后重及腰背疼痛，形成肛周肿胀、瘘管、直肠狭窄及大小阴唇象皮肿等。

3. 晚期症状　数年或数十年后，长期反复性的腹股沟淋巴管（结）炎可致阴部象皮肿、直肠狭窄等。

4. 全身症状　淋巴结肿大化脓期间可有寒战、高热、关节痛、乏力及肝脾大等全身症状。亦有皮肤多形红斑、结节性红斑、眼结膜炎、无菌性关节炎、假性脑膜炎。

（三）治疗原则

治疗越早越好，初期患者用药后，全身性症状可迅速消失，但局部淋巴结肿的愈合有限。晚期出现严重并发症后治疗困难，往往需行手术治疗。治疗方法包括全身治疗和局部治疗，全身治疗主要是及时应用抗菌药。

五、腹股沟肉芽肿概况、临床特点及治疗原则

（一）疾病概况

腹股沟肉芽肿（granuloma inguinale）是一种慢性、轻度传染的性传播疾病，由肉芽肿荚膜杆菌引起，此菌在感染组织中的单核细胞内表现为一卵圆形小体，称为杜诺凡小体（Donoyan body），故本病又叫杜诺凡病（Donovanosis）。以肉芽组织增生性斑块为主征，肛门、外阴处为好发部位，形成无痛性溃疡，并可自身接种。

（二）临床特点

以肉芽组织增生性斑块为主征，肛门、外阴处为好发部位形成无痛性溃疡，并可自身接种。病损开始时为坚硬的丘疹或结节，后破溃形成界限清楚的溃疡，表面是脓性的分泌物，恶臭，其下是牛肉红色的肉芽组织，溃疡边缘突起或呈乳头瘤样增生，其周围常有卫星状新的溃疡发生，溃疡不痛，附近淋巴结不肿大，可通过血液或淋巴道转移。

（三）治疗原则

早期诊断，及时治疗，可缩短病程。持续用药 3 周以上直到损害完全消退，复发者可重复治疗。

六、尖锐湿疣概况、临床特点及治疗原则

（一）疾病概况

又称尖圭湿疣、生殖器疣或性病疣。是由人类乳头瘤病毒

(HPV)感染引起的一种性传播疾病。HPV有多种类型,引起本病的主要类型为HPV1、2、6、11、16、18、31、33及35型等,其中HPV16和18型长期感染可能与女性宫颈癌的发生有关。

(二) 临床特点

常无自觉症状,易擦之糜烂出血,少数患者有疼痛及瘙痒,肛门、直肠、阴道、子宫颈尖锐湿疣可有疼痛、性交痛,局部分泌物或白带增多,若继发感染,分泌物增多或清洗不够,可伴恶臭。

(三) 治疗原则

尽管目前有较多的方法可以去除尖锐湿疣损害,但还没有一种十分理想的疗法去除HPV。主要是以外治为主,内治为辅。

七、生殖器疱疹概况、临床特点及治疗原则

(一) 疾病概况

生殖器疱疹是我国常见性传播病之一。由单纯疱疹病毒(HSV)感染所引起。单纯疱疹病毒分为两型即HSV-1和HSV-2。HSV-1通过呼吸道、皮肤和黏膜密切接触传染,主要引起口唇、咽、眼及皮肤感染,少数(约10%)亦可引起生殖器疱疹,多由口交引起。

(二) 临床特点

感染后平均约4～5日,外阴患部先有灼热感,旋即发生成群丘疹,可为一簇或多簇,继之形成水疱。数日后演变为脓疱,破溃后形成糜烂或浅溃疡,自觉疼痛,最后结痂自愈,病程约2～3周。女性多见于大小阴唇、阴蒂、阴阜、子宫颈等处。往往伴有全身不适、低热、头痛等全身症状,局部淋巴结肿大。

(三) 治疗原则

1. 减轻症状,促进皮损愈合,缩短排毒时间,减轻传染性,缩短病程。

2. 预防减少并发症；预防复发或减少复发；无症状或亚临床型生殖器疱疹无须药物治疗。

3. 有症状者的治疗包括全身治疗和局部治疗两方面。

八、生殖道衣原体、支原体感染概况、临床特点及治疗原则

（一）疾病概况

女性泌尿生殖道的衣原体和支原体感染均属性传播疾病范畴，是通过性接触而传播的疾病。少数也可通过接触患者分泌物污染的衣物、床单、毛巾、浴盆等间接传播。另外，也可由医源传播，即通过消毒不彻底的检查器械传播，新生儿则可在分娩过程中受感染。

（二）临床特点

症状轻微，病程迁延，主要临床表现为非淋菌性尿道炎、宫颈炎、阴道炎、子宫内膜炎，严重者可有输卵管炎及盆腔炎，易引起女性不孕不育及异位妊娠。孕妇感染沙眼衣原体和支原体可引起流产、早产、胎膜早破、绒毛膜羊膜炎、产后发热、子宫内膜炎等不良妊娠结局，并可导致胎儿生长发育受限、新生儿肺炎、结膜炎、脑炎等围生儿并发症。

（三）治疗原则

一旦确诊应积极治疗，然而，支原体可寄生于健康人群，是条件致病菌，且存在分型致病的可能，因此，对临床上有症状的支原体感染，实验室检出支原体或血清抗体滴定度在4倍以上增长时，才予以治疗。患者的性伴侣必须同时进行检查和治疗，方能避免再感染，同时应予隔离，治疗期间禁止性生活。

九、疥疮概况、临床特点及治疗原则

（一）疾病概况

疥疮是由于疥虫感染皮肤引起的皮肤病，传播迅速。通过密

切接触传播的疾病。疥疮的传染性很强，在一家人或集体宿舍中往往相互传染。疥虫离开人体能存活 2～3 天，因此，使用患者用过的衣服、被褥、鞋袜、帽子、枕巾也可间接传染。性生活无疑是传染的一个主要途径。

（二）临床特点

皮肤刺痒，在瘙痒部位同时出现小皮疹、小水疱或结痂等皮疹。其痒甚剧，一般白天稍轻，夜晚加重。疥虫穿入表皮之后，一般需经 20～30 日的潜伏期才出现皮疹及瘙痒症状。初起皮疹多见于皮肤潮湿柔软处，如手指间、手腕部位的皮肤容易穿主寄生，继之传播到身体其他部位，如肘、腰部、腋窝、腹部及阴部等。

（三）治疗原则

1. 疥疮治疗原则是把皮下的疥虫、虫卵彻底杀灭干净，主要是外用药治疗。
2. 外用药以全身涂抹，不管有没有症状的部位都要抹到。
3. 衣服床单要彻底消毒。
4. 治疗期间不要间隔，连用 5～8 日可以痊愈。

十、传染性软疣概况、临床特点及治疗原则

（一）疾病概况

传染性软疣是由传染性软疣病毒引起的皮肤传染性疾病。一般通过直接接触传染，也可自体接种。中医对传染性软疣俗称“水猴子”，为病毒所致良性新生物，有轻度接触传染性，多发于儿童和青年。

（二）临床特点

典型损害为受感染局部表皮细胞增生形成的丘疹，直径 2～8mm，单发或多发，圆形或半球形，有蜡样光泽，中心脐凹状，并含有干酪样栓塞物，丘疹呈肉色或粉红色。初期质地坚硬，成熟变软，可挤压出干酪样物。临床可分两个类型：儿童型及成人型。

（三）治疗原则

将损害中的软疣小体用小镊子夹住疣体，将之挤出或挑出，然后点入浓苯酚或三氯醋酸，并压迫止血；亦可用刮匙刮除，外涂2%碘酒；或0.1%维A酸乙醇局部涂搽。其他，可用电干燥、液氮或干冰冷冻，巨大疣可手术切除。性伴侣应同时治疗。

十一、阴虱病概况、临床特点及治疗原则

（一）疾病概况

阴虱病是由虱子引起的皮肤病，是虱病的一种，是由寄生在人体阴毛和肛门周围体毛上的阴虱叮咬附近皮肤，而引起瘙痒的一种接触性传染性寄生虫病。通常由性接触传播为主，常为夫妇共患，而以女性为多见。

（二）临床特点

主要的发病部位在阴毛区和肛周附近，也可见于腋毛、胸毛区。常见的自觉症状为剧烈瘙痒，搔抓后常引起抓痕、血痂，或继发脓疱疮及毛囊炎等细菌感染。偶然可见灰青色或淡青色斑疹，其直径约0.5cm，指压后不褪色，不伴瘙痒，常见于股内侧、下腹部和腰部。

（三）治疗原则

早期诊断，及时治疗；治疗方案须个体化；规则治疗并随访；追查传染源，进行检查和治疗；性伴侣应同时进行检查和治疗。

十二、艾滋病概况、临床特点及治疗原则

（一）疾病概况

艾滋病即获得性免疫缺陷综合征（acquired immunodeficiency syndrome，AIDS），是由人类免疫缺陷病毒（HIV）感染所致的以人体免疫功能丧失为特征的一种全身性传染性疾病。

（二）临床特点

1. 发病以青壮年较多，即性生活较活跃的年龄段。

2. 在感染艾滋病后往往患有一些罕见的疾病如肺孢子虫肺炎、弓形虫病、非典型性分枝杆菌与真菌感染等。

3. 持续广泛性全身淋巴结肿大，特别是颈部、腋窝和腹股沟淋巴结肿大更明显。淋巴结直径在 1cm 以上，质地坚实，可活动，无疼痛。

4. 并发恶性肿瘤，如卡波西肉瘤、淋巴瘤等。

5. 中枢神经系统症状，如头痛、意识障碍、痴呆、抽搐等，常导致严重后果。

（三）治疗原则

艾滋病的治疗还没有特效的病因治疗方法。但总的治疗原则是抗感染、抗肿瘤、杀灭或遏制 HIV 病毒、加强机体免疫功能。

第二节 常用药物

一、抗感染药物

详见第三章妇产科感染性疾病安全用药。

二、抗艾滋病药物

齐多夫定
(Zidovudine)

【作用与用途】 用于治疗 HIV（人免疫缺陷病毒）感染。

【用法用量】

成人：如与其他抗反转录酶病毒药联合使用，本药推荐剂量为一日 600mg，分次服用；若单独应用本药则推荐一日 500mg 或 600mg，分次服用（在清醒时每 4 小时服 100mg）。

【注意事项】 对粒细胞计数 $<1000/mm^3$ 或血红蛋白水平 $<9.5g/dl$ 的患者使用时应极度谨慎。由于严重贫血最常发生于治

疗4～6周时，此时需要调整剂量或停止治疗，故治疗过程中应经常作血细胞计数检测（至少每2周1次）。如发生粒细胞减少或贫血，可能需要调整剂量。妊娠期妇女应权衡利弊慎用。哺乳期妇女授乳期间应停止用药。

【不良反应】

1. 骨髓抑制　本药给予骨髓功能不好、粒细胞<1000个/mm^3或血红蛋白<9.5g/dl的人时应加小心。对严重AIDS患者，贫血、中性粒细胞减少也是最明显的不良反应。

2. 肌病　与HIV疾病相类似的心肌病与心肌炎与本药长期用药有关。

3. 乳酸中毒/严重肝脂变性肿大　对肥胖妇女、伴有肝大、肝炎及其他肝病患者使用本药更应多加注意随访。进展性肝大及不明病因的代谢/乳酸中毒患者应停药。

4. 其他不良反应　偶见胰腺炎、过敏、高胆红素血症、肝炎、血管炎及癫痫，这些症状除过敏外，均与疾病本身有关。全身：腹痛、背痛、胸痛、寒战、唇肿、发热、感冒症状、心血管症状、头晕、血管扩张。胃肠道：便秘、腹泻、吞咽困难、舌肿、腹胀、肛门出血。口腔：齿龈出血、口腔溃疡。血液淋巴：淋巴结病变。肌肉骨骼：关节痛、肌痉挛、震颤。精神：焦虑、混乱、抑郁、头晕、情感脆弱、敏锐力缺失、紧张、共济失调、嗜睡、眩晕。呼吸：咳嗽、呼吸困难、鼻出血、嘶哑、咽炎、鼻炎、鼻窦炎。皮肤：痤疮、皮肤与指甲色素沉着、荨麻疹、出汗、瘙痒。特殊感官：弱视、畏光、味觉异常、听力丧失。泌尿系统：多尿、尿频、尿急、排尿困难。

【观察要点】

1. 注意观察是否有用药引起的全身、胃肠道、骨骼肌肉、神经、呼吸系统的不良反应。

2. 应用本药具有血液毒性，用药期间注意监测中性粒细胞计数和血红蛋白情况。

3. 注意观察有无全身不适、疲惫、乏力的症状，避免乳酸中毒的发生。

4. 用药期间应密切进行临床监测，控制HIV相关的机会感染。

【应急处理】

1. 对严重贫血(血红蛋白 <75g/L)和(或)严重的粒细胞减少(中性粒细胞 $<0.75\times10^9/L$)者需暂停用药,直至出现骨髓功能恢复的依据。对严重贫血者必要时可以输血。

2. 如 HIV 感染者伴有并发症时,需联用其他药物进行治疗。

3. 如患者出现药物中毒征象,应给予对症和支持治疗,包括持续监测、诱导呕吐、服用活性炭等。

【案例分析】 患者,女,39 岁。因确认人类免疫缺陷病毒(HIV)试验阳性,血液 CD4 细胞 298/μl,开始抗病毒治疗。给予齐多夫定正规治疗 2 个月随访查丙氨酸转氨酶 95U/L,血白细胞 $3.2\times10^9/L$,中性粒细胞 0.135,淋巴细胞 0.154,血红蛋白 66g/L,红细胞 $1.01\times10^{12}/L$,血小板 $118\times10^9/L$;天门冬氨酸转氨酶 126U/L;查抗丙型肝炎病毒(HCV)阳性,脉搏 110 次/分,呼吸 24 次/分,血压 130/80mmHg。精神差,重度贫血貌,左侧颌下触及一黄豆大小的淋巴结,活动可,自述无明显诱因感困倦、全身不适,且症状逐渐加重,上楼及步行均感困难,同时感头晕、耳鸣,轻微活动后感心悸、气急。诊断为高乳酸血症、重度贫血,即停抗病毒药,予输血、对症、支持、保肝治疗,后全身不适症状逐渐改善,头晕、耳鸣症状消失,复查血红蛋白 105g/L,红细胞 $2.99\times10^{12}/L$,白细胞 $4.6\times10^9/L$,血小板 $53\times10^9/L$;血乳酸 2.4 mmol/L。住院 3 周好转出院,后更改抗病毒治疗方案为利托那韦、洛匹那韦等抗病毒治疗。

分析点评:齐多夫定属于核苷类反转录酶抑制剂,由于存在线粒体毒性,会引起乳酸酸中毒,主要不良反应是骨髓抑制、贫血、胃肠反应、头痛、失眠、异常疲倦和衰弱。

提示:用齐多夫定治疗时护士应掌握药物的不良反应,关注血象变化。发现血红蛋白下降明显时,及时报告医生,及时停药,改用其他抗病毒药物,避免贫血进一步加重。遇倦怠、乏力、全身不适的症状,应尽早查血乳酸评估能否继续用药。

司 他 夫 定
(Stavudine)

【作用与用途】 司他夫定与其他抗病毒药物联合使用，用于治疗Ⅰ型HIV感染。

【用法用量】 司他夫定用药间隔为12小时。服用司他夫定与进餐无关。成人：推荐剂量按体重为≥60kg患者，一次40mg，一日2次；体重<60kg患者，一次30mg，一日2次。

【注意事项】

1. 在单独使用或联合使用核苷类似物包括司他夫定及其他抗反转录病毒药物时可出现乳酸酸中毒/严重的伴有肝脂肪变性的肝大/肝衰竭，联合用药治疗的患者应密切监测肝毒性的指标。

2. 服用司他夫定的患者可出现外周神经病变。HIV感染的晚期患者、有神经病变病史的和同时使用如去羟肌苷神经毒药物的患者，较易发生外周神经病变。

3. 当怀疑患者有胰腺炎时，联合使用的司他夫定、去羟肌苷(包括或不包括羟基脲)以及其他对胰腺有毒的药物均应暂缓使用。

【不良反应】

1. 可发生全身反应　腹痛、过敏反应、寒战和发热。

2. 消化系统　畏食。

3. 造血系统　贫血、白细胞缺乏症和血小板缺乏症。

4. 肝脏　乳酸中毒和肝脏脂肪变性，肝炎和肝功能衰竭。

5. 肌肉骨骼系统　肌肉疼痛。

6. 神经系统　外周神经病变、失眠。

【观察要点】

1. 用药期间注意观察神经、血液、胃肠道、肝脏、内分泌、肌肉骨骼系统的不良反应。

2. 用药期间应监测全血细胞计数及分类计数、凝血酶原时间、肝肾功能。

【应急处理】

1. 用药过程如发生手足麻木、刺痛等外周神经病变，应立即停药。待症状完全消退后,可将推荐剂量减半后给药,继续用药后如再次发生神经病变,需考虑完全停用本药。

2. 长期用药过量可导致外周神经病变和肝脏毒性反应,可通过血液透析清除药物以解毒。

扎西他滨
(Zalcitabine)

【作用与用途】 与其他抗反转录病毒药物合用治疗人类免疫缺陷病毒(HIV)感染。

【用法用量】

口服:推荐剂量为一次0.75mg,每8小时1次,与其他抗反转录病毒药合用。为将本药的毒性降至最低,可将剂量减为每4小时0.005mg/kg至每8小时0.01mg/kg之间,或者交替使用本药一次0.03mg/kg,每4~8小时1次和齐多夫定一次200mg,每4小时1次的7日疗法,也可达治疗效果。静脉给药:最佳剂量和方案尚未确定。临床试验中给药剂量为一次0.03~0.09mg/kg,静脉给药,每4小时1次。

【注意事项】

1. 对本药过敏者禁用。

2. 以下情况慎用。有胰腺炎病史或存在已知危险因素者;既往有外周神经功能障碍的体征或有发生严重外周神经病风险的患者;有肝脏病史、肝酶异常、滥用乙醇或存在已知危险因素者;口腔或食管溃疡患者;心肌病或充血性心力衰竭患者;肾功能不全者;孕妇和哺乳期妇女。

【不良反应】

1. 可引起心律不齐、心房颤动、高血压、心悸、心动过速和心室异位等。

2. 可引起疲乏、头痛、惊厥、周围神经病变和抑郁。

3. 可引起低糖血症、高糖血症、三酰甘油水平异常、低磷血症、高钠血症、低钠血症、低镁血症、低钙血症、异常体重减轻和食欲减退。也可引起体内脂肪再分布或蓄积。可引起关节痛且呈剂量相关性。

4. 胃肠道反应表现为恶心、呕吐、腹痛和腹泻，口腔溃疡，罕见食管溃疡。

5. 可引起贫血、白细胞减少、嗜酸性粒细胞增多、中性粒细胞减少及血小板减少、瘙痒、盗汗、荨麻疹和口唇水疱、耳毒性。

6. 可发生过敏反应。

7. 其他不良反应。罕有胰腺炎和淀粉酶水平升高。可出现包括一过性皮疹(斑疹小疱性)、发热、不适和口腔溃疡等症状的综合征。

【观察要点】

1. 用药后注意观察有无心血管、神经、内分泌、胃肠道、骨骼肌肉、血液、皮肤系统不良反应。

2. 用药期间注意监测全血细胞计数及肝肾功能。注意循环血中 HIVp24 抗原水平检测和 CD4 淋巴细胞计数。

3. 因本药有胰腺炎和淀粉酶水平升高的不良反应，临床用药后注意观察。

【应急处理】

1. 用药后如临床体征或实验室指标提示胰腺炎，应暂停本药治疗，直至排除胰腺炎诊断或症状改善后才能再次以较低剂量用药。如复发，需永久停药。

2. 用药过程如发生手足麻木、刺痛等外周神经病变，应立即停药。待症状完全消退后，可将推荐剂量减半后给药，继续用药后如再次发生神经病变，需考虑完全停用本药。

3. 长期用药过量可导致外周神经病变和肝脏毒性反应，可通过血液透析清除药物以解毒。

阿巴卡韦双夫定

(Compound Abacavir Sulfate, Lamivudine and Zidovudine)

【作用与用途】　本药用于治疗人类免疫缺陷病毒(HIV)感染的成人。

【用法用量】　成人(18 岁及 18 岁以上)的参考剂量为一日 2 次，一次 1 片。

【注意事项】

1. 禁忌证　对本药任一成分过敏者；中性粒细胞降低者

($<0.75\times10^9$/L);血红蛋白减少者(<4.65mmol/L);肝功能损害者;晚期肾病或肌酐清除率(Ccr)小于50ml/min的患者。

2. 以下情况慎用 肝大、肝炎及具有其他可能引起肝脏疾病和肝脂肪变性的危险因素者(特别是肥胖妇女);骨髓抑制者;曾停服阿巴卡韦者;曾长期使用核苷治疗或起始病毒载量大者及可能对本复方制剂反应差者;合并乙型肝炎病毒(HBV)感染,且HBV可能发展为对拉米夫定耐药的变异株,或拉米夫定停药后可能导致肝炎复发的患者;孕妇和哺乳期妇女。

3. 因本药是剂量固定的片剂,不能减少剂量,故不应用于体重不足40kg的患者。

【不良反应】 常见不良反应主要包括:恶心、呕吐、腹泻、腹痛、畏食、头痛、失眠、中性粒细胞减少、白细胞及血小板减少症、肝功异常、胰腺炎、肌功能紊乱、关节痛、横纹肌溶解、咳嗽、呼吸困难、皮疹、脱发、皮肤色素沉着、荨麻疹、瘙痒、盗汗、乳酸酸中毒、发热、嗜睡、疲劳、不适、尿频、味觉异常、全身疼痛、寒战、胸痛、流感样综合征等。

【观察要点】

1. 用药期间除注意观察患者的生命体征外,还需注意患者的活动能力、精力、食欲、体质。

2. 注意观察有无阿巴卡韦过敏的特有征象,如皮疹、发热、突然发生的恶心、呕吐、腹泻、极度疲劳及呼吸急促、咳嗽、咽炎等呼吸系统症状。

3. 注意观察有无本药其他毒性反应,如持续的恶心或头痛、肌痛、头晕、失眠和肝大等。

4. 用药期间适时进行胸透、肝肾功能、血糖、血清淀粉酶及HIV各项相关指标的监测。

【应急处理】

1. 阿巴卡韦可致严重甚至致命的过敏反应,应做好抢救准备,一旦出现或有过敏反应发生的可能,应立即停药,配合医生进行抢救,并不可再用本药或任何含阿巴卡韦的药物。

2. 出现药物过量时,应对患者进行毒性监测,必要时进行正规的支持疗法。

恩曲他滨
(Emtricitabine)

【作用与用途】　用于成人人类免疫缺陷病毒1型(HIV-1)感染，常与其他抗反转录病毒药联用。

【用法用量】

口服：一次200mg，一日1次，可进餐时服用。

【注意事项】

1. 禁忌证　对本药过敏者或有本药过敏史者。

2. 以下情况慎用　肾功能不全者；有乳酸性酸中毒或肝毒性的临床表现或实验室检查结果者；心功能不全者；老年患者；孕妇和哺乳期妇女。

3. 核苷类似物单独或联合使用，可能导致乳酸性酸中毒及肝毒性，应注意监测患者发生乳酸性酸中毒或肝毒性的临床表现或实验室数据。

【不良反应】　联用本药和其他抗病毒药物治疗中最常见的不良反应包括轻至中度的头痛、腹泻、恶心和皮疹。出现的其他不良反应如下：可见胰淀粉酶、血清淀粉酶、血清脂肪酶、三酰甘油、肌酸激酶等升高；血糖升高或降低；关节痛、肌痛；头痛、眩晕、失眠、周围神经炎、感觉异常、乏力；幻梦、抑郁；可见丙氨酸氨基转移酶、天门冬氨酸氨基转移酶和胆红素升高；腹痛、腹泻、畏食、恶心、呕吐；中性粒细胞降低；皮肤色素沉着，以手掌和(或)足底明显，一般较轻且不伴其他症状。还可见瘙痒、斑疹、风疹、水疱疹、脓疱疹和过敏性皮疹。

【观察要点】

1. 用药后注意观察有无头痛、腹泻、恶心和皮疹等常见不良症状。

2. 注意监测全血细胞计数、白细胞分类、血清淀粉酶及肝肾功能。

【应急处理】　出现药物过量时，应对患者进行毒性监测，必要时进行正规的支持疗法。

奈 韦 拉 平
(Nevirapine)

【作用与用途】　本药适用于治疗 HIV-1(人类免疫缺陷病毒)感染,单用易产生耐药性,应与其他抗 HIV-1 药物联合用药。

【用法用量】

成人:口服,一次 200mg,一日 1 次,连续 14 天;之后改为一日 2 次,一次 200mg。

【注意事项】　对奈韦拉平过敏者禁用;在服用本药期间,曾出现 ALT 或 AST 高于正常值上限 5 倍,重新服用奈韦拉平后迅速复发肝功能不正常的患者应禁用;哺乳期妇女禁用;孕妇用药应权衡利弊。

【不良反应】　除皮疹和肝功异常外,在所有临床试验中与奈韦拉平治疗相关的最常见的不良反应有恶心、疲劳、发热、头痛、嗜睡、呕吐、腹泻、腹痛和肌痛。最严重的不良反应为重症肝炎/肝衰竭、包括 Stevens-Johnson 综合征和中毒性表皮坏死松解症在内的严重药疹以及过敏反应。

【观察要点】

1. 用药期间注意观察有无皮疹、恶心、疲劳、发热、头痛、嗜睡、呕吐、腹泻、腹痛和肌痛等不良反应。

2. 肝毒性是本药最严重的不良反应,用药后应注意观察,如易疲劳、畏食、恶心、黄疸、肝触痛及肿大。

3. 用药期间除监测 HIV 相关血液指标外,注意肝功能的监测。

【应急处理】

1. 患者如出现肝脏疾病的症状或体征,应立即进行体检,停药并给予保肝治疗。

2. 出现药物过量时,应对患者进行毒性监测,必要时进行正规的支持疗法。

恩 夫 韦 地
(Enfuvirtide)

【作用与用途】　用于人类免疫缺陷病毒(HIV)感染,常与其他抗反转录病毒药联用。

【用法用量】　皮下给药，一次 90mg，一日 2 次。

【注意事项】

1. 对本药过敏者禁用。

2. 肝、肾功能不全者慎用。

3. 本药皮下注射可选择上臂、前股部、腹部等处。每次应选择不同的注射部位，不可注入瘢痕组织、痣、瘀伤、脐部或已经发生注射反应的部位。

【不良反应】

1. 可有失眠、焦虑、周围神经病变、肌痛、食欲减退、胰腺炎、嗜酸性粒细胞增多。

2. 本药可能引起血糖升高。

3. 可出现注射部位反应（包括疼痛、红斑、硬结、结节、囊肿等）。

【观察要点】

1. 用药后注意观察有无失眠、焦虑、周围神经病变、肌痛、食欲减退、胰腺炎等不良反应。

2. 用药后注意观察注射部位有无疼痛、红斑、硬结、结节、囊肿等。

3. 注意监测血常规、血糖及肝肾功能。

【应急处理】　出现药物过量时，应对患者进行毒性监测，必要时进行正规的支持疗法。

替拉那韦

(Tipranavir)

【作用与用途】　联合其他抗反转录病毒药用于曾接受过其他抗反转录病毒药物治疗的 HIV 感染患者。

【用法用量】　口服本药一次 500mg，联用利托那韦一次 200mg，一日 2 次。

【注意事项】

1. 对本药过敏者、中至重度肝功能不全者禁用。

2. 以下情况慎用。对磺胺类药过敏者；慢性乙型肝炎、丙型肝炎或氨基转移酶升高者;糖尿病或高糖血症患者;A 型和 B 型血友病患者;轻度肝功能不全者;无症状或残余机会性感染及炎性反应(免疫重构综合征)者;孕妇和哺乳期妇女。

3. 本药应与利托那韦联用,否则可致本药血药浓度和疗效降低。

4. 替拉那韦与利托那韦需与食物同服。高脂饮食时替拉那韦生物利用度增加。

【不良反应】 可引起糖尿病、既往糖尿病恶化、高糖血症及高脂血症(总胆固醇和三酰甘油大幅度升高)、支气管炎、咳嗽、关节痛或僵硬、虚弱、疲劳、头痛、失眠。大剂量使用本药可出现眩晕、情绪变化、思维不集中和思考(或运动)减慢、抑郁、肝炎症状和肝功能失调(包括氨基转移酶升高)、腹痛、腹泻、恶心、呕吐、轻至中度皮疹(包括风疹、斑丘疹)和潜在的光敏性、发热。

【观察要点】

1. 注意观察有无血糖增高、头痛、疲劳、发热、皮疹、腹泻及恶心、呕吐等不良反应。

2. 注意应与食物同服。

【应急处理】 出现药物过量时,应对患者进行毒性监测,必要时进行正规的支持疗法。

三、其他抗病毒药

阿糖腺苷

(Vidarabine)

【作用与用途】 用于治疗疱疹病毒感染所致的口炎、皮炎、脑炎及巨细胞病毒感染。

【用法用量】 临用前,每瓶加 2ml 灭菌生理盐水溶解后肌内注射或缓慢静脉注射,或遵医嘱。成人按体重一次 5 ~ 10mg/kg,一日 1 次。

【注意事项】

1. 不可与含钙的输液剂配伍。

2. 不宜与血液、血浆及蛋白质输液剂配伍。

3. 别嘌醇可加重本药对神经系统的毒性，不宜与别嘌醇并用。

4. 与干扰素同用，可加重不良反应。

5. 如注射部位疼痛，必要时可加盐酸利多卡因注射液解除疼痛症状。

6. 孕妇慎用。

【不良反应】 可见注射部位疼痛。极少情况下，有出现神经肌肉疼痛及关节疼痛，偶见血小板减少、白细胞减少或骨髓巨细胞增多现象。

【观察要点】

1. 注意观察消化、中枢神经、血液、内分泌、皮肤系统出现的不良反应。

2. 静脉用药时注意水、电解质平衡，仅可缓慢滴注，静滴时间不少于 12 小时。

3. 注意观察注射部位有无红肿、疼痛。

4. 注意监测血常规及肝肾功能。

【应急处理】 注射部位疼痛，必要时可加盐酸利多卡因注射液解除疼痛症状。

膦 甲 酸 钠

(Foscarnet Sodium)

【作用与用途】 本药主要用于免疫缺陷者(如艾滋病患者)发生的巨细胞病毒性视网膜炎的治疗。也可用于对阿昔洛韦耐药的免疫缺陷者(如 HIV 感染患者)的皮肤黏膜单纯疱疹病毒感染或带状疱疹病毒感染。

【用法用量】

巨细胞病毒性视网膜炎：诱导期用药，每 8 小时 1 次，按体重一次滴注 60mg/kg，用输液泵滴注 1 小时以上，连续 14～21 日，视治疗后的效果而定；也可按体重一次 90mg/kg，每 12 小时 1 次。维持期用药，按体重一次 90mg/kg，一日 1 次，用输液泵滴注 2 小时以上。如患者在维持期视网膜炎症状加重时，应仍恢复诱导期剂量。单纯疱疹和带状疱疹：按体重一次 40mg/kg，每 8 小时 1

次，经输液泵滴注 1 小时，共 14～21 日。肌酐清除率低于 96ml/min 者，剂量应调整。

【注意事项】

1. 本药具有显著肾毒性，使用期间应密切检测肾功能。肾功能损害的患者应根据肾功能情况调整剂量。用药期间患者应摄取充足水分，有助于减轻肾毒性。

2. 膦甲酸钠不可快速静脉滴注，必须用输液泵恒速滴注，滴注速度不得大于 1mg/(min·kg)。快速静注可导致血浓度过高和急性低钙血症或其他中毒症状。一次剂量不超过 60mg/kg 可于 1 小时内输入，较大剂量应至少滴注 2 小时以上。

3. 经周围静脉滴注时，药物必须用氯化钠注射液或 5% 葡萄糖注射液稀释成 12mg/ml，以免刺激周围静脉。

4. 本药不可与其他药物同瓶滴注。

5. 本药与其他肾毒性药如氨基糖苷类抗生素、两性霉素 B 等合用时可增加肾毒性。

6. 与喷他脒注射剂（静脉）合用，可能有发生贫血的危险。引起低血钙、低血镁和肾毒性。

7. 与齐多夫定合用可能加重贫血，但未发现加重骨髓抑制的现象。

8. 对本药过敏、肌酐清除率低于 0.4ml/(min·kg)患者禁用。

9. 孕妇不宜使用本药。哺乳期妇女使用本药期间应暂停哺乳。

【不良反应】

1. 肾功能损害 是本药最主要的不良反应，可引起急性肾小管坏死、肾源性尿崩症及出现膦甲酸钠结晶尿等。还可有低钙或高钙血症、血磷过高或过低、低钾血症等。

2. 中枢神经系统症状 头痛、震颤、易激惹、幻觉、抽搐等，可能与电解质紊乱有关。

3. 血液系统 贫血、粒细胞减少、血小板减少等。

4. 代谢及营养失调 低钠血症和下肢水肿，乳酸脱氢酶、碱性磷酸酶或淀粉酶升高。

5. 心血管系统 ECG 异常、高血压或低血压、室性心律失常。

6. 其他反应 恶心、呕吐、食欲减退、腹痛、发热、肝功能异常及静脉炎等。

【观察要点】

1. 肾功能损害是本药最主要的不良反应，用药后注意观察有无急性肾衰竭、尿毒症、多尿、尿结晶等。

2. 注意观察有无贫血、心电图异常、意识形态的改变、呼吸困难及电解质紊乱等不良反应。

3. 静脉用药时注意缓慢静滴，并观察穿刺部位有无红肿、疼痛。

4. 用药期间应监测肝肾功能及电解质情况。

【应急处理】

1. 出现肾功能损害时，应调整剂量，并采用水化治疗。

2. 用药过量时可出现癫痫发作、肾功能损害、感觉异常、电解质紊乱等，可采用血液透析和水化治疗。

【案例分析】 患者，女，27 岁，因巨细胞病毒性视网膜炎、过敏性紫癜收入院，遵医嘱给予第 1 组液体膦甲酸钠注射液 3g 静脉滴注，液体输毕即更换第 2 组液体 5% 葡萄糖 100ml + 10% 葡萄糖酸钙 10ml 静脉滴注，两者接触后输液管内立即出现白色混浊，随着液体滴入而逐渐增多，随即更换输液器。

分析点评：膦甲酸钠与葡萄糖酸钙存在配伍禁忌，无论药物浓度大小，混合后均可出现白色混浊。

提示：两种药物连续输入时，应用 0.9% 生理盐水或其他液体间隔，或一组液体输完后更换输液器后再输入另一组液体。护士在输液过程中应加强巡视，在观察患者一般情况的同时，还应观察输液是否通畅，液体是否有变色、变混浊的情况，掌握常用药物之间的配伍禁忌，发现异常，及时汇报医生并进行处理。

阿 昔 洛 韦

(Aciclovir)

【作用与用途】 单纯疱疹病毒感染，用于生殖器疱疹病毒感染初发和复发患者，对反复发作者口服本药用于预防；带状疱疹，用于免疫功能正常者带状疱疹和免疫缺陷者轻症者的治疗；免疫缺陷者水痘的治疗。

【用法用量】

口服：生殖器疱疹初治和免疫缺陷者皮肤黏膜单纯疱疹：成人常用量一次0.2g，一日5次，共10日；或一次0.4g，一日3次，共5日；复发性感染一次0.2g，一日5次，共5日；复发性感染的慢性抑制疗法，一次0.2g，一日3次，共6个月，必要时剂量可加至一日5次，一次0.2g，共6～12个月。带状疱疹：成人常用量一次0.8g，一日5次，共7～10日。

静脉滴注：静脉用药液的配制：本药用0.9%生理盐水或5%葡萄糖水稀释至少100ml，使最后药物浓度不超过7g/L，否则易引起静脉炎。成人：重症生殖器疱疹的初治：按体重每8小时5mg/kg，共5日；免疫缺陷者皮肤黏膜单纯疱疹或严重带状疱疹：按体重每8小时5～10mg/kg，静滴1小时以上，共7～10日。

【注意事项】

1. 对更昔洛韦过敏者也可能对本药过敏。

2. 以下情况需考虑用药利弊。脱水或已有肾功能不全者，本药剂量应减少；严重肝功能不全者、对本药不能承受者、精神异常或以往对细胞毒性药物出现精神反应者，静脉用本药易产生精神症状，需慎用。

3. 严重免疫功能缺陷者长期或多次应用本药治疗后可能引起单纯疱疹病毒和带状疱疹病毒对本药耐药。如单纯疱疹患者应用本药后皮损无改善者应测试单纯疱疹病毒对本药的敏感性。

4. 本药专供静脉滴注，药液至少在1小时内匀速滴入，避免快速滴入或静脉推注，否则可发生肾小管内药物结晶沉积，引起肾功能损害。静滴后2小时，尿药浓度最高，此时应给患者充足的水，防止药物沉积于肾小管内。血液透析可使血药浓度降低60%，故每血液透析6小时应重复给药1次。配液方法：本药应加入适量的溶液（如葡萄糖注射液），使药液浓度不高于7g/L。肥胖患者的剂量应按标准体重计算。

5. 一次血液透析可使血药浓度减低60%，因此血液透析后应补给一次剂量。

【不良反应】

1. 常见的不良反应　若注射浓度太高（10g/L）可引起静脉

炎，外溢时注射部位可出现炎症。还可能引起皮肤瘙痒或荨麻疹。

2. 少见的不良反应　注射给药特别是静脉注射时，有急性肾功能不全、血尿和低血压。

3. 罕见的不良反应　注射给药时可能出现昏迷、意识模糊、幻觉、癫痫等中枢神经系统症状。

4. 以下症状如持续存在或明显时应引起注意，注射用药引起的轻度头痛（常见）、多汗（少见）。

【观察要点】

1. 注意观察有无贫血、心悸、胃肠道反应、急性肾衰竭、皮疹、视觉异常等不良反应。

2. 静脉用药时应缓慢匀速滴注，避免肾功能损害，并嘱患者多饮水。

3. 加强巡视，严防药液外渗，注意观察注射部位有无红肿、疼痛。

4. 用药期间注意监测肾功能及尿常规。

【应急处理】

1. 用药期间如发现尿常规和肾功能异常，应立即停药，明确诊断，并及时给予对症治疗。

2. 服用剂量 >20g 时可出现兴奋、激动、昏迷、震颤、无力，大剂量快速静脉注射可继发肾衰竭，需补充足量水分以防止药物沉积肾小管，血液透析有助于药液排泄，对急性肾衰竭和血尿者尤为重要。

【案例分析】　患者，女，24 岁，因生殖器疱疹，医生医嘱给予 5% 葡萄糖 500ml + 阿昔洛韦 1g 静脉滴注。护士在执行医嘱时，错输入 5% 葡萄糖 100ml + 阿昔洛韦 1g 静脉滴注。在输入阿昔洛韦溶液 30 分钟后，患者主诉腰痛剧烈难忍，向腹部放射。查体：患者面色苍白、大汗淋漓、表情痛苦、双侧肾区叩击痛、尿少、血尿，判断可能因输入阿昔洛韦所致，立即停止输液，急查尿常规示红细胞满视野，蛋白（+ + +），肾功能正常；双肾彩超提示双肾多发结晶。给予大量补液，5% 葡萄糖 250ml、阿魏酸钠 0.12g、生理盐水 100ml、注射用哌拉西钠-他唑巴坦钠 2.25g，静脉输入；山莨菪碱 10mg、复方氨基比林 2ml 肌内注射。当补液 3000ml 后，患者腰痛缓解，尿量增多。尿常规检查：红细胞（+），蛋白（+），肾功能正常；双肾彩超无异常。继续给予补液、抗感染、活血化瘀药物治疗3天后，患者尿常规正常，痊愈出院。

分析点评：阿昔洛韦主要经肾由肾小球滤过和肾小管分泌而排泄，约45%～79%的药物以原形由尿排泄。静脉给药时，若注射浓度过高可发生结晶尿、血尿和急性肾功能损害。静脉给药时，应注意急性肾功能损害的发生。

提示：护理人员在执行医嘱时严格执行核对制度，了解常用药物的基本注意事项。阿昔洛韦静脉给药时药液浓度不要过高，用药后应积极巡视，密切观察不良反应的发生。静脉滴注速度应缓慢，特别对于脱水患者，一定要补足体液后再输入阿昔洛韦溶液，防止发生结晶尿、血尿和急性肾功能损害。

更昔洛韦

（Ganciclovir）

【作用与用途】 主要用于免疫缺陷患者（包括艾滋病患者）并发巨细胞病毒（CMV）视网膜炎的诱导期和维持期治疗。

【用法用量】

诱导治疗：静脉滴注，一次5mg/kg（静脉滴注时间不少于1小时），每12小时1次，疗程2～3周。维持治疗：静脉滴注，5mg/kg，一日1次，每周用药7日；口服，一次1g，一日3次，与食物同服。

【注意事项】

1. 交叉过敏，对其他鸟嘌呤类抗病毒药（如阿昔洛韦、伐昔洛韦、泛昔洛韦）过敏者也可对本药过敏。

2. 禁忌证。对本药或阿昔洛韦过敏者；严重中性粒细胞减少或严重血小板减少的患者。

3. 孕妇应充分权衡利弊后再决定是否用药；哺乳妇女在用药期间应停止哺乳。

4. 口服制剂应于进餐后服用以增加吸收。

5. 口服给药适用于有免疫缺陷（包括艾滋病）且并发巨细胞病毒视网膜炎的患者，经本药注射剂治疗病情已稳定后的维持治疗，此时患者的病情重新迅速进展的可能性很小，并可避免长期留置静脉导管给药的不便。但口服制剂治疗后距离本病继续进展的间隔期较短。在对这些患者进行预防用药时,也可口服本药。但本药并不能治愈巨细胞病毒感染,因此用于艾滋病患者合并巨细胞病毒感染时往往需长期维持用药,防止复发。

【不良反应】

1. 常见的不良反应为骨髓抑制,艾滋病患者长期维持用药后约40%的患者中性粒细胞数减低至1000/mm^3以下,约20%的患者血小板计数减低至50000/mm^3以下,可有贫血。

2. 中枢神经系统症状如精神异常、紧张、震颤等,偶有昏迷、抽搐等。

3. 可出现皮疹、瘙痒、药物热、头痛、头昏、呼吸困难、恶心、呕吐、腹痛、食欲减退、肝功能异常、消化道出血、心律失常、血压升高或降低、血尿、血尿素氮增加、脱发、血糖降低、水肿、全身不适、肌酐增加、嗜酸性细胞增多症、注射局部疼痛、静脉炎等;有巨细胞病毒感染性视网膜炎的艾滋病患者可出现视网膜剥离。

【观察要点】

1. 注意观察有无骨髓抑制、胃肠道反应、精神异常、视觉异常、关节疼痛、心脏传导异常、呼吸困难等不良反应。

2. 本药有致畸和致癌性,用药后注意观察。

3. 注意监测血常规及肾功能。

【应急处理】

1. 当出现严重贫血及白细胞、中性粒细胞、血小板减少时,应暂停服用,采用血细胞生长因子治疗。

2. 用药过量时可进行血液透析和水合作用,以降低血药浓度。

缬更昔洛韦

(Valganciclovir)

【作用与用途】　用于治疗获得性免疫缺陷综合征(AIDS)合并巨细胞病毒(CMV)性视网膜炎。

【用法用量】

诱导治疗:对活动性巨细胞病毒性视网膜炎患者的推荐剂量是一次口服900mg,一日2次,服用21日。延长诱导治疗可能增加骨髓毒性的风险。维持治疗：在诱导治疗后，或对于非活动性巨细胞病毒性视网膜炎患者，推荐剂量是一次 900mg，一日 1 次。对视网膜炎恶化的患者，可重复诱导治疗。

【注意事项】

1. 交叉过敏。由于本药与阿昔洛韦和伐昔洛韦的化学结构相似，其间可能存在交叉过敏反应。

2. 禁忌证。对本药或更昔洛韦过敏者；中性粒细胞绝对计数少于 500 个/μl 者；血小板计数低于 25 000 个/μl 者；血红蛋白低于 8g/dl 者；血液透析患者。

3. 以下情况慎用。血细胞减少的患者，或接受骨髓抑制药或放射治疗的患者；孕妇和哺乳期妇女。

4. 本药应与食物同服。

5. 由于以更昔洛韦测定的盐酸缬更昔洛韦片的绝对生物利用度较更昔洛韦胶囊高 10 倍，因此盐酸缬更昔洛韦片不能 1∶1 的代替更昔洛韦胶囊。应告知从更昔洛韦胶囊改用盐酸缬更昔洛韦片的患者，如服用超过处方剂量的盐酸缬更昔洛韦片，有药物过量的危险。

6. 用药后可出现惊厥、头晕等，可能影响需集中精力的活动，包括驾驶和操作机器。

7. 本药有潜在的致畸和致癌作用，勿将本药片剂打破或粉碎。对已破损或粉碎的片剂，处理时应特别谨慎，避免直接接触皮肤或黏膜。一旦接触，应使用肥皂水彻底冲洗皮肤，或以大量清水冲洗。

【不良反应】　本药是更昔洛韦的前体药物，所有本药临床研究中观察到的不良事件在应用更昔洛韦时也都曾观察到，参见更昔洛韦。

【观察要点】、【应急处理】　详见更昔洛韦。

泛昔洛韦

(Famciclovir)

【作用与用途】　用于治疗带状疱疹和原发性生殖器疱疹。

【用法用量】

口服给药：一次 250mg，每 8 小时 1 次。治疗带状疱疹的疗程为 7 日，治疗急性原发性生殖器疱疹的疗程为 5 日。

【注意事项】

1. 交叉过敏　对其他鸟嘌呤类抗病毒药(如阿昔洛韦、更昔洛韦、伐昔洛韦)过敏者也可对本药过敏。

2. 禁忌证　对本药或同类药物过敏者。

3. 以下情况慎用　肾功能不全者。

【不良反应】

1. 可出现恶心、呕吐、腹痛、腹泻、消化不良、便秘、胀气、畏食、发热、寒战、鼻窦炎、咽炎等。

2. 常见头痛;可见皮疹、皮肤瘙痒;偶见头晕、失眠、嗜睡、感觉异常。

【观察要点】　注意观察有无胃肠道反应、头痛、皮疹等不良反应。

【应急处理】　急性服药过量反应少见,偶有发生可给予对症支持治疗。

重组人干扰素 α-2a

(Interferon α-2a,Recombinant Human Interferon α-2a)

【作用与用途】　治疗某些病毒性疾病,如乙型肝炎、丙型肝炎及带状疱疹和尖锐湿疣等。本药栓剂用于治疗阴道病毒性感染引起的阴道炎、慢性宫颈炎、宫颈糜烂。

【用法用量】

局部给药:尖锐湿疣:一次 100 万 U 注射于病损基底部,隔日1次,连用3周。单纯疱疹病毒:本药软膏剂均匀涂于患处,一日5次,至皮损痊愈。阴道给药:将栓剂置于阴道后穹隆处,一次6万U,隔日1次,睡前使用,6~10次为1个疗程。

【注意事项】

1. 交叉过敏,对其他干扰素-α 过敏者也可能对本药过敏。

2. 禁忌证。对本药或其他干扰素-α 过敏者;有自身免疫性肝炎或其他自身免疫性疾病史者;进展很快的或将危及生命的 Kaposi 肉瘤患者;哺乳期妇女;患有严重心脏病者;有癫痫等中枢神经系统疾病者;严重肾功能或骨髓功能不全者;伴有晚期失代偿性肝病或肝硬化的肝炎患者;即将接受同种异体骨髓移植的 HLA 抗体识别相关的慢性粒细胞白血病患者。

3. 以下情况慎用。抑郁患者或有自杀倾向者；正在使用其他可引起骨髓抑制的药物者；糖尿病患者；未控制的甲状腺疾病患者；正在使用白细胞介素-2的患者；妊娠期妇女慎用本药栓剂。

4. 哺乳期间停用本药，哺乳妇女可正常使用本药栓剂。

5. 如出现中性粒细胞绝对计数（ANC）低于 $0.5\times10^9/L$ 或血小板计数低于 $25\times10^9/L$ 时，应停用本药。

6. 本药栓剂经期停止用药，并且用药时禁止坐浴及性生活。栓剂药物过量时，应立即停止用药，也可用对乙酰氨基酚、阿司匹林、吲哚美辛或抗组胺药物使之缓解。

【不良反应】

1. 可见如短暂低血压、高血压、水肿、发绀、心律失常、心悸和胸痛等异常情况。

2. 可见咳嗽及轻度呼吸困难。

3. 中枢神经系统有头昏、眩晕、视力障碍、记忆力下降、抑郁、嗜睡、焦虑、神经过敏以及失眠等。外周神经系统偶有发生感觉异常、麻木、神经病变、瘙痒以及震颤等。

4. 本药栓剂极少数患者初次用药后出现轻微腰腹酸痛，偶见外阴、阴道不适，下腹坠胀，可自行消失，不影响治疗。

5. 可有丙氨酸氨基转移酶（ALT），也伴有碱性磷酸酶、乳酸脱氢酶以及胆红素增高。

6. 可有畏食、恶心和呕吐、味觉改变、体重减轻等。腹泻、轻到中度腹痛等则少见。便秘、腹胀、肠蠕动增强、胃灼热、消化性溃疡复发及非威胁生命的胃肠道出血等少见。

7. 可发生短暂白细胞减少，但极少需要减少用药剂量。非骨髓抑制性患者中血小板减少极为少见。血红蛋白及血细胞比容偶有降低，骨髓抑制患者中血小板减少及血红蛋白降低等较为多见。严重造血系统之异常改变通常在停用本药7～10天后即可恢复至治疗前水平。

8. 反复发作性口唇疱疹、皮疹、瘙痒、皮肤黏膜干燥、流涕偶有。约1/5患者伴有轻至中度脱发，但终止用药后可恢复。

9. 用药后可出现流感样症状，如头痛、发热、寒战、乏力、倦怠、肌痛、呕吐、食欲减退等；极少数患者用本药有血糖升高，注射部位的局部反应也有发生。

【观察要点】

1. 注意观察有无短暂低血压、高血压、水肿、心律失常、眩晕、感觉异常、反复发作性口唇疱疹、白细胞减少、胃肠道反应及流感样症状等不良反应。

2. 皮下、肌内注射时注意观察注射部位有无红肿、疼痛。

3. 注意监测白细胞及血小板计数。

【应急处理】

1. 如有过敏反应或中性粒细胞计数低于 $0.5\times10^9/L$ 或血小板计数低于 $25\times10^9/L$ 时，应停止用药，并给予适当治疗。

2. 用药过量时可出现嗜睡、乏力、虚脱和昏迷，必须住院治疗观察，并给予适当的支持治疗。

四、其他治疗 STDs 的药物

鬼臼毒素
（Podophyllotoxin）

【作用与用途】　主要用于尖锐湿疣。

【用法用量】　用药时先用消毒、收敛溶液（如高锰酸钾溶液）清洗患处、擦干，再以牙签、棉签或玻璃棒蘸本药后，均匀涂布于疣体表面，涂药后暴露患处使药液干燥。一日用药 2 次（包皮过长者一日 1 次），连续 3 日，然后停药观察 4 日，即为一疗程。若疣体未消退，可按照上述方法重复治疗，最多不超过 3 个疗程。对复发者，仍可按上述方法外用治疗。

【注意事项】

1. 禁忌证。对本药过敏者；松脆、出血、炎症或新近做活检的疣、痣、胎记等；术后开放性伤口；孕妇；哺乳期妇女；疣体直径 > 2cm 或病损巨大、范围广泛者不宜使用。

2. 若不慎将药物用于正常皮肤或黏膜，可增加系统中毒的危险性。

【不良反应】　局部外用后常有灼热、疼痛、红斑，疣体脱落后可出现浅表溃疡或糜烂面。少数男性患者在用药治疗生殖器周围尖锐湿疣时，局部会出现明显水肿、糜烂。

【观察要点】　用药后注意观察有无红斑、疼痛、灼热等不良反应。

【应急处理】

1. 如不慎接触眼睛，应以大量流水冲洗15分钟；接触正常皮肤，应以肥皂和水洗净，如制剂中含安息香酊，应以70%乙醇棉球擦抹。

2. 如出现非系统性不良反应，应暂停本药，局部作冷湿敷处理。

3. 误服本药可引起系统性中毒，治疗主要为支持疗法，立即催吐或洗胃，也可给活性炭，并注意血中电解质、血红蛋白的改变。

酞丁安
(Ftibamzone)

【作用与用途】　用于尖锐湿疣、扁平疣；单纯疱疹、带状疱疹。

【用法用量】　用于尖锐湿疣、扁平疣：涂于患处，一日3次。用于单纯疱疹、带状疱疹：涂于患处，一日2~3次。

【注意事项】

1. 禁忌证。对本药过敏者；孕妇。

2. 育龄妇女、哺乳期妇女慎用。

3. 如出现用药部位灼烧感、瘙痒、红肿等，应停药，洗净。

【不良反应】　少数患者可见局部刺激症状（如瘙痒、皮肤红斑、丘疹及刺痒感等），偶见过敏反应。

【观察要点】　注意观察有无瘙痒、皮肤红斑、丘疹及刺痒感等不良反应。

【应急处理】　出现用药部位灼烧感、瘙痒、红肿等，应停药，洗净。

咪喹莫特
(Imiquimod)

【作用与用途】　用于治疗尖锐湿疣。

【用法用量】　一周3次，将药膏均匀涂抹一薄层于疣患处，轻轻按摩至药物完全吸收，并保留 6 ~ 10 小时。

【注意事项】

1. 禁忌证。对本药过敏者。

2. 皮炎患者、孕妇慎用。

3. 对肛周和外生殖器组织疾病患者，需通过外科手术或其他药物治愈后，方可局部给予本药治疗。

4. 用药期间，应避免接触眼睛、口、鼻等部位；应避免性接触（生殖器官、肛门或口）。

5. 使用本药时应注意。局部破损处应避免使用本药；用药前后应洗手；临睡前用药；用药部位不可用敷料封包；用药 6 ~ 10 小时后，建议用中性皂和清水将药物洗掉；应持续使用，直到疣体完全清除（最快清除时间为 2 ~ 4 周，一般 8 ~ 12 周，最多不超过 16 周）。

6. 用药后局部有轻度红斑者，不必停药；如出现全身不适或较为明显的局部皮肤反应（如较明显的水肿、糜烂、疼痛等）时，应停用，待反应减轻后再继续用药。

7. 应按推荐剂量使用本药，如局部持续用药过量会使皮肤反应加重。

【不良反应】　不良反应多为轻、中度的局部皮肤炎性反应，如局部皮肤可出现红斑、水肿、糜烂、溃疡、脱屑、灼热、疼痛、瘙痒等；偶有短暂低热，以上症状停药后均能迅速恢复。如反应轻微，可继续用药；若反应严重，应及时停药。

【观察要点】

1. 注意观察有无红斑、溃疡、皮肤剥脱、水肿等局部皮肤炎性反应。

2. 观察局部皮肤情况，如有破损应避免使用。

【应急处理】

1. 用药后如反应轻微，可继续用药；若反应严重，应及时停药。

2. 多剂量口服本药可导致低血压，立即给予口服或静脉补液。

（韩玉芳　王玉杰　纪文君　张媛媛）

主要参考文献

1. 欧阳冬生.临床护理药物手册.北京:人民卫生出版社,2008.
2. 李兵晖.临床用药护理.北京:人民军医出版社,2009.
3. 王少华,王霞.妇产科合理用药.北京:人民卫生出版社,2009.
4. 刘秀婵,徐向华,窦庆安.临床用药不良反应及处理.北京:中国医药科技出版社,2007.
5. 乐杰.妇产科药物速查手册.北京:人民军医出版社,2009.
6. 乐杰.妇产科学.北京:人民卫生出版社,2008.
7. 郑修霞.妇产科护理学.北京:人民卫生出版社,2006.
8. 朱延华,姚斌,廖新学.中国医师临床用药指南.北京:人民军医出版社,2008.
9. 马晓伟,邵明立.妇产科用药速查.重庆:重庆出版社,2009.
10. 四川美康医药软件研究开发有限公司.药物临床信息参考.重庆:重庆出版社,2009.
11. 安永恒,丁爱萍.肿瘤合理用药.第2版.北京:人民卫生出版社,2009.
12. 赵志刚.临床安全合理用药案例分析500例.北京:人民卫生出版社,2009.
13. 刘新春,程玉蜂,李德爱.实用抗肿瘤药物治疗学.北京:人民卫生出版社,2002.
14. 肖激文,刘杰.护士给药护理指南.北京:人民军医出版社,2008.

附　　录

附录1　处方常用拉丁文缩写

处方的调配方法和药物的用法(包括剂量、服药时间及次数)中,有时医生采用拉丁文缩写或者外文缩写表示。但是应避免发生理解歧义,例如:"餐间 i. c. "与"皮内注射 I. C. "在手写体中难以区分。另外,英文缩写也会干扰对医嘱的理解,如同为皮下注射拉丁语一般简写为"I. hyp. ",而英文常常简写成"sc"意指"subcutaneous"。近年来,英文缩写有增加的趋势,必要时应与处方医生及时沟通。

缩写	原文	中文含义
aa;αα	ana	各,各等份
a. c.	ante cibos	餐前
ad	ad	至
add.	adde	加
aeq.	aequalis	等量的
a. m.	ante meridiem	午前,上午
aur. dext.	auris dextra	右耳
aur. laev.	auris laeva	左耳
Aurist.	Auristillae	滴耳剂
bid;b. i. d	bis in die	一日 2 次
Caps.	Capsulae	胶囊剂

续表

缩写	原文	中文含义
cito!	cito	立即
Collut.	Collutorium	漱口剂
Collyr.	Collyrium	洗眼剂
D. S.	Da, signa	给予，标明用法
d. t. d	da tales doses	给予等量
dil.	dilutus	稀释的
Enem.	Enema	灌肠剂
Ext.	Extractum	浸膏
Garg.	Gargarisma	含漱剂
Gtt.	Guttae	滴，滴剂
h. s.	hora somni	临睡时
i. c.	inter cibos	饭中，餐间
i. h.	injectio hypodermica	皮下注射
i. d. ;IC	injectio intradermica	皮内注射
i. m. ;IM	injectio muscularis	肌内注射
i. v. ;IV	injectio venosa	静脉注射
Inhal.	Inhalatio	吸入剂
Inj.	Injectio	注射剂
Lin.	Linimentum	搽剂
Lot.	Lotio	洗剂
M. D. S. ;MDS	misce, da, signa	混合，给予，标明用法
M. F.	misce, fiat	混合，制成
Mist.	Mistura	合剂
nar.	naris	鼻孔
Neb.	Nebula	喷雾剂
No. ;N.	numero	数量
ocul.	oculus	眼
O. D.	oculus dexter	右眼

续表

缩写	原文	中文含义
O. L. ;O. S.	oculus laevus;oculus sinister	左眼
O. U.	oculi uterque	双眼
Past	Pasta	糊剂
p. c.	post cibos	餐后
Pig.	Pigmentum	涂剂
Pil.	Pillulae	丸剂
Pulv.	Pulvis	散剂
p. m.	post meridiem	午后,下午
p. r. n. ;prn	pro re nata	必要时
pro rect.	pro recto	肛内用
q. d. ;qd	quaque die	每日
q. d. alt. ;qod	quaque die alterno	隔日
q. h. ;qh	quaque hora	每小时
q. 4h. ;q4h	quarter 4 hora	每4小时
q. i. d. ;qid	quarter in die	一日4次
q. s.	quantum sufficiat	适量
S. ;Sig.	signa	标明用法
s. o. s. ;sos	si opus sit	需要时(限用1次)
ss.	semis	一半
stat. ;st	statim	立即
Supp.	Suppositorium	栓剂
Tab.	Tabellae	片剂
t. i. d;tid	ter in die	一日3次
Tinct.	Tinctura	酊剂
Ung.	Unguentum	软膏剂
us.	usus	应用
us. ext.	usus externus	外用

附录2 老年人及小儿用药剂量计算方法

计算药物剂量的方法很多,较常用的有以下几种:

1. 按年龄计算法(见下表)

按年龄用药计算法

年 龄	相当于成年人用量的比例
初生至1个月	1/18~1/14
1个月至6个月	1/14~1/7
6个月至1岁	1/7~1/5
1岁至2岁	1/5~1/4
2岁至4岁	1/4~1/3
4岁至6岁	1/3~2/5
6岁至9岁	2/5~1/2
9岁至14岁	1/2~2/3
14岁至18岁	2/3~全量
18岁至60岁	全量~3/4
60岁以上	3/4

注:本表仅供参考,使用时应根据老年及小儿患者的体质、病情及药物性质等各方面的因素酌定

2. 按体重(kg)计算法

先根据年龄估计体重,再由体重计算剂量。

1~6个月婴儿体重(kg)=月龄×0.5+3

7~12个月婴儿体重(kg)=月龄×0.6+3

一周岁以上儿童体重(kg)=月龄×2+8

$$婴幼儿用药剂量=估计体重(kg)\times\frac{成人剂量}{60(成人平均体重)}$$

本法简捷易行,用于计算小儿用药剂量。但年幼者此量偏低,年长儿则此量偏大,应根据临床经验作适当增减。

3. 按体表面积计算法

本法计算较为准确，不仅适合儿童也适合于各年龄组的成人（见下表）。

体表面积（m^2）可按体重推算

体重（kg）	2	3.3	5	8	10	15	20	30	40	50	60	70
体表面积（m^2）	0.15	0.2	0.25	0.35	0.45	0.6	0.8	1.05	1.3	1.5	1.65	1.75

小儿体表面积计算公式为：

表面积（m^2）=0.0061×身高（cm）+0.0128×体重（kg）
−0.1529 或体重（kg）×0.35+0.1

附录3　药物妊娠分级

α 干扰素 Interferon alpha　C
α 链球菌 DNA 酶 Domase alfa　B
α 羧基噻吩青霉素 Ticarcillin　B
β 干扰素 Interferon beta　C
γ 球蛋白 Gamma globulin　C
2-n-丙基戊酸 Valproic acid　D
5-氟脱氧尿苷 Floxuridine　D
阿巴卡韦 Abacavir　C
阿达帕林 Adapalene　C
阿伐斯丁 Acrivastine　B
阿法依泊汀 αEpoetin alfa　C
阿芬他尼 Alfentanil　C；D-如在邻近分娩时长期、大量使用
阿卡波糖 Acarbose　B
阿氯米松 Alclometasone　C
阿仑膦酸 Alendronic acid　C

阿米卡星 Amikacin	D;D-产品制造商提供的资料
阿米洛利 Amiloride	B;D-如用于妊娠高血压患者
阿米替林 Amitriptyline	C
阿莫沙平 Amoxapine	C
阿莫西林 Amoxicillin	B
阿那曲唑 Anastrozole	C
阿普唑仑 Alprazolam	D
阿奇霉素 Azithromycin	B
苯磺顺阿曲库胺 Atracurium besilate	C
阿司咪唑 Astemizole	C
阿司帕坦 Aspartame	B;C-如用于苯丙酮尿症患者
阿司匹林 Aspirin	C;D-如在妊娠晚期大量使用
阿糖胞苷 Cytarabine	D
阿糖腺苷 Vidarabine	C
阿特普酶 Alteplase	C
阿替洛尔 Atenolol	D
阿托伐他汀 Atorvastatin	X
阿托品 Atropine	C
阿维 A Acitretin	X
阿维 A 酯 Etretinate	X
阿昔洛韦 Aciclovir	B
埃索美拉唑 Esomeprazole	B
艾司唑仑 Estazolam	X
安非拉酮 Amfepramone	B
安普尼定 Apraclonidine	C
安他唑啉 Antazoline	C
安西奈德 Amcinonide	C

氨苯蝶啶 Triamterene	C;D-如用于妊娠高血压患者
氨苯砜 Dapsone	C
氨苯磺氨 Sulfanilamide	C;D-如在邻近分娩时使用
氨苄西林 Ampicillin	B
氨茶碱 Aminophylline	C
氨基己酸 Aminocaproic acid	C
氨甲环酸 Tranexamic acid	B
氨力农 Amrinone	C
氨磷汀 Amifostine	C
氨鲁米特 Aminoglutethimide	D
氨氯地平 Amlodipine	C
氨曲南 Aztreonam	B
胺碘酮 Amiodarone	D
奥氮平 Olanzapine	C
奥芬那君 Orphenadrine	C
奥芬溴铵 Oxyphenonium bromide	C
奥卡西平 Oxcarbazepine	C
奥利司他 Orlistat	B
奥美拉唑 Omeprazole	C
奥匹哌醇 Opipramol	D
奥曲肽 Octreotide	B
奥沙拉秦 Olsalazine	C
奥沙利铂 Oxaliplatin	D
奥沙普秦 Oxaprozin	C;D-如在妊娠晚期或邻近分娩时用药
奥沙西泮 Oxazepam	D
奥昔布宁 Oxybutynin	B
巴氨西林 Bacampicillin	B
巴利昔单抗 Basiliximab	B
巴龙霉素 Paromomycin	C
巴氯芬 Baclofen	C

白蛋白 Albumin	C
白陶土 Kaolin	C
白消安 Busulfan	D
保泰松 Phenylbutazone	C；D-如在妊娠晚期或邻近分娩时用药
倍氯米松 Beclometasone	C
倍他洛尔 Betaxolol	C；D-如在妊娠中、晚期用药
倍他米松 Betamethasone	C；D-如在妊娠早期用药
苯巴比妥 Phenobarbitone	D
苯丙醇胺 Phenylpropanolamine	C
苯丁酸氮芥 Chlorambucil	D
苯海拉明 Diphenhydramine	B
苯海索 Trihexyphenidyl	C
苯己肼 Phenelzine	C
苯甲曲秦 Phendimetrazine	C
苯托沙敏 Phenyltoloxamine	C
苯妥英 Phenytoin	D
苯佐卡因 Benzocaine	C
苯唑西林 Oxacillin	B
贝那普利 Benazepril	C；D-如用于妊娠高血压患者
比卡鲁胺 Bicalutamide	X
比哌立登 Biperiden	C
比沙可啶 Bisacodyl	B
比索洛尔 Bisoprolol	C；D-如在妊娠中、晚期用药
吡格列酮 Pioglitazone	C
吡喹酮 Praziquantel	B
吡罗昔康 Piroxicam	B；D-如在妊娠晚期或邻近分娩时用药
吡嗪酰胺 Pyrazinamide	C
苄氟噻嗪 Bendroflumethiazide	C

苄星青霉素 Benzathine benzylpenicillin	B
表柔比星 Epirubicin	D
别嘌醇 Allopurinol	C
丙吡胺 Disopyramide	C
丙泊酚 Propofol	B
丙环定 Procyclidine	C
丙磺舒 Probenecid	B
丙卡巴肼 Procarbazine	D
丙硫氧嘧啶 Propylthiouracil	D
丙氯拉嗪 Prochlorperazine	C
丙米嗪 Imipramine	D
丙嗪 Promazine	C
丙戊酸半钠 Valproate semisodium	D
博来霉素 Bleomycin	D
波希鼠李皮 Cascara	C
伯氨喹 Primaquine	C
布比卡因 Bupivacaine	C
布地奈德 Budesonide	C;B-吸入或鼻腔用药
布酚宁 Buphenine	C
布康唑 Butoconazole	C
布克力嗪 Buclizine	C
布洛芬 Ibuprofen	B;D-如在妊娠晚期或邻近分娩时用药
布美他尼 Bumetanide	C;D-如用于妊娠高血压患者
布他比妥 Butalbital	C;D-如在邻近分娩时长期、大量使用
布替林 Butriptyline	D
布托溴铵 Butropium bromide	C
茶苯海明 Dimenhydrinate	B
茶碱 Theophylline	C

长春碱 Vinblastine D
长春瑞滨 Vinorelbine D
长春新碱 Vincristine D
雌二醇 Estradiol X
雌酮 Estrone X
醋丁洛尔 Acebutolol B;D-如在妊娠中、晚期用药
醋甲唑胺 Methazolamide C
促皮质素 Corticotrophin C
醋酸吡布特罗 Pirbuterol acetate C
醋酸氟轻松 Fluocinonide C
醋酸钙 Calcium acetate C
醋酸己脲 Acetohexamide C
醋竹桃霉素 Troleandomycin C
达肝素钠 Dalteparin sodium B
达那唑 Danazol X
大观霉素 Spectinomycin B
达卡巴嗪 Dacarbazine C
丹曲林 Dantrolene C
单硝酸异山梨酯 Isosorbide mononitrate C
胆茶碱 Choline theophyllinate C
胆碱水杨酸镁 Choline magnesium trisalicylate C;D-如在妊娠晚期或邻近分娩时用药
氮芥 Chlormethine D
地尔硫䓬 Diltiazem C
地芬诺酯 Diphenoxylate C
地氟烷 Desflurane B
地高辛 Digoxin C
地红霉素 Dirithromycin C
地拉韦啶 Delavirdine C
地奈德 Desonide C
地诺前列酮 Dinoprostone C

地匹福林 Dipivefrine	B
地塞米松 Dexamethasone	C;D-如在妊娠早期用药
地舍平 Deserpidine	C
地西泮 Diazepam	D
颠茄 Belladonna	C
碘 Iodine	D
碘达胺 Iodamide	D
碘甘油 Iodine glycerol	X
碘苷 Idoxuridine	C
碘化钾 Potassium iodide	D
碘化钠 Sodium iodide	X;D-如作为祛痰药使用
碘塞罗宁 Liothyronine	A
丁丙诺啡 Buprenorphine	C
丁卡因 Tetracaine	C
丁螺环酮 Buspirone	B
东莨菪碱 Hyoscine	C
毒扁豆碱 Physostigmine	C
对乙酰氨基酚 Paracetamol	B
多巴胺 Dopamine	C
多巴酚丁胺 Dobutamine	B
多库酯钠 Docusate sodium	C
多柔比星 Doxorubicin	D
多塞平 Doxepin	C
多西他赛 Docetaxel	D
泊利噻嗪 Polythiazide	C;D-如用于妊娠高血压患者
多沙普仑 Doxapram	B
多沙唑嗪 Doxazosin	C
多西环素 Doxycycline	D
多西拉敏 Doxylamine	A
多粘菌素 B Polymyxin B	B
厄贝沙坦 Irbesartan	C;D-如在妊娠中、晚期用药

鹅去氧胆酸 Chenodeoxycholic acid	X
恩丹司琼 Ondansetron	B
恩氟烷 Enflurane	B
二苯西平 Dibenzepin	D
二氮嗪 Diazoxide	C
二氟尼柳 Diflunisal	C;D-如在妊娠晚期或邻近分娩时用药
二甲双胍 Metformin	B
二甲脱氢孕酮 Medrogestone	X
二甲茚定 Dimethindene	B
双氯非那胺 Diclofenamide	C
二羟丙茶碱 Diprophylline	C
二氢速甾醇 Dihydrotachysterol	C
伐地考昔 Valdecoxib	C
法莫替丁 Famotidine	B
番泻叶苷 A 和 B Sennosides A&B	C
泛酸钙 Pantothenic acid	A;C-如剂量超过美国的每日推荐摄入量
泛昔洛韦 Famciclovir	B
放线菌素 D Dactinomycin	C
非格司亭 Filgrastim	C
非洛地平 Felodipine	C
非那吡啶 Phenazopyridine	B
非那西丁 Phenacetin	B
非那雄胺 Finasteride	X
非尼拉敏 Pheniramine	C
非诺贝特 Fenofibrate	C
非诺洛芬 Fenoprofen	B;D-如在妊娠晚期或邻近分娩时用药
非索非那定 Fexofenadine	C
芬氟拉明 Fenfluramine	C

芬太尼 Fentanyl	C;D-如在邻近分娩时长期、大量使用
芬特明 Phentermine	C
非诺特罗 Fenoterol	B
酚苄明 Phenoxybenzamine	C
酚酞 Phenolphthalein	C
酚妥拉明 Phentolamine	C
奋乃静 Perphenazine	C
呋喃妥因 Nitrofurantoin	B
呋喃唑酮 Furazolidone	C
呋塞米 Furosemide	C
弗郎鼠李 Frangula	C
氟胞嘧啶 Flucytosine	C
氟比洛芬 Flurbiprofen	B
氟伐他汀 Fluvastatin	X
氟奋乃静 Fluphenazine	C
氟伏沙明 Fluvoxamine	C
氟甲睾酮 Fluoxymesterone	X
氟卡尼 Flecainide	C
氟康唑 Fluconazole	C
氟马西尼 Flumazenil	C
氟米龙 Fluorometholone	C
氟尼缩松 Flunisolide	C
氟尿嘧啶 Fluorouracil	X
氟哌啶醇 Haloperidol	C
氟哌利多 Droperidol	C
氟哌噻吨 Flupentixol	C
氟氢可的松 Fludrocortisone	C
氟他胺 Flutamide	D
氟替卡松 Fluticasone	C
氟西泮 Flurazepam	X
氟西汀 Fluoxetine	C

氟硝西泮 Flunitrazepam	D
氟新诺龙 Fluocinolone	C
福莫特罗 Formoterol	C
福辛普利 Fosinopril	C;D-如在妊娠中、晚期用药
复方磺胺甲基异噁唑 Co-trimoxazole(sulfamethoxazole & trimethoprim)	C;D-如在分娩前用药
钆喷酸 Gadopentetic acid	C
钙 Calcium	B
甘露醇 Mannitol	C
杆菌肽 Bacitracin	C
肝素 Heparin	C
睾酮 Testosterone	X
戈那瑞林 Gonadorelin	B
戈舍瑞林 Goserelin	X
格拉司琼 Granisetron	B
格列本脲 Glibenclamide	C
格列吡嗪 Glipizide	C
格列美脲 Glimepiride	C
格帕沙星 Grepafloxacin	C
更昔洛韦 Ganciclovir	C
枸橼酸钙 Calcium citrate	C
枸橼酸钾 Potassium citrate	A
吉非罗齐 Gemfibrozil	C
骨化二醇 Calcifediol	C;D-如剂量超过美国的每日推荐摄入量
骨化三醇 Calcitriol	C;D-如剂量超过美国的每日推荐摄入量
胍法辛 Guanfacine	B
胍乙啶 Guanethidine	C
鬼臼毒素 Podophyllotoxin	C
鬼臼属 Podophyllum	C

桂利嗪 Cinnarizine	C
过氧苯甲酰 Benzoyl peroxide	C
海他西林 Hetacillin	B
红霉素 Erythromycin	B
红细胞生成素 Erythropoietin	C
后马托品 Homatropine	C
琥珀雌三醇 Estriol succinate	X
华法林 Warfarin	X
环孢素 Cyclosporin	C
环吡酮胺 Ciclopirox Olamine	B
环扁桃酯 Cyclandelate	C
环丙沙星 Ciprofloxacin	C
环己西林 Ciclacillin	B
环磷酰胺 Cyclophosphamide	D
环喷托酯 Cyclopentolate	C
环丝氨酸 Cycloserine	C
环戊噻嗪 Cyclopenthiazide	C;D-如用于妊娠高血压患者
黄体酮 Progesterone	D
黄酮哌酯 Flavoxate	B
磺胺苯酰 Sulfabenzamide	C;D-如在邻近分娩时使用
磺胺醋酰 Sulfacetamide	C;D-如在邻近分娩时使用
磺胺甲噁唑 Sulfamethoxazole	C;D-如在邻近分娩时使用
磺胺甲基噻唑 Sulfamethizole	C;D-如在邻近分娩时使用
磺胺美曲 Sulfametrole	C;D-如在邻近分娩时使用
磺胺嘧啶 Sulfadiazine	C;D-如在邻近分娩时使用
磺胺异噁唑 Sulfafurazole	C;D-如在邻近分娩时使用
灰黄霉素 Griseofulvin	C
吉西他滨 Gemcitabine	D
己二烯雌酚 Dienestrol	X
己酸羟孕酮 Hydroxyprogesterone caproate	D

己酮可可碱 Pentoxifylline	C	
己烯雌酚 Diethylstilbestrol	X	
加巴喷丁 Gabapentin	C	
加兰他敏 Galantamine	B	
加压素 Vasopressin	B	
甲氨蝶呤 Methotrexate	X	
甲苯达唑 Mebendazole	C	
甲苯磺丁脲 Tolbutamide	C	
甲丙氨酯 Meprobamate	D	
甲地嗪 Methdilazine	C	
甲地孕酮 Megestrol	X	
甲芬那酸 Mefenamic acid	C;D-如在妊娠晚期或邻近分娩时用药	
甲氟喹 Mefloquine	C	
甲睾酮 Methyltestosterone	X	
甲磺酸苯扎托品 Benzatropine mesilate	C	
甲磺酸钠多粘菌素 E Colistimethate sodium	C	
甲基多巴 Methyldopa	B	
甲氯芬那酸钠 Meclofenamate sodium	B;D-如在妊娠晚期或邻近分娩时用药	
甲氯环素 Meclocycline	B	
甲氯噻嗪 Methyclothiazide	B;D-如用于妊娠高血压患者	
甲哌卡因 Mepivacaine	C	
甲泼尼龙 Methylprednisolone	C	
甲羟孕酮 Medroxyprogesterone	X	
甲硝唑 Metronidazole	B	
甲氧苄啶 Trimethoprim	C	
甲氧沙林 Methoxsalen	C或D	
甲状球蛋白 Thyroglobulin	A	

甲状腺素 Thyroxine	A
间羟胺 Metaraminol	C
降钙素 Calcitonin	C
金刚烷胺 Amantadine	C
金硫丁二钠 Sodium aurothiomalate	C
金霉素 Chlortetracycline	D
金诺芬 Auranofin	C
肼屈嗪 Hydralazine	C
酒石酸布托啡诺 Butorphanol tartrate	C;D-如在邻近分娩时长期、大量使用
聚苯乙烯砜钙 Calcium polystyrene sulfonate	C
聚维酮碘 Povidone-iodine	D
咖啡因 Caffeine	B
卡巴胆碱 Carbachol	C
卡巴拉汀 Rivastigmine	B
卡巴胂 Carbarsone	D
卡比多巴 Carbidopa	C
卡比马唑 Carbimazole	D
卡比沙明 Carbinoxamine	C
卡泊三醇 Calcipotriol	C
卡铂 Carboplatin	D
卡立普多 Carisoprodol	C
卡马西平 Carbamazepine	D
卡莫斯汀 Carmustine	D
卡尼汀 Carnitine	B
卡培他滨 Capecitabine	D
卡前列甲酯 Carboprost	X
卡替洛尔 Carteolol	C;D-如在妊娠中、晚期用药
卡托普利 Captopril	C;D-如在妊娠中、晚期用药
卡维地洛 Carvedilol	C;D-如在妊娠中、晚期用药

坎地沙坦 Candesartan	C;D-如在妊娠中、晚期用药
抗 TNF-α 单克隆抗体 Infliximab	B
抗凝血酶Ⅲ Antithrombin Ⅲ	C
抗凝血抑制复合物 Anti-inhibitor coagulant complex	C
考来替泊 Colestipol	B
考来烯胺 Colestyramine	B
可待因 Codeine	C;D-如在邻近分娩时长期、大量使用
可的松 Cortisone	C;D-如在妊娠早期用药
可乐定 Clonidine	C
克拉霉素 Clarithromycin	C
克拉维酸 Clavulanic acid	B
克利溴铵 Clidinium bromide	C
克林霉素 Clindamycin	B
克罗米通 Crotamiton	C
克霉唑 Clotrimazole	B
奎尼丁 Quinidine	C
奎宁 Quinine	X;X-产品制造商提供的资料
喹硫平 Quetiapine	C
喹那普利 Quinapril	C;D-如在妊娠中、晚期用药
拉贝洛尔 Labetalol	C;D-如在妊娠中、晚期用药
拉布立酶 Rasburicase	C
拉米夫定 Lamivudine	C
拉莫三嗪 Lamotrigine	C
拉坦前列素 Latanoprost	C
来氟米特 Leflunomide	X
来曲唑 Letrozole	D
赖氨加压素 Lypressin	C
赖诺普利 Lisinopril	C;D-如在妊娠中、晚期用药
兰索拉唑 Lansoprazole	B

莨菪碱 Hyoscyamine	C
劳拉西泮 Lorazepam	D
雷贝拉唑 Rabeprazole	B
雷米普利 Ramipril	C;D-如在妊娠中、晚期用药
雷尼替丁 Ranitidine	B
锂 Lithium	D
利巴韦林 Ribavirin	X
利多卡因 Lidocaine	B;作为局麻药或抗心律失常药使用时
利福布汀 Rifabutin	B
利福喷汀 Rifapentine	C
利福平 Rifampicin	C
利鲁唑 Riluzole	C
利奈孕酮 Lynestrenol	D
利培酮 Risperidone	C
利托君 Ritodrine	B
利托那韦 Ritonavir	B
利妥昔单抗 Rituximab	C
利血平 Reserpine	C
链激酶 Streptokinase	C
链霉素 Streptomycin	D
两性霉素 B Amphotericin B	B
亮丙瑞林 Leuprorelin	X
林旦 Lindane	B
林克霉素 Lincomycin	B
磷霉素 Fosfomycin	B
磷酸氟达拉滨 Fludarabine phosphate	D
磷酸钙 Calcium phosphate	C
膦甲酸钠 Foscarnet sodium	C
硫利达嗪 Thioridazine	C
硫鸟嘌呤 Tioguanine	D

硫普哌嗪 Thiopropazate	C
硫酸镁 Magnesium sulfate	B
硫酸茚地那韦 Indinavir sulfate	C
硫酸鱼精蛋白 Protamine sulfate	C
硫糖铝 Sucralfate	B
硫唑嘌呤 Azathioprine	D
柳氮磺吡啶 Sulfasalazine	B;D-如在邻近分娩时使用
六甲蜜胺 Altretamine	D
六氯(双)酚 Hexachlorophene	C
氯胺酮 Ketamine	B
氯贝丁酯 Clofibrate	C
氯倍他索 Clobetasol	C
氯苯那敏 Chlorphenamine	B
氯吡格雷 Clopidogrel	B
氯丙嗪 Chlorpromazine	C
氯氮平 Clozapine	B
氯氮䓬 Chlordiazepoxide	D
氯法齐明 Clofazimine	D
氯胍 Proguanil	C
氯贝胆碱 Bethanechol chloride	C
氯化铵 Ammonium chloride	B
氯化钙 Calcium chloride	C
氯化钾 Potassium chloride	A
氯乙酰胆碱 Acetylcholine chloride	C
氯环力嗪 Chlorcyclizine	C
氯磺苯脲 Chlorpropamide	C
氯喹 Chloroquine	C
氯雷他定 Loratadine	B
氯马斯汀 Clemastine	B
氯霉素 Chloramphenicol	C
氯米芬 Clomifene	X
氯米帕明 Clomipramine	C

氯普噻吨 Chlorprothixene	C
氯噻嗪 Chlorothiazide	C;D-如用于妊娠高血压患者
氯噻酮 Chlortalidone	B;D-如用于妊娠高血压患者
氯沙坦 Losartan	C;D-如在妊娠中、晚期用药
氯碳头孢 Loracarbef	B
氯烯雌醚 Chlorotrianisene	X
氯硝西泮 Clonazepam	D
氯己定 Chlorhexidine	B
氯唑沙宗 Chlorzoxazone	C
氯唑西林 Cloxacillin	B
罗非昔布 Rofecoxib	C;D-如在妊娠晚期或邻近分娩时用药
罗格列酮 Rosiglitazone	C
罗平尼罗 Ropinirole	C
螺内酯 Spironolactone	C;D-如用于妊娠高血压患者
洛沙平 Loxapine	C
螺旋霉素 Spiramycin	C
洛伐他汀 Lovastatin	X
洛莫司汀 Lomustine	D
洛哌丁胺 Loperamide	B
洛匹那韦 Lopinavir	C
麻黄碱 Ephedrine	C
马拉硫磷 Malathion	B
马普替林 Maprotiline	B
吗啡 Morphine	C;D-如在邻近分娩时长期、大量使用
马吲哚 Mazindol	C
吗茚酮 Molindone	C
麦角胺 Ergotamine	X

麦考酚酸 Mycophenolic acid	C
毛果芸香碱 Pilocarpine	C
毛花苷 C Lanatoside C	C
美雌醇 Mestranol	X
美法仑 Melphalan	D
美洛培南 Meropenem	B
美洛西林 Mezlocillin	B
美洛昔康 Meloxicam	C
右美沙芬 Dextromethorphan	C
美沙拉嗪 Mesalazine	B
美沙酮 Methadone	B;D-如在邻近分娩时长期、大量使用
美司钠 Mesna	B
美索巴莫 Methocarbamol	C
美托拉宗 Metolazone	B;D-如用于妊娠高血压患者
美托洛尔 Metoprolol	C;D-如在妊娠中、晚期用药
美西律 Mexiletine	C
门冬酰胺酶 Asparaginase	C
孟鲁司特钠 Montelukast sodium	B
咪达唑仑 Midazolam	D
咪康唑 Miconazole	C
咪喹莫特 Imiquimod	B
米氮平 Mirtazapine	C
米力农 Milrinone	C
米诺地尔 Minoxidil	C
米诺环素 Minocycline	D
米索前列醇 Misoprostol	X
米托恩醌 Mitoxantrone	D
免疫球蛋白 Immunoglobulin	C
莫罗单抗-CD3 Muromonab-CD3	C
莫匹罗星 Mupirocin	B

那法瑞林 Nafarelin	X
那格列奈 Nateglinide	C
那屈肝素钙 Nadroparin calcium	B
纳布啡 Nalbuphine	B;D-如在邻近分娩时长期、大量使用
纳洛酮 Naloxone	B
奈非那韦 Nelfinavir	B
奈韦拉平 Nevirapine	C
萘丁美酮 Nabumetone	C;D-如在妊娠晚期或邻近分娩时用药
萘啶酸 Nalidixic acid	C
萘多罗米 Nedocromil	B
萘夫西林 Nafcillin	B
萘普生 Naproxen	B;D-如在妊娠晚期或邻近分娩时用药
纳多洛尔 Nadolol	C;D-如在妊娠中、晚期用药
尼卡地平 Nicardipine	C
尼莫地平 Nimodipine	C
尼扎替丁 Nizatidine	B
尿促卵泡素 Urofollitropin	X
尿促性素 Human menopausal gonadotrophin	X
尿激酶 Urokinase	X
尿嘧啶 Uracil	B
尿素 Urea	D
凝血因子XIII FactorXIII	C
凝血因子IX Factor IX	C
凝血因子VIIa Factor VIIa	C
凝血因子VIII Factor VIII	C
诺氟沙星 Norfloxacin	C;妊娠妇女慎用,尤其是妊娠早期
诺龙 Nandrolone	X

帕罗西汀 Paroxetine	C
帕米膦酸 Pamidronate	D
哌吡庚啶 Azatadine	B
哌甲酯 Methylphenidate	C
哌拉西林 Piperacillin	B
哌立度酯 Piperidolate	C
哌嗪 Piperazine	B
哌嗪雌酮硫酯 Estropipate	X
哌替啶 Pethidine	B;D-如在邻近分娩时长期、大量使用
哌唑嗪 Prazosin	C
泮库溴铵 Pancuronium bromide	C
泮托拉唑 Pantoprazole	B
培哚普利 Perindopril	C;D-如在妊娠中、晚期用药
培高利特甲磺酸盐 Pergolide mesilate	B
喷他佐辛 Pentazocine	C;D-如在邻近分娩时长期、大量使用
喷昔洛韦 Penciclovir	B
匹莫林 Pemoline	B
匹莫齐特 Pimozide	C
泼尼松 Prednisone	C;D-如在妊娠早期用药
泼尼松龙 Prednisolone	C;D-如在妊娠早期用药
扑米酮 Primidone	D
扑灭司林 Permethrin	B
葡庚糖酸钙 Calcium glucoheptonate	C
葡萄糖酸钾 Potassium gluconate	A
葡萄糖酸钙 Calcium gluconate	C
普伐他汀 Pravastatin	X
普鲁卡因青霉素 Procaine penicillin	B

普鲁卡因胺 Procainamide	C
普罗布可 Probucol	B
普罗帕酮 Propafenone	C
普罗瑞林 Protirelin	C
普萘洛尔 Propranolol	C;D-如在妊娠中、晚期用药
齐多夫定 Zidovudine	C
前列地尔 Alprostadil	X
羟苄利明 Oxyphencyclimine	C
羟布宗 Oxyphenbutazone	C;D-如在妊娠晚期或邻近分娩时用药
羟钴胺 Hydroxocobalamin	A;C-如剂量超过美国的每日推荐摄入量
羟甲烯龙 Oxymetholone	X
羟甲唑啉 Oxymetazoline	C
羟氯喹 HydroxychloRoquine	C
羟嗪 Hydroxyzine	C
青霉胺 Penicillamine	D
青霉素 Benzylpenicillin	B
青霉素 V Phenoxymethylpenicillin	B
氢氟噻嗪 Hydroflumethiazide	C;D-如用于妊娠高血压患者
氢化可的松 Hydrocortisone	C;D-如在妊娠早期用药
氢可酮 Hydrocodone	C;D-如在邻近分娩时长期、大量使用
氢氯噻嗪 Hydrochlorothiazide	B;D-如用于妊娠高血压患者
氢氧化铝 Aluminium hydroxide	C
氢氧化镁 Magnesium hydroxide	B
氢氧化镁铝 Magaldrate	C
庆大霉素 Gentamicin	C
秋水仙碱 Colchicine	D
巯嘌呤 Mercaptopurine	D

曲安西龙 Triamcinolone	C
曲吡那敏 Tripelennamine	B
曲氟尿苷 Trifluridine	C
曲伐沙星 Trovafloxacin	C
曲马多 Tramadol	C
曲米帕明 Trimipramine	C
曲普利啶 Triprolidine	C
曲妥单抗 Trastuzumab	B
曲唑酮 Trazodone	C
去氨加压素 Desmopressin	B
去甲肾上腺素 Norepinephrine	C
去甲替林 Nortriptyline	D
去羟肌苷 Didanosine	B
去铁胺 Deferoxamine	C
去羟米松 Desoximetasone	C
去氧肾上腺素 Phenylephrine	C
去氧孕烯 Desogestrel	X
去乙酰毛花甙 Deslanoside	C
炔雌醇 Ethinylestradiol	X
炔诺酮 Norethisterone	X
炔诺孕酮 Norgestrel	X
炔孕酮 Ethisterone	D
群多普利 Trandolapril	D
人免疫球蛋白 Human immunoglobulin	C
壬二酸 Azelaic acid	B
绒促性素 Chorionic gonadotrophin	X
柔红霉素 Daunorubicin	D
鞣酸后叶加压素 Vasopressin tannate	B
乳果糖 Lactulose	B
乳酸钙 Calcium lactate	C

瑞格列奈 Repaglinide	C
塞来考昔 Celecoxib	C;D-如在妊娠晚期或邻近分娩时用药
塞利洛尔 Celiprolol	C;D-如在妊娠中、晚期用药
噻康唑 Tioconazole	C
噻氯匹定 Ticlopidine	B
噻吗洛尔 Timolol	C;D-如在妊娠中、晚期用药
噻替哌 Thiotepa	D
赛庚啶 Cyproheptadine	B
赛克力嗪 Cyclizine	B
三氟拉嗪 Trifluoperazine	C
三聚乙醛 Paraldehyde	C
三氯噻嗪 Trichlormethiazide	C;D-如用于妊娠高血压患者
三唑仑 Triazolam	X
沙丁胺醇 Salbutamol	C
沙奎那韦 Saquinavir	B
沙美特罗 Salmeterol	C
舍曲林 Sertraline	B
肾上腺素 Epinephrine	C
生长激素 Somatropin	C
生长抑素 Somatostatin	B
舒芬太尼 Sufentanil	C;D-如在邻近分娩时长期、大量使用
舒林酸 Sulindac	B;D-如在妊娠晚期或邻近分娩时用药
舒马普坦 Sumatriptan	C
鼠李蒽酚 Casanthranol	C
双硫仑 Disulfiram	C
双氯芬酸 Diclofenac	C
双氯西林 Dicloxacillin	B
双嘧达莫 Dipyridamole	C

双氢麦角胺 Dihydroergotamine	X
双水杨酯 Salsalate	C
水合氯醛 Chloral hydrate	C
水杨酸铋 Bismuth salicylate	C
顺铂 Cisplatin	D
司来吉兰 Selegiline	C
司帕沙星 Sparfloxacin	C;禁用于妊娠早期
司坦唑醇 Stanozolol	X
司他夫定 Stavudine	C
四环素 Tetracycline	D
羧苄西林 Carbenicillin	B
缩宫素 Oxytocin	X
索他洛尔 Sotalol	B;D-如在妊娠中、晚期用药
他克林 Tacrine	C
他克莫司 Tacrolimus	C
他莫昔芬 Tamoxifen	D
坦洛新 Tamsulosin	B
碳酸钙 Calcium carbonate	C
碳酸镁 Magnesium carbonate	B
碳酸氢钠 Sodium bicarbonate	C
特比萘芬 Terbinafine	B
特布他林 Terbutaline	B
特非那定 Terfenadine	C
特康唑 Terconazole	C
特拉唑嗪 Terazosin	C
替加色罗 Tegaserod	B
替米沙坦 Telmisartan	C;D-如在妊娠中、晚期用药
替莫唑胺 Temozolomide	D
替尼泊苷 Teniposide	D
替马西泮 Temazepam	X
替沃噻吨 Tiotixene	C
铁 Iron	C

萜品醇 Terpin hydrate	D
酮康唑 Ketoconazole	C
酮咯酸氨丁三醇 Ketorolac trometamol	C;D-如在妊娠晚期或邻近分娩时用药
酮洛芬 Ketoprofen	B
头孢氨苄 Cefalexin	B
头孢吡肟 Cefepime	B
头孢泊肟 Cefpodoxime	B
头孢丙烯 Cefprozil	B
头孢布烯 Ceftibuten	B
头孢地尼 Cefdinir	B
头孢呋辛 Cefuroxime	B
头孢克肟 Cefixime	B
头孢克洛 Cefaclor	B
头孢拉定 Cefradine	B
头孢雷特 Ceforanide	B
头孢美唑 Cefmetazole	B
头孢孟多 Cefamandole	B
头孢尼西 Cefonicid	B
头孢哌酮 Cefoperazone	B
头孢匹林 Cefapirin	B
头孢羟氨苄 Cefadroxil	B
头孢曲松 Ceftriaxone	B
头孢噻吩 Cefalotin	B
头孢噻肟 Cefotaxime	B
头孢曲秦 Cefatrizine	B
头孢他啶 Ceftazidime	B
头孢替坦钠 Cefotetan disodium	B
头孢西丁 Cefoxitin	B
头孢唑林 Cefazolin	B
头孢唑肟 Ceftizoxime	B
土霉素 Oxytetracycline	D

吐根 Ipecacuanha	C
托吡卡胺 Tropicamide	C
托吡酯 Topiramate	C
拓扑替康 Topotecan	D
托拉塞米 Torasemide	B
托美丁 Tolmetin	C;D-如在妊娠晚期或邻近分娩时用药
妥布霉素 Tobramycin	D;B-眼科用药
妥卡尼 Tocainide	C
妥拉磺脲 Tolazamide	C
妥拉唑林 Tolazoline	C
万古霉素 Vancomycin	B
万乃洛韦 Valaciclovir	B
维 A 酸 Tretinoin	C;D-如系统性用药
维拉帕米 Verapamil	C
维生素 B_1 Thiamine	A;C-如剂量超过美国的每日推荐摄入量
维生素 B_2 Riboflavin	A;C-如剂量超过美国的每日推荐摄入量
维生素 B_6 Pyridoxine	A;C-如剂量超过美国的每日推荐摄入量
维生素 B_{12} Cyanocobalamin	A;C-如剂量超过美国的每日推荐摄入量
维生素 C Ascorbic acid	A;C-如剂量超过美国的每日推荐摄入量
维生素 C 钙 Calcium ascorbate	C
维生素 D Vitamin D	A;D-如剂量超过美国的每日推荐摄入量
维生素 D_2 Ergocalciferol	A;D-如剂量超过美国的每日推荐摄入量
维生素 D_3 Colecalciferol	C;D-如剂量超过美国的每日推荐摄入量

维生素 E Vitamin E	A;C-如剂量超过美国的每日推荐摄入量
维生素 K_1 Phytomenadione	C
伪麻黄碱 Pseudoephedrine	C
乌洛托品 Methenamine	C
戊巴比妥 Pentobarbitone	D
戊四硝酯 Pentaerythrityl tetranitrate	C
喷他脒 Pentamidine	C
西地那非 Sildenafil	B
西甲硅油 Simethicone	C
西拉普利 Cilazapril	D
西立伐他汀钠 Cerivastatin sodium	X
西罗莫司 Sirolimus	C
西洛他唑 Cilostazol	C
西咪替丁 Cimetidine	B
西诺沙星 Cinoxacin	C
西沙必利 Cisapride	C
西司他丁 Cilastatin	C
西酞普兰 Citalopram	C
西替利嗪 Cetirizine	B
烯丙吗啡 Nalorphine	D
腺苷 Adenosine	C
香豆素 Coumarin	X;X-产品制造商提供的资料
硝苯地平 Nifedipine	C
硝酸甘油 Glyceryl trinitrate	C
硝酸异山梨酯 Isosorbide dinitrate	C
缬沙坦 Valsartan	C;D-如在妊娠中、晚期用药
辛伐他汀 Simvastatin	X
新霉素 Neomycin	D
新斯的明 Neostigmine	C

熊去氧胆酸 Ursodeoxycholic acid	B
溴苯那敏 Brompheniramine	C
溴吡斯的明 Pyridostigmine bromide	C
溴苄胺 Bretylium tosilate	C
溴丙胺太林 Propantheline bromide	C
溴美喷酯 Mepenzolate bromide	C
溴莫尼定 Brimonidine	B
溴隐亭 Bromocriptine	B
亚胺培南 Imipenem	C
亚叶酸钙 Calcium folinate	C
烟醇 Nicotinyl alcohol	C
烟酰胺 Nicotinamide	C
盐酸吡布特罗 Esmolol hydrochloride	C
盐酸丙美卡因 Proparacaine hydrochloride	C
盐酸甲氧氯普胺 Metoclopramide hydrochloride	B
盐酸纳曲酮 Naltrexone hydrochloride	C
盐酸奈法唑酮 Nefazodone hydrochloride	C
盐酸文拉法辛 Venlafaxine hydrochloride	C
盐酸罂粟碱 Papaverine hydrochloride	C
洋地黄毒苷 Digitoxin	C
氧氟沙星 Ofloxacin	C;妊娠妇女慎用,尤其是妊娠早期
氧烯洛尔 Oxprenolol	C;D-如在妊娠中、晚期用药
叶酸 Folic acid	A;C-如剂量超过 0.8mg/日

伊达比星 Idarubicin	D
伊拉地平 Isradipine	C
伊立替康 Irinotecan	D
伊曲康唑 Itraconazole	C
依法韦仑 Efavirenz	C
依美斯汀 Emedastine	B
依那普利 Enalapril	C;D-如在妊娠中、晚期用药
依诺肝素 Enoxaparin	B
依诺沙星 Enoxacin	C
依索庚嗪 Ethoheptazine	C
依托泊苷 Etoposide	D
依他尼酸 Etacrynic acid	B
依替膦酸盐 Etidronic Acid	C
依托度酸 Etodolac	C;D-如在妊娠晚期或邻近分娩时用药
依托咪酯 Etomidate	C
依西美坦 Exemestane	D
胰岛素 Insulin	C
胰脂肪酶 Pancrelipase	C
(胰)高血糖素 Glucagon	B
乙胺丁醇 Ethambutol	B
乙胺嘧啶 Pyrimethamine	C
乙琥胺 Ethosuximide	C
乙酰半胱氨酸 Acetylcysteine	B
乙酰唑胺 Acetazolamide	C
异丙碘铵 Isopropamide iodide	C
异丙嗪 Promethazine	C
异丙肾上腺素 Isoprenaline	C
异丙托溴铵 Ipratropium bromide	B
异环磷酰胺 Ifosfamide	D
异克舒令 Isoxsuprine	C
异美汀 Isometheptene	C

异炔诺酮 Noretynodrel	X
异维A酸 Isotretinoin	X
异戊巴比妥 Amobarbital	D;B-产品制造商提供的资料
异烟肼 Isoniazid	C
抑肽酶 Aprotinin	B
益康唑 Econazole	C;不宜使用,尤其是妊娠早期
吲达帕胺 Indapamide	B;D-如用于妊娠高血压患者
吲哚洛尔 Pindolol	B;D-如在妊娠中、晚期用药
吲哚美辛 Indometacin	B;D-如持续使用超过48小时,或在妊娠34周以后用药
右芬氟拉明 Dexfenfluramine	C
右美托咪定 Dexmedetomidine	C
右氯苯那敏 Dexchlorpheniramine	B
右旋糖酐 Dextran	C
右旋糖酐铁 Iron dextran	C
右溴苯那敏 Dexbrompheniramine	C
愈创甘油醚 Guaifenesin	C
孕二烯酮 Gestodene	X
扎鲁司特 Zafirlukast	B
扎那米韦 Zanamivir	C
扎西他滨 Zalcitabine	C
樟脑 Camphor	C
脂类 Lipids	C
制霉菌素 Nystatin	C
珠氯噻醇 Zuclopenthixol	C
紫杉醇 Paclitaxel	D
左甲状腺素钠 Levothyroxine sodium	A

左卡巴斯汀 Levocabastine	C
左炔诺孕酮 Levonorgestrel	X
左西替利嗪 Levocetirizine	B
左布比卡因 Levobupivacaine	B
左布诺洛尔 Levobunolol	C
左旋多巴 Levodopa	C
左旋咪唑 Levamisole	C
左旋氧氟沙星 Levofloxacin	C;禁用于妊娠早期
佐米曲普坦 Zolmitriptan	C
唑吡坦 Zolpidem	B
唑来膦酸 Zoledronic acid	D

索　引

一、中文索引

E

F

G

H

J

K

Z

二、英文索引

A

B

C

D

E

F